北大口腔专家视频解惑丛书

名誉总主编　王　兴　俞光岩　郭传瑸　李铁军

总主编　周永胜　邓旭亮　　副总主编　彭　歆　孟兆强

北大口腔 健康护航：预防保健先行

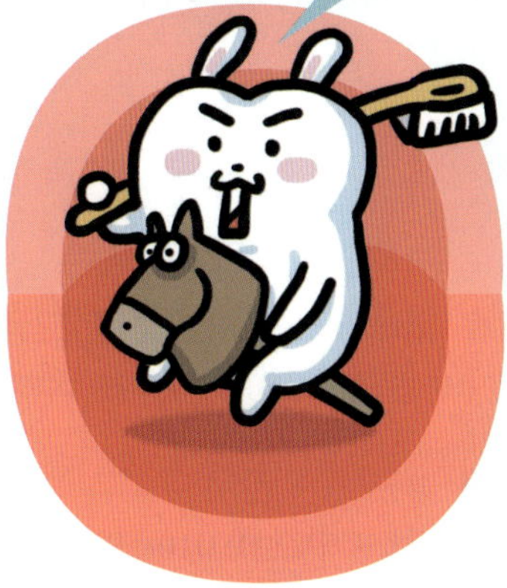

主编　郑树国　司　燕

北京大学口腔医院组织编撰

编　　者（以姓氏拼音为序）

郭传瑸　刘雪楠　柳　键　荣文笙　司　燕

孙翔宇　王文辉　王笑喆　余顺兰　俞光岩

袁　超　张趁英　张珊珊　郑树国

编写秘书　隗芳乔　权俊康

插图绘制　段昕彤　李　进　潘朗新　余奕

人民卫生出版社

·北　京·

图书在版编目（CIP）数据

北大口腔　健康护航．预防保健先行 / 郑树国，司燕主编．-- 北京 ：人民卫生出版社，2026．1．--（北大口腔专家视频解惑丛书）．-- ISBN 978-7-117-39085-9

Ⅰ．R78

中国国家版本馆 CIP 数据核字第 2025CV1045 号

北大口腔　健康护航：预防保健先行
Beida Kouqiang Jiankang Huhang: Yufang Baojian Xianxing

主　　编：郑树国　司　燕
出版发行：人民卫生出版社（中继线 010-59780011）
地　　址：北京市朝阳区潘家园南里 19 号
邮　　编：100021
E - mail：pmph @ pmph.com
购书热线：010-59787592　010-59787584　010-65264830
印　　刷：北京顶佳世纪印刷有限公司
经　　销：新华书店
开　　本：710 × 1000　1/16　　印张：16
字　　数：222 千字
版　　次：2026 年 1 月第 1 版
印　　次：2026 年 1 月第 1 次印刷
标准书号：ISBN 978-7-117-39085-9
定　　价：92.00 元
打击盗版举报电话：010-59787491　E-mail：WQ @ pmph.com
质量问题联系电话：010-59787234　E-mail：zhiliang @ pmph.com
数字融合服务电话：4001118166　E-mail：zengzhi @ pmph.com

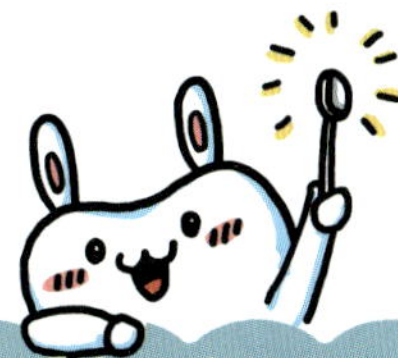

丛书编委会

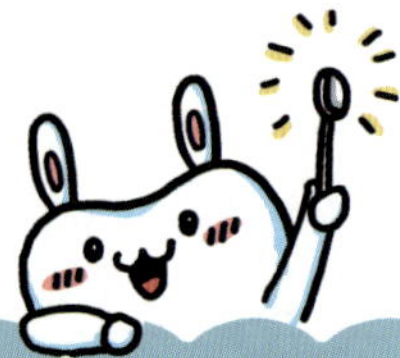

序 一

当历史的指针指向 2025 年，我国的大众口腔健康教育事业已走过波澜壮阔的三十余载。从 1989 年首个全国“爱牙日”的诞生，到如今《北大口腔专家视频解惑丛书》的出版，我们始终肩负着同一使命：让口腔健康之光照亮每个中国人的生命全周期。作为口腔医学战线的一名老兵，能受邀为这套惠泽大众的口腔健康科普丛书作序，深感荣幸。

现代医学的发展已经证实，口腔绝非孤立的“方寸之地”，它是全身健康的镜像，更是系统性疾病的“预警窗口”：牙周炎可诱发冠心病、糖尿病，中重度牙周炎患者糖尿病风险高达常人 2～3 倍；口腔菌群是吸入性肺炎的重要来源；老年人缺牙往往面临更高的健康风险……三十余年来，我们从“70% 的民众不刷牙”的困境中艰难起步，到如今“对口腔保健持积极态度”的人群占 85%，这是公共卫生的胜利，也是全国口腔医学工作者多年来坚持不懈地进行大众口腔健康教育的成果。但现实挑战依然严峻，第四次全国口腔健康流行病学调查触目惊心地揭示：我国中年人牙周病患病率超过 90%，约九成龋病患者未就医治疗，成人每日两次刷牙率仅约 36%，老年人均留牙 22.5 颗，西部口腔资源明显不足、远低于东部，相当比例的人群从未看过口腔医生，“牙疼不是病”的观念仍颇有市场……这些不仅是口腔健康面临的危机，更是全民健康防线的裂痕。

科普教育是从“治已病”到“治未病”的必由之路，口腔健康宣教是口腔医学事业发展的根本和基础。唯有将知识转化为民众的自觉行动，才能真正实现“预防为先”，从而铸就中华民族的口腔健康根基。

健康所系，性命相托，北大口腔的这套丛书，正是对上述使命担当的铿锵回应。本丛书汇聚了北大口腔医院各领域顶尖专家的智慧。他们既是临床一线的中流砥柱，又是科普传播的热心使者。书中内容根植于深厚的学术积淀与丰富的实践经验，具有科学性和实用性；同时，专家们以高度的社会责任感，将复杂的医学知识转化以通俗易懂的语言讲述，用图文并茂的形式展示，力求让每一位读者开卷有益，轻松掌握护齿真经，实现听得懂、学得会、用得上。

预防一小步，健康一大步。这套丛书是北京大学口腔医院献给全民的“健康航海图”，愿每位读者借此扬帆，抵达“80 岁拥有 20 颗可以行使功能的牙齿”的彼岸。让我们以口腔健康为支点，推动全民生命质量的提升——这，正是健康中国不可或缺的重要一环！让我们不忘初心，不负重托，牢记使命，为我国人民口腔健康水平的不断提高贡献我们的智慧和力量！

中华口腔医学会名誉会长

2025 年 8 月于北京

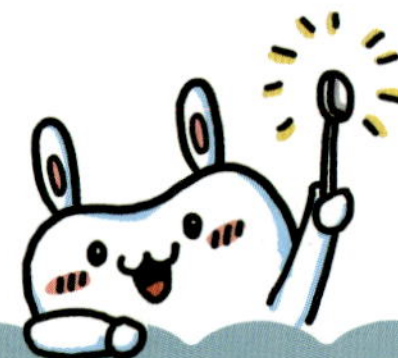

序 二

健康中国，口齿筑基，在健康中国建设深入推进之际，欣闻北京大学口腔医院集结深厚学养与临床智慧，精心编撰的《北大口腔专家视频解惑丛书》即将付梓，我深感欣慰与振奋。这套丛书的诞生，不仅凝聚了北京大学口腔医学院几代人的心血，更是我国口腔医学界积极响应国家号召，致力于提升全民口腔健康素养、服务人民生命健康的切实行动与重要成果。

口腔虽方寸之地，却紧密维系全身健康与生活品质。它是全身健康的门户，是幸福生活的基石。然而，部分公众对口腔健康的认知仍存在诸多不足与误区。北京大学口腔医（学）院作为我国口腔医学的学术重镇和临床高地，肩负“医教研防”四重使命，此次推出的丛书，正是以高度的社会责任感和权威的专业知识，架起了一座连接尖端医学成果与普罗大众需求的坚实桥梁。

细览丛书各册，科普主题从预防保健到老年守护，从牙痛解密到种植正畸，覆盖全人群、全生命周期核心健康问题，其视野之开阔、内容之精专、关怀之细致，令人赞叹。每一分册都如同一位渊博而亲切的向导，将深奥的专业知识转化为通俗易懂的语言，由门诊故事带入场景、专家建议与视频云解惑进行答疑、关键词解巩固知识要点，是以科学为准绳、以实用为依归，通过专家视频令权威解读“可触”，解构专业术语使知识概念“可及”，力求为大众提供真正可靠的口腔健康管理方案。

这套丛书的出版，其意义远不止于知识的传播。它体现了中国顶尖口腔医疗机构“人民至上、生命至上”的初心使命，是推动口腔健康知识普及化、促进优质医疗资源下沉的关键一步。它依托北大口腔八十余载学术积淀，将深奥的医学原理转化为通俗易懂的行动指南，使百姓从“被动治疗”转向“主动健康”，这正是健康中国建设当中提升国民整体健康水平需要强化的群众基础。这份对社会的责任担当，值得行业同仁共同致敬。

在此，我谨代表中华口腔医学会，向北京大学口腔医院的各位专家学者、临床专业工作者致以崇高敬意！你们以严谨的治学精神和深厚的仁心仁术，铸就了这套惠泽大众的科普力作。期盼北京大学口腔医院的科普创新经验辐射口腔医学全行业，凝聚更多力量共筑“健康中国”的口腔防线。更期盼广大读者能从中汲取科学的养分，掌握守护自身及家人健康的主动权，让科学护牙的理念扎根神州大地，以灿烂自信的笑容迎接美好生活！

健康中国，从“齿”开始。愿科学之光，照亮每一颗牙齿的健康之路；愿这份承载医者仁心的匠心之作，为全民口腔健康保驾护航！

中华口腔医学会名誉会长

2025 年 8 月

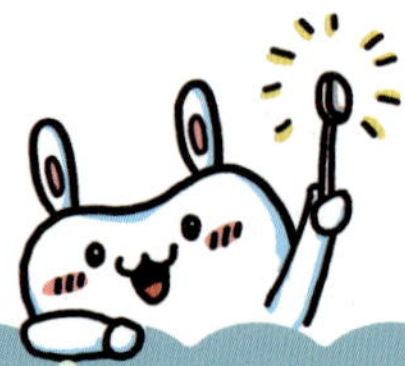

序三

得悉北京大学口腔医院专家团队组织编纂的《北大口腔专家视频解惑丛书》即将刊行，受邀为之作序，我深感其意义重大，并愿在此不吝分享，向广大读者诚挚推荐这部凝聚了专业心血与智慧的佳作。

口腔是健康之门，亦是幸福之窗，世界卫生组织早已将口腔健康列为人体健康的十大标准之一。然而，国民口腔健康素养的提升仍任重道远，亟需科学、权威、易懂的知识普及。在全面推进“健康中国2030”规划纲要的宏伟蓝图下，提升全民口腔健康素养，让科学的防治理念飞入寻常百姓家，是时代赋予我们的重任。为积极响应国家战略，中华口腔医学会积极开展全民口腔健康教育，普及口腔医学知识，北京大学口腔医院作为口腔医学领域的“国家队”，自觉肩负起这一光荣使命，凝聚顶尖专家智慧与丰富临床经验，倾力打造这套覆盖全生命周期、聚焦核心口腔健康议题的科普丛书，这不仅是北大口腔科普工作的硕果，更是中国口腔医学界服务人民健康的生动实践。

纵观本套丛书，其特点鲜明，意义深远。

一是体系完备、主题全面。丛书科普主题囊括口腔预防、保健、治疗、修复、正畸、种植、口腔颌面外科及美学等所有核心领域，从儿童龋病预防到老年口腔照护，涵盖了生命各阶段的关键口腔健康议题；从牙痛解密到种植牙解析，从正畸攻略到外科守卫，清晰导航公众最常见、最迫切的口腔健康需求。

二是内容权威，设计匠心独运。丛书依托北大口腔顶尖专家团队的智慧与经验，以真实案例切入，将专业知识融入生活场景，引人入胜，

“专家建议”提供实用、可操作的健康指导，“专家云解惑”视频板块利用新媒体手段，使权威解答更直观、更易传播，有效破除网络谣言，“健康口腔词解”则扫清了专业术语的障碍，让读者轻松掌握核心概念。四大板块相辅相成，构建了立体化、沉浸式的科普学习体验。

三是形象鲜明，塑造科普品牌。“小北医生”是口腔医学界广受欢迎的科普形象大使，这一亲和、专业、值得信赖的形象拉近了专家与公众的距离，使严谨的医学知识传递出温暖的关怀，成功塑造了独具特色的科普风格。

“上医治未病”，预防是最好的治疗，而科学普及是最有力的预防武器。我们期待这套《北大口腔专家视频解惑丛书》能惠及万家，如同一位值得信赖的家庭口腔健康顾问，为读者提供科学指引，助力大众有效管理口腔健康，拥抱更加自信灿烂的笑容和更高品质的生活。中华口腔医学会更希望以此为契机，进一步激发全国口腔医疗机构和广大口腔医务工作者投身科普事业的热情，创新科普形式，丰富科普内容，提升科普质量，共同构建覆盖全民、贯穿全程的口腔健康科普教育体系，为实现健康中国宏伟蓝图贡献力量。

衷心祝愿广大读者朋友，因阅读此书而受益，从此拥有健康口腔，乐享幸福人生！

谨以此为序，向所有为口腔健康科普事业辛勤耕耘的同仁们致敬！

中华口腔医学会会长

2025 年 8 月

序 四

在生命的长河中，健康的微笑是最珍贵的财富之一。然而，口腔疾病的高发与防治意识的相对薄弱，仍是我们迈向全民健康之路上的现实挑战。作为中国牙病防治基金会的一员，我深知，知识是最普惠的预防良方，科学是最有力的健康武器。正因如此，当这套《北大口腔专家视频解惑丛书》即将出版之时，我深感振奋——这不仅是知识的沉淀，更是一份沉甸甸的社会责任与赤诚的医者仁心，彰显了国家级医疗机构的担当，更以实际行动回应了时代对口腔健康知识下沉的迫切需求。

本套丛书立足公益初心、填补健康鸿沟，从儿童龋病预防到老年口腔守护，从基础保健到种植正畸，构建了完整的口腔健康知识图谱，每一分册，都是北大口腔顶尖专家团队将艰深学术淬炼为公众语言的结晶，字里行间凝聚着对科学的敬畏、对真相的执着，以及对每一位读者健康福祉的深切关怀。这种“未病先防、既病防变”的体系化设计，与牙防基金会“关口前移，重心下沉”的公益理念高度契合，为消除口腔健康信息不对称提供了权威解决方案。此外，本套丛书以真实案例唤起共鸣，让知识“可感”；以专家建议提炼核心要点，让措施“可行”；通过专家云解惑，借力视频媒介，打破时空壁垒，让答疑“可视”；借用关键词解析来扫清认知障碍，让术语“可懂”。这种“场景化 + 结构化 + 可视化”的立体传播，极大提升了知识的可及性与转化率，为行业科普树立了新标杆。

这套丛书的出版，正是我们一直呼唤的、将顶尖医院学术资源转化为普惠公共产品的典范。其价值远不止于解决具体问题，更在于培养一种科学的口腔健康素养——一种明辨真伪、主动管理、知行合一的能力。当千万家庭能够依据可靠知识为孩子正确刷牙，当长辈们学会辨识口腔癌前病变的警示信号，当公众理解牙周炎与全身健康的深层链接，其产生的健康效益与社会价值，将如涟漪般扩散，不可估量。

我由衷赞赏北京大学口腔医院同仁们高瞻远瞩的公益情怀与卓越的专业奉献。愿这套承载着智慧与关爱的丛书，能飞入寻常百姓家，成为千家万户可信赖的口腔健康“家庭顾问”，推动“人人懂护齿，家家重预防”的文明风尚形成。让我们共同学习、积极实践，从守护口腔健康这一基石做起，构筑起个人与家庭全面健康的坚固长城。

知识如光，驱散蒙昧；行动如帆，驶向健康。愿这套丛书能够成为您开启科学护齿之门的金钥匙，陪伴您与家人，拥抱更加灿烂、健康的微笑人生！

中国牙病防治基金会理事长

谨序

2025 年 8 月

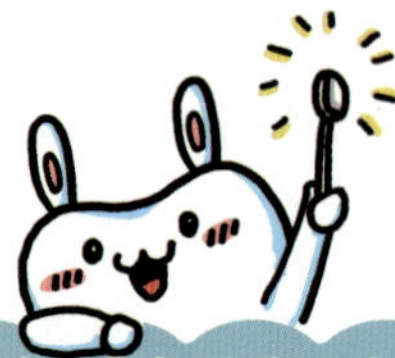

丛书前言

口腔健康是全身健康的重要基石，也是衡量居民生活质量和社会文明进步的显著标志。提升全民口腔健康素养，普及科学、权威的口腔保健知识，是实现“健康中国”战略目标的必然要求。习近平总书记在 2016 年“科技三会”上提出，“科技创新、科学普及是实现创新发展的两翼，要把科学普及放在与科技创新同等重要的位置”。这个“两翼理论”为我国新时代科普工作指明了发展方向。北京大学口腔医院（以下简称北大口腔），作为中国口腔医学领域的学术重镇与科普先锋，建院 80 年来，始终秉持引领行业发展、服务人民健康的使命。20 世纪 80 年代北大口腔的教授们率先联合相关专家一起向卫生行政部门申请发起“全国爱牙日”，北大口腔专家还连续牵头承担了前三次全国口腔健康流行病学调查，并由医院王兴教授领衔完成第四次全国口腔健康流行病学调查，为国家口腔卫生政策的制定提供了坚实的科学依据。凭借北大口腔多位专家一直以来在科普工作中的卓越成就，北大口腔两批次荣膺“全国科普教育基地”及“北京市科普基地”，并于 2024 年获评“全国科普工作先进集体”。这既是对过往成绩的嘉奖，更是对持续引领科普事业发展的鞭策。

八秩春秋，北大口腔积淀了极其丰富、珍贵的科普资源与临床智慧。然而，这些凝聚数代人心血的宝贵结晶，尚未系统整合为一套可承载历史、启迪当下、惠泽未来的权威载体。为填补这一空白，实现口腔健康知识的可记载、可传承，为充分彰显北大口腔作为国家口腔科普核心阵地的引领地位与责任担当，更为精准呈现医院科普工作的鲜明特色与专业深度，我们集全院专家之力与宣传优势，携手权威的人民卫生出版社，倾力打造这套《北大口腔专家视频解惑丛书》。

丛书由北京大学口腔医院党委书记周永胜教授、院长邓旭亮教授担任总主编，聘请中华口腔医学会名誉会长王兴教授、俞光岩教授、会长郭传瑸教授，中国牙病防治基金会理事长李铁军教授担任名誉总主编，凝聚了北大口腔各专业领域权威专家的集体智慧。丛书设计匠心独具，包含四大核心板块：

1．门诊故事　以真实诊室案例或生活场景作为切入，生动讲述常见口腔问题的来龙去脉与解决之道，让读者有很强的代入感，"同频共振"，引起共鸣。

2．专家建议　模拟口腔咨询现场或诊疗现场，以医患对话的形式呈现，故事性强，场景化解读效果更佳。

3．专家云解惑（视频）　创新融入二维码链接视频资源，由百余位权威专家亲自出镜，对核心知识点进行直观、生动的讲解与演示，让知识"活"起来。

4．关键词和健康口腔词解　关键词便于读者索引查看每条科普内容的核心信息。健康口腔词解可以精炼解析口腔医学关键术语，助力读者快速掌握核心概念，构建清晰知识框架。

同时，丛书特别引入北大口腔广受欢迎的科普形象大使——"小北医生"贯穿始终，形成鲜明的品牌标识与亲切的视觉语言，塑造独特的北大口腔科普风格。

丛书内容全面覆盖口腔健康的各方面领域，可以解决公众对于口腔保健的各种疑问，编写组精心规划为以下 11 个分册：

*《北大口腔　健康护航：预防保健先行》

*《北大口腔　健康护航：破解牙痛秘密》

*《北大口腔　健康护航：牙周呵护全身》

*《北大口腔　健康护航：保护口腔黏膜》

*《北大口腔 健康护航：爱牙从小抓起》

*《北大口腔 健康护航：守护老年口腔》

*《北大口腔 健康护航：镶牙答疑解惑》

*《北大口腔 健康护航：牙齿矫正攻略》

*《北大口腔 健康护航：颌面外科守卫》

*《北大口腔 健康护航：种植牙全解密》

*《北大口腔 健康护航：美在龈齿之间》

每个分册均由该领域资深专家领衔编写，编写团队汇聚了中华口腔医学会名誉会长、会长，国家级及省部级健康科普专家，国家级及省部级人才，以及各专委会、行业协会的主任委员、副主任委员等顶尖力量，确保内容权威、科学、实用、易懂。

本套丛书得到北京大学口腔医院、中华口腔医学会、中国牙病防治基金会的鼎力支持。我们由衷期盼，《北大口腔专家视频解惑丛书》能够成为：

· 公众获取科学、系统、前沿口腔健康知识的权威宝典；

· 基层口腔工作者提升专业服务能力的实用指南；

· 记录与传承北大口腔八十年科普积淀与学术精华的历史丰碑。

本套丛书虽经编写团队反复斟酌与审校，力求精准与实用，然时间所限，疏漏或不当之处仍在所难免。敬请广大读者朋友谅解并指正，以便我们在未来工作中不断完善。

健康口腔，幸福生活。让北大口腔的专业力量，为您的口腔健康全程护航！

谨以此书，献给所有关爱口腔健康的人们！

《北大口腔专家视频解惑丛书》编委会

2026 年 1 月

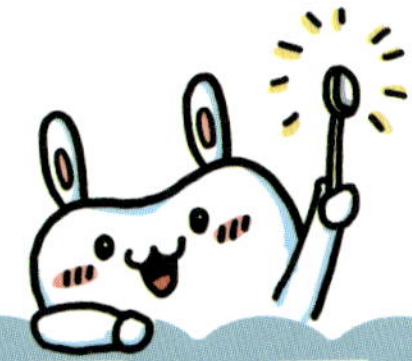

目录

视频目录

扫描二维码免费观看视频：

1. 首次观看需要激活，方法如下：①用手机微信扫描封底蓝色贴标上的二维码（特别提示：贴标有两层，揭开第一层，扫描第二层二维码），按界面提示输入手机号及验证码登录，或点击“微信用户一键登录”；②登录后点击“立即领取”，再点击“查看”，即可观看配套增值服务。

2. 激活后再次观看的方法有三种：①手机微信扫描书中任一二维码；②关注“人卫助手”微信公众号，选择“知识服务”，进入“我的图书”，即可查看已激活的配套增值服务；③微信小程序下拉框中搜索“人卫助手”，选择“智慧阅读”，进入“我的图书”，即可查看已激活的网络增值服务。

第一章

口腔≠牙，带你认识口腔大家庭

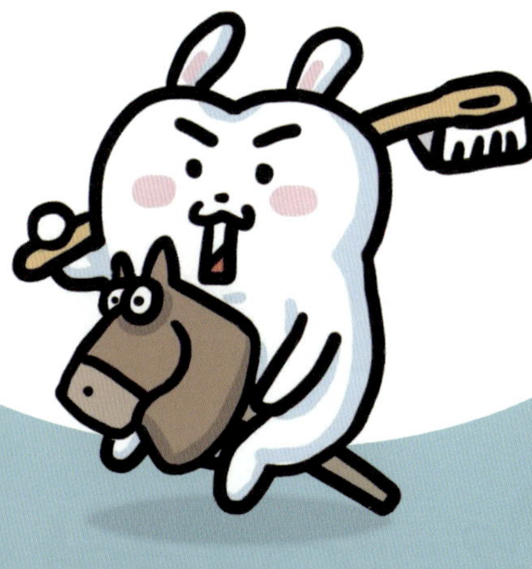

1 人一生中的两副牙齿，所有成员各司其职

关键词 乳牙 恒牙 替牙期 功能分工 双排牙

预防故事

问题场景

“妈妈！我的牙齿变成鲨鱼牙了！我是不是生病了？”吃晚饭前，小楠突然紧张地指着自己的嘴巴说。

她张开嘴让妈妈看，只见她的下门牙后面长出了一颗小小的新牙，而前面的乳牙还没有掉，看起来就像两排牙齿一样。她忍不住用舌头不停地舔那颗新牙，感觉硬硬的。

妈妈凑近仔细看了看，笑着安慰道：“别担心，这是你开始换牙啦。”

小楠还是有点不放心，她轻轻地用手摇了摇前面的乳牙，发现它已经有些松动了。“那这颗旧牙怎么办？”她皱着眉问。

“明天妈妈带你去医院看看。”妈妈摸了摸她的头，“医生会帮我们处理的。现在先吃饭吧，吃的时候小心点。”

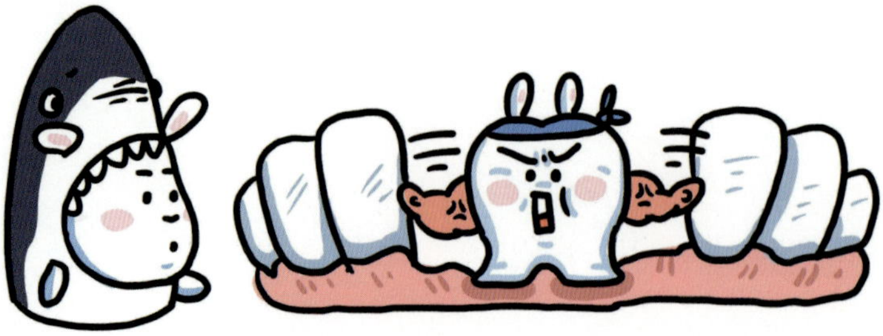

口腔表现

小楠妈妈询问小北医生:“我发现小楠最近下门牙后面又长出了一颗新牙，前面的乳牙还没掉，这种情况需要处理吗？”

小北医生检查了小楠的口腔，发现她的下恒中切牙已经从乳牙后面长出来了一小半，而前面的乳牙也已经开始明显松动了（图 1-1）。

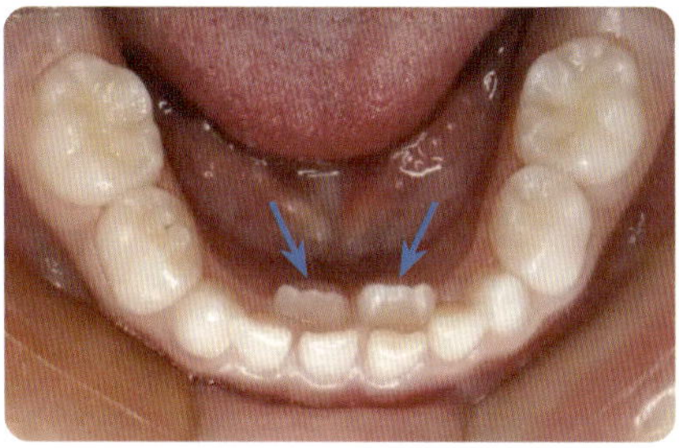

图 1-1　下颌前部“双排牙”现象

专家建议

小北医生建议:

√ 替牙期出现“双排牙”应及时由专业医师检查和处理；

√ 关注恒牙萌出时间和顺序，定期口腔检查。

小楠和妈妈还有些困惑，小北医生进行了一一解答。

（1）小楠:

牙齿也要换新的吗？为什么不能一直用原来的？

小北医生:

我们的牙齿会随着成长“升级”哦！

小时候长出的乳牙一共 20 颗，个头小，是帮助我们学会吃饭和说话的“启蒙牙”。

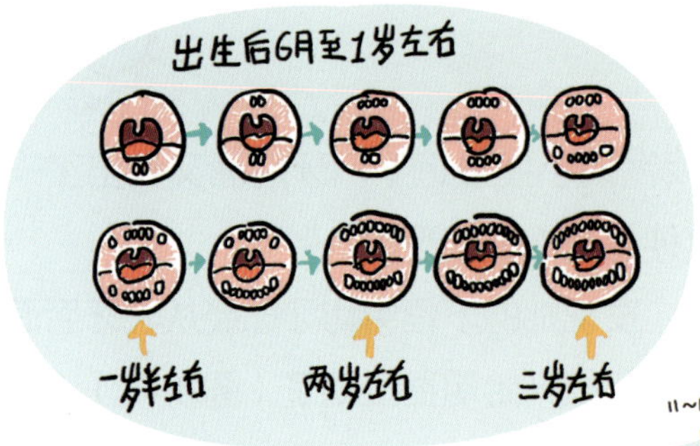

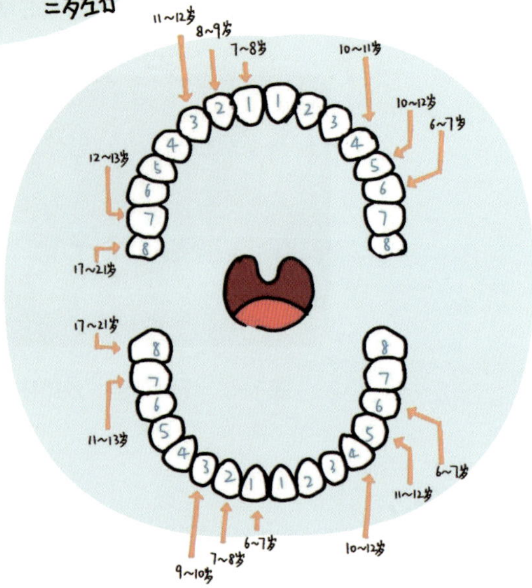

随着身体长大，乳牙不够用了，就由恒牙来接替，它们更大、更结实，一共有 28 到 32 颗，要陪伴我们一生。

这就是大自然为我们准备的“成长方案”——先用乳牙打基础，长大后换上“成人装备”，让我们的咀嚼力越来越强大，承担更重要的责任！

（2）小楠：

我的牙齿长得不一样，是不是它们的工作也不一样呀？

小北医生：

当然！我们的牙齿就像一个“美食加工队”，每一位成员都有自己的分工！

每颗牙齿各司其职，合作无间，才能让我们吃得香、消化好！

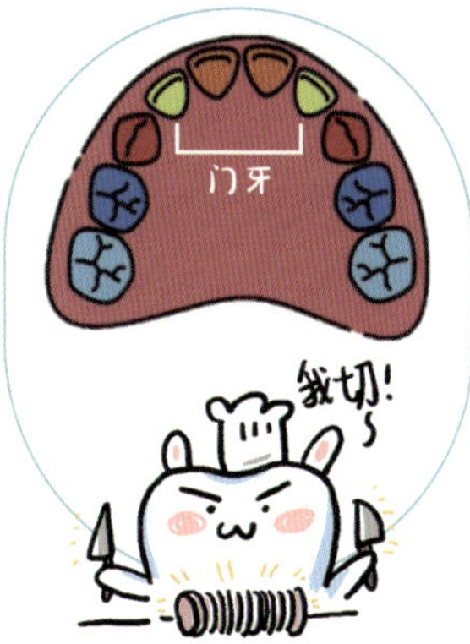
门牙
我切!

门牙像剪刀，负责咬断食物；

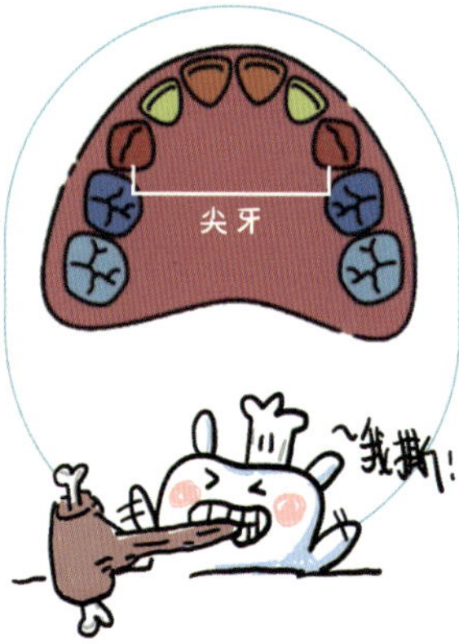

犬牙尖尖的，用来撕裂食物；

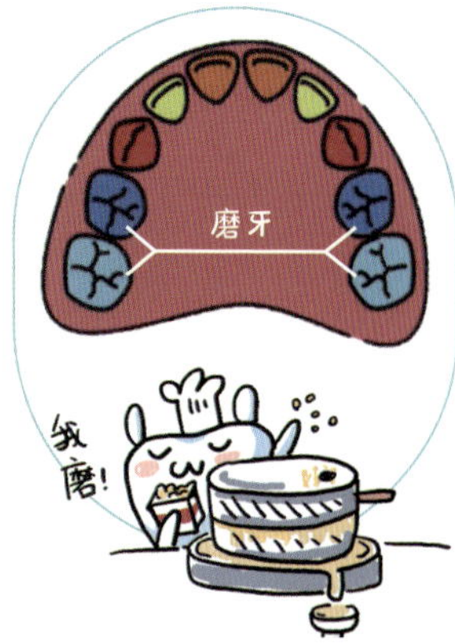

后面的前磨牙和磨牙就像小石磨，负责把食物压扁、磨碎，方便我们咀嚼和消化。

（3）小楠妈妈：

为什么换牙时会出现“双排牙”的现象，要怎么处理？

小北医生：

“双排牙”是替牙期较为常见的现象，尤其多见于下颌前牙区域。

正常情况下，下颌恒切牙位于乳牙舌侧，萌出过程会逐渐向唇侧移动，随着乳牙牙根吸收，从正下方缓慢萌出，并替代乳牙的位置。

但在某些情况下，乳牙牙根吸收较慢，恒牙唇向移动不充分，便可能从乳牙的舌侧“绕道而行”，导致乳牙和恒牙同时存在，形成一排乳牙、一排恒牙的“双排牙”现象。

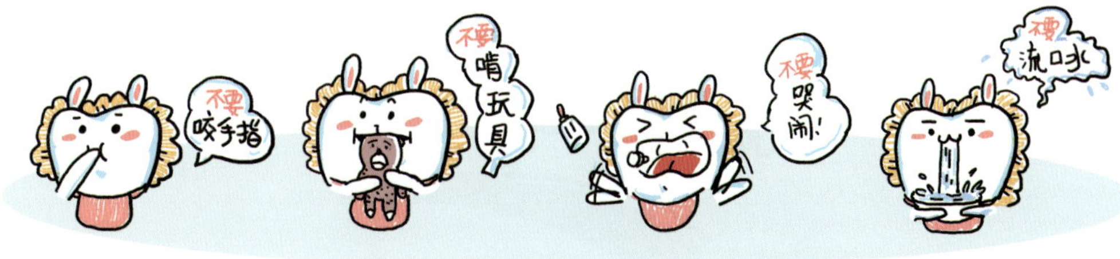
不要咬手指
不要啃玩具
不要哭闹!
不要流口水

孩子进入替牙期后，家长应密切关注其口腔内的变化。如发现“双排牙”或其他异常情况，应及时带孩子就诊，由口腔科医生适时拔除乳牙，以便为恒牙萌出提供足够的空间，帮助其顺利完成替换过程。

健康口腔词解

◆ 乳牙

乳牙是孩子在婴幼儿时期最先长出来的牙齿，共 20 颗。一般从 6 岁左右开始逐渐被恒牙替代。

◆ 恒牙

恒牙是人的第二副也是最后一副牙齿，一共有 32 颗（包括 4 颗智齿），从 6 岁左右开始慢慢长出，替换乳牙。

◆ 替牙期

替牙期指儿童从乳牙过渡到恒牙的阶段，一般从 6 岁持续到 12 岁左右。

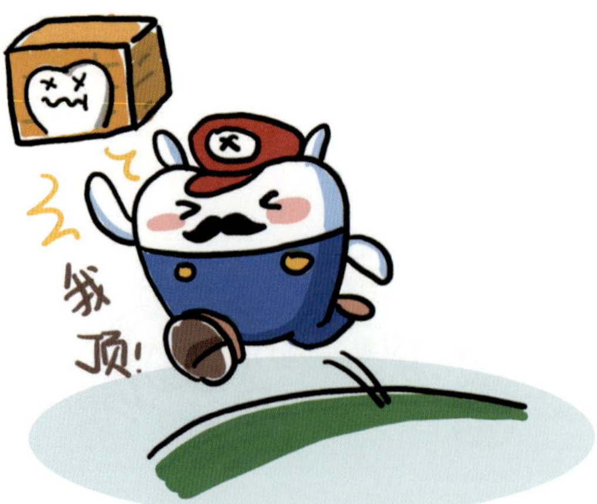

专家云解惑

◆ 专家照片和介绍

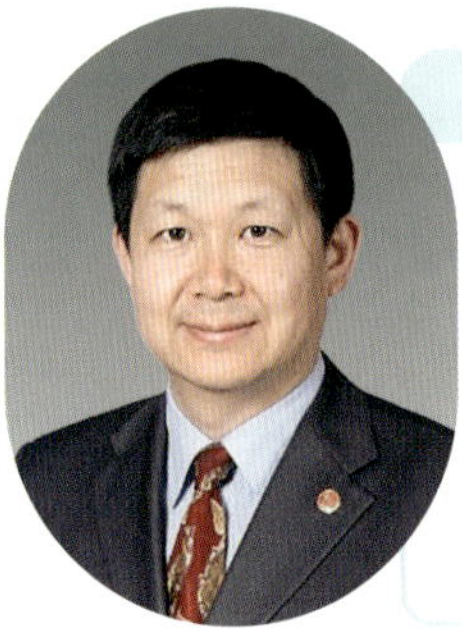

郑树国

北京大学口腔医院教授、主任医师、博士研究生导师。

特色工作：擅长口腔常见病综合防治，咬合诱导、牙外伤序列治疗、疑难儿童口腔疾病诊断及多学科治疗；研究方向为口腔公共卫生、唾液生物学标志物、牙颌发育异常等。

◆ 短视频

短视频 1

孩子换牙有规律，家长需知不焦虑

①扫描二维码　②用户登录

③激活增值服务　④观看视频

（郑树国）

2 带你走进牙齿的内心看一看

关键词 牙齿结构 牙釉质 牙本质 牙髓 牙冠 牙根

预防故事

问题场景

小楠最近刚开始换牙，这段时间她最喜欢的事情就是对着镜子观察自己新长出来的牙齿。每天刷完牙，她都会咧开嘴，看看那颗慢慢冒出来的新牙是不是又“长高了一点”。

随着新牙越来越明显，小楠渐渐发现了一个问题：“咦？我的牙怎么顶端凹凸不平的？”

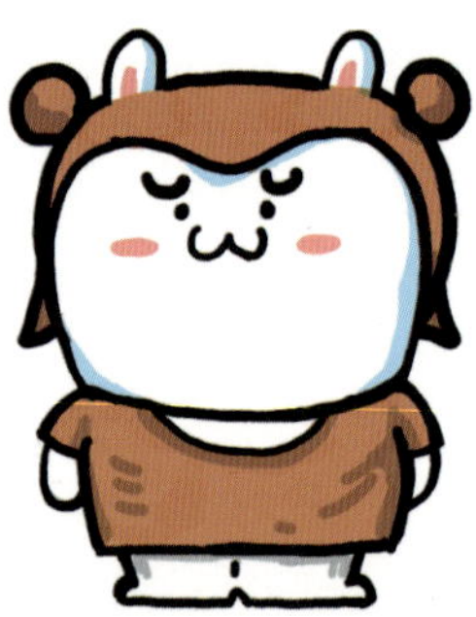

她忍不住用手指轻轻摸了摸，又凑近镜子反复观察。忍不住跑去找妈妈：“妈妈，我新长出来的牙是不是坏掉了？”

妈妈仔细一看，发现新长出的牙齿顶端确实呈锯齿状，颜色也比乳牙略微偏黄。妈妈不放心，决定带小楠去口腔医院检查一下。

口腔表现

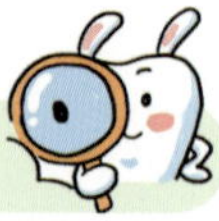

小楠妈妈提到，孩子最近特别在意刚萌出的新牙，总觉得牙齿顶端凹凸不平，舔起来怪怪的，自己检查过确实是这样，还觉得新牙比旁边

的乳牙“黄了一点”，担心是不是没刷干净，或者牙齿出了问题。

小北医生检查后发现，小楠正处于替牙期，前牙区域的恒牙已经萌出超过一半。新长出的恒牙颜色呈浅黄色，相较乳牙略显发黄，但表面也更加有光泽；切端还可以看到三个细小的锯齿状凸起（图 2-1）。

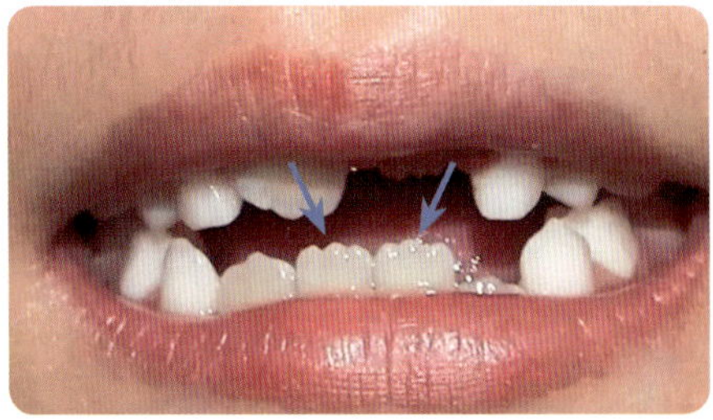

图 2-1　下颌前部新萌出恒牙外观

专家建议

小北医生建议：

√ 建立正确认知：恒牙顶端出现锯齿状小凸起、颜色略偏黄，都是正常生理现象。

√ 保持良好口腔清洁习惯，定期口腔检查。

小楠和妈妈还有些困惑，小北医生进行了一一解答。

（1）小楠妈妈：为什么恒牙顶端会出现锯齿状小凸起呢？

小北医生：

牙齿的发育并不是一次性完成的，而是由几个独立的部分逐步形成并融合而成，这些部分被称为“发育叶”。

发育叶在生长、融合过程中会在牙齿的表面留下痕迹，尤其是在切端（牙齿咬合的部位）融合不完全时，就会呈现出短而凹的沟与较尖的凸起，整体看起来像锯齿一样，凹凸不平。

随着孩子日常的咀嚼、咬合活动不断进行，这些凸起会逐渐被自然磨耗，最终趋向于平整光滑。

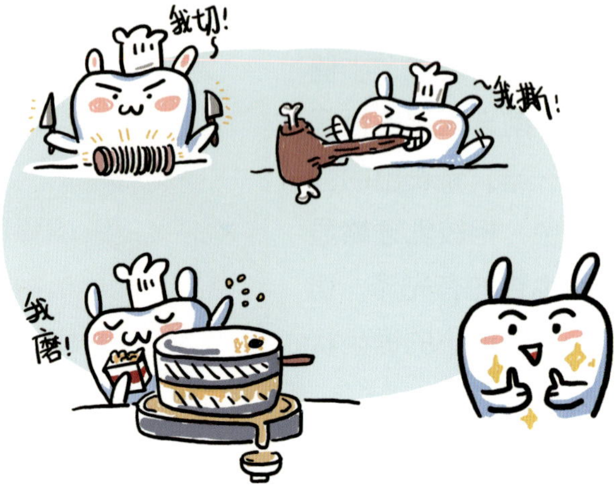

(2)小楠妈妈:

为什么恒牙和乳牙相比显得发黄呢?

小北医生:

恒牙的牙釉质比乳牙更厚，但透明度也更高，更有光泽，就像玻璃一样，会透出内层的颜色。而牙釉质下方是牙本质，颜色本身偏黄，因此从外观上看，恒牙往往比乳牙显得微“黄”一些。相反，乳牙的牙釉质较薄，颜色偏白且透明度低，看起来就更洁白。

只要牙面干净、没有软垢、色素或龋齿，刚萌出的恒牙略显发黄是正常的生理现象，不代表牙齿不健康。

(3)小楠问:

牙釉质是什么?小小的牙齿里面真的有这么多结构吗?

小北医生:

别看牙齿小小一颗，其实它们就像一座“迷你城堡”，分为牙冠和牙根两部分。牙冠是我们看得见的部分，负责咬东西、说话和露出灿烂的笑容；牙根则藏在牙龈深处，像树根一样，把牙齿牢牢地固定在骨头里。

牙齿的“内心”还有三层秘密结构:

牙釉质是最外层的“盔甲”，超级坚硬，能抵挡咀嚼压力、冷热刺激和细菌入侵，是人体中最坚硬的部分，可比骨头都硬呢！

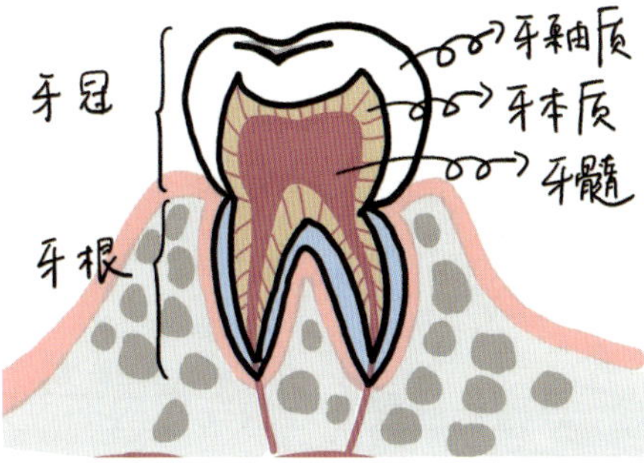

牙本质藏在盔甲下方，像厚厚的“城墙”，但是它最识人间冷暖，能传递冷热等感觉。

牙髓在最中心，是牙齿的“小心脏”，里面住着神经和血管，负责感觉和营养供应。

这三层结构通力合作，既让牙齿强壮有力，又让它对外界变化可以作出反应！

健康口腔词解

◆ 牙釉质

牙釉质是覆盖牙冠表面，高度矿化（95%），是人体最硬的组织。

◆ 牙本质

牙本质位于牙釉质和牙骨质下方，呈浅黄，矿化程度（70%）不高于牙釉质，有微小管道，可传导冷热等刺激。

◆ 牙髓

牙髓是牙齿中心的软组织，富含神经和血管，负责营养供应、感觉传导和免疫防御。

◆ 牙冠

牙冠一般是指牙齿露在口腔内的部分，主要用于咬合、发音与美观，是牙齿的“工作区”。

◆ 牙根

牙根一般是指牙齿在口内不可见的部分，埋在牙龈和牙槽骨中，支撑牙齿，传导咬合力，通过牙周膜与牙槽骨连接。

专家云解惑

◆ 专家照片和介绍

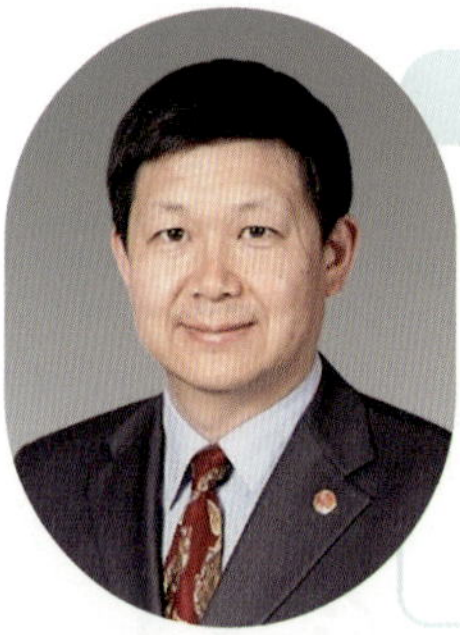

郑树国

北京大学口腔医院教授、主任医师、博士研究生导师。
特色工作：擅长口腔常见病综合防治，咬合诱导、牙外伤序列治疗、疑难儿童口腔疾病诊断及多学科治疗；研究方向为口腔公共卫生、唾液生物学标志物、牙颌发育异常等。

◆ 短视频

短视频 2
带您了解牙齿的“两部分”和“三结构”

①扫描二维码　②用户登录
③激活增值服务　④观看视频

（郑树国）

3 牙周组织：对于口腔健康贡献大

关键词 牙周组织 牙龈出血 牙菌斑 龈上洁治 龈下刮治

预防故事

问题场景

清晨，小楠叼着牙刷瞥了眼手机消息，泡沫混着血丝从嘴角溢出。“又出血了？”他嘀咕着漱了漱口，匆匆擦掉血迹，转身抓起背包冲向公司。

午休时，同事递来一盒切好的苹果，小楠咬下一块，“咔”的一声脆响，果肉上赫然沾着血痕。他愣住——这已是本周第三次！

镜中，上颌牙龈肿得像发酵的面团，轻轻一按便渗出血丝。连续两周熬夜赶项目，他的生活节奏全乱，刷牙像完成任务——30 秒胡乱扫过牙面，牙线也早被丢进抽屉积灰。

“不能再拖了”，小楠终于下定决心去看牙医。第二天一早，小楠直奔医院：“医生，我这牙龈一碰就出血，还肿得厉害。”小北医生检查后皱眉：“长期清洁敷衍，牙菌斑已引发牙周炎症！”

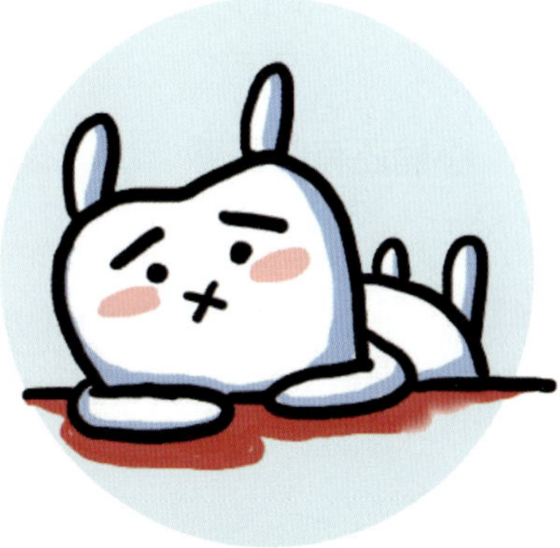

口腔表现

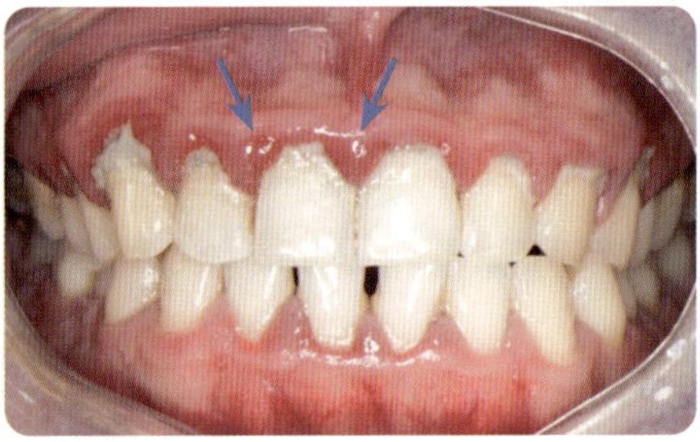

图 3-1　牙龈明显红肿

小北医生戴上检查手套，用口镜轻轻拉开小楠的嘴唇。上颌前牙的牙龈边缘泛着暗红色，轻轻一碰便渗出血珠（图 3-1）。

医生用探针划过牙颈部：“这里堆积了大量黄褐色牙结石，像水泥一样卡在牙龈边缘，会持续破坏牙周组织。”医生边说边用牙周探针测量牙周袋深度，探针缓缓滑入牙龈沟时，小楠忍不住倒吸一口冷气。小北医生说：“这里深度 6mm，已经发展到牙周炎了。”

X 线片上，原本应该附着于牙颈部的牙槽骨由于炎症已经产生吸收，高度降低到了牙根中部甚至更低。

专家建议

小北医生建议：

√ 洁治和龈下刮治，彻底清除菌斑牙石；

√ 每天刷牙两次，使用水平颤动拂刷法，配合牙线或牙间隙刷清洁邻面；

√ 每 3～6 个月定期复查。

小楠还有些困惑，小北医生进行了一一解答。

（1）小楠：

牙周组织具体包括哪些？有什么作用？

小北医生：

牙周组织是牙齿的“生命支撑系统”，包含牙龈、牙周膜、牙槽骨和牙骨质。牙龈像“密封条”阻挡细菌；牙周膜的纤维网缓冲咀嚼压力；牙槽骨如“土壤”固定牙根；牙骨质帮助纤维扎根。它们协同工作，让牙齿稳固耐用（图 3-2）。

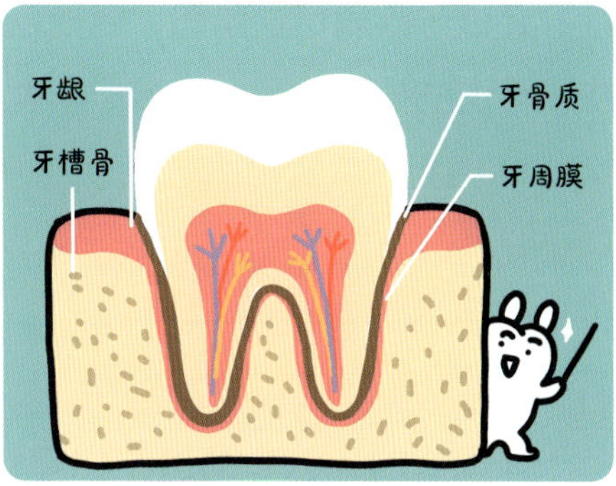

图 3-2　牙周组织示意图

（2）小楠：
如果牙周组织发炎了会有什么表现？

小北医生：

牙周组织发炎时可能有多种表现，包括：

a）牙龈红肿出血：刷牙或进食时出血，这是炎症早期的警示信号；

b）持续性口臭：牙菌斑代谢产物引发异味，常规清洁难以缓解；

c）牙龈退缩：牙根暴露导致冷热敏感，牙齿视觉上“变长”；

d）咀嚼无力：进食硬物时有酸软感；

e）牙齿松动移位：牙槽骨吸收后，牙齿逐渐移位、缝隙增宽，进而出现牙齿松动（图 3-3）。

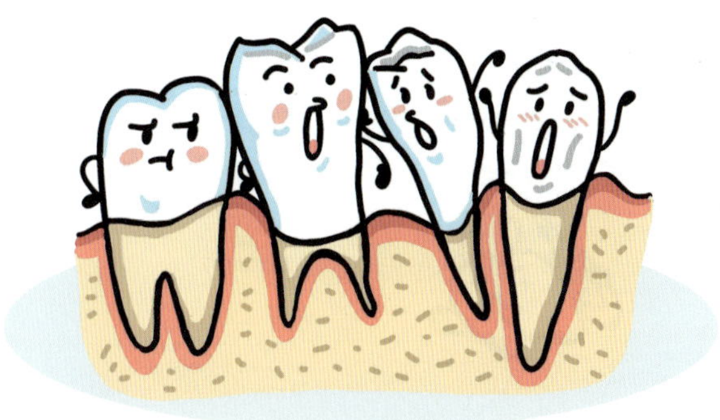

图 3-3　牙齿松动移位

牙周炎与糖尿病、心脏病等全身疾病密切相关。如果仅有牙龈炎症，还处于疾病可逆阶段；若拖延至牙槽骨吸收甚至牙齿松动，则会产生不可逆的损伤，因此应该尽早就医阻断破坏链！

（3）小楠：如何预防牙周问题？

小北医生：

牙周病的元凶是菌斑生物膜，而机械清洁可以清除绝大部分致病菌。下面让我来教你打败牙周病的 4 大武器。

a）狙击菌斑：每天水平颤动拂刷法刷牙两次，并用牙线或牙间隙刷清洁牙齿缝隙；

b）定期拆弹：每 6～12 个月定期洁牙，清除牙结石；

c）阻断帮凶：控烟、管理糖尿病等全身疾病，降低炎症反应；

d）加固防线：每 3～6 个月复查，维护牙周健康。

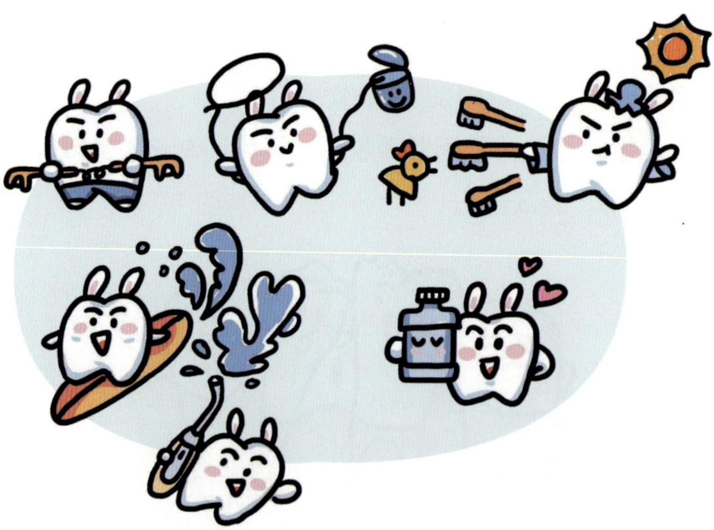

（4）小楠：

洁牙会不会把牙缝越洗越大？

小北医生：

洁治不会导致牙缝变大。牙缝变大的“罪魁祸首”是长期堆积的牙石和牙周炎症。牙石像水泥般填塞在牙龈萎缩形成的缝隙中，洁治清除了这些脏东西，暴露出原本被掩盖的牙缝。此时牙龈已因炎症破坏而退缩，并非洁治所致。定期洁治能终止炎症进展，是保护牙周健康的必要措施！

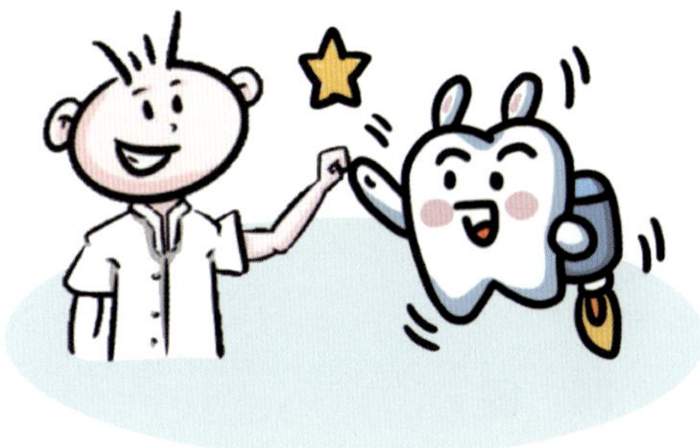

健康口腔词解

◆ 牙周组织

牙周组织是支持牙齿的结构总称，包括牙龈、牙周膜、牙槽骨和牙骨质。其功能为固定牙齿、缓冲外力、营养供给及感知压力。牙菌斑堆积可引发牙龈炎、牙周炎，导致牙齿松动甚至脱落。

◆ 龈上洁治

龈上洁治俗称洗牙，通过超声波仪器清除牙龈边缘以上的牙结石和菌斑，是预防牙龈炎的基础治疗。建议每 6～12 个月洁治一次，吸烟者需缩短周期。

◆ 龈下刮治

龈下刮治是针对牙龈下方的牙结石和菌斑进行深度清洁。治疗通常在局部麻醉下进行，使用如超声刮治头或手工刮匙等器械深入牙周袋，清除牙根表面毒素，控制牙周炎症。

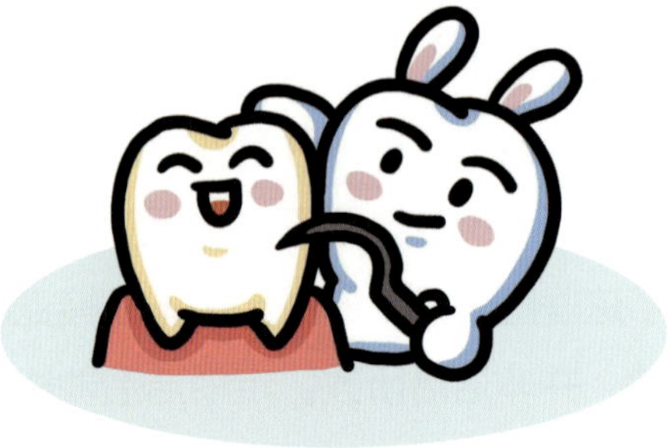

专家云解惑

◆ 专家照片和介绍

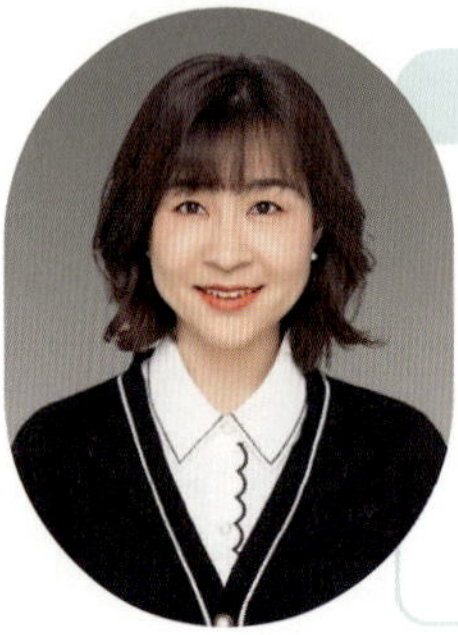

柳 键

北京大学口腔医院预防科副主任医师，北京预防医学会口腔保健专委会委员，北京口腔医学会口腔预防专委会委员。

特色工作：恒牙活髓保存，疑难牙髓根尖周病的诊治，根尖手术。

（柳 键）

4 口腔黏膜：肩负保护屏障的作用

关键词 口腔黏膜 屏障功能 口腔溃疡 健康养护

预防故事

问题场景

“我已经三个月没长过溃疡了”，小楠拉着闺蜜的手兴奋地说道。身为广告策划师的她，过去常因熬夜赶方案，连续几个月饱受口腔溃疡折磨——喝水像针刺，吃饭如受刑，连微笑都成了负担。最严重那次，她赶时间狼吞虎咽，滚烫的食物直接灼伤上腭黏膜，新旧溃疡叠加的剧痛让她整夜难眠。

那次过后小楠终于去看了医生，小北医生给她做了认真的口腔检查。如今每当食物过烫，她总会马上放慢进食速度。

闺蜜见状打趣：“你现在吃饭像品茶大师。”小楠轻点嘴唇笑道：“这可是我的天然防护罩，得小心伺候。”她想起了小北医生的话：口腔黏膜健康是全身健康的第一道门。

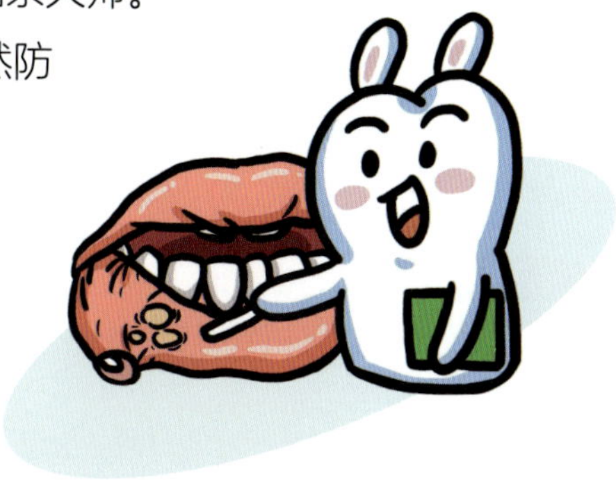

口腔表现

小北医生拿着口镜的画面深深印在小楠脑海："你看，受损的黏膜就像漏雨的屋顶，细菌随时会乘虚而入。"

小北医生用口镜轻轻拉开小楠的口角，只见右侧舌侧缘有 1 处直径约 3mm 的圆形溃疡，中心凹陷像微型火山口，覆盖着黄白色假膜，周围黏膜充血泛红，像一圈炎症警戒线（图 4-1）。

小北医生补充道："这种反复性溃疡多出现在颊、舌缘等易摩擦区，是黏膜屏障被突破的典型信号——就像城墙被撕开缺口，细菌和刺激物乘虚而入。"

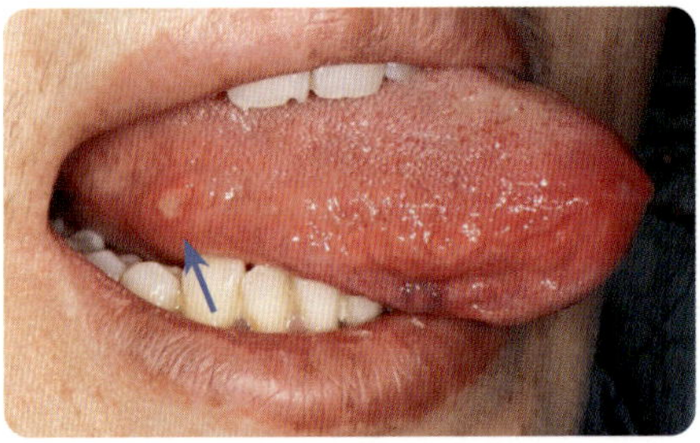

图 4-1　复发性口腔溃疡

专家建议

小北医生建议：

√ 良好的饮食习惯、充足的睡眠、积极的情绪和规律的运动可减少溃疡发作的频率。

√ 持久不愈、进展加重的溃疡需及时就诊排除严重的问题。

小楠还有些困惑，小北医生进行了一一解答。

（1）小楠：

口腔黏膜都有什么功能？

小北医生：

口腔黏膜是口腔的"全能护卫"，具有以下功能。

a）屏障防御：包括物理屏障、化学屏障和免疫屏障。

b）敏锐感知：黏膜分布着密集的神经末梢，能精准感知冷、热、触觉和味觉。例如，烫食刺激会触发“吐出口”的反射，避免深层组织损伤；舌黏膜上的味蕾则让我们享受酸甜苦咸的丰富滋味。

c）润滑保护：位于口腔黏膜下的小唾液腺还有分泌唾液的功能，起到润滑、消化和保护的作用。

这些功能协同工作，让口腔黏膜成为守护健康的第一道智能防线。

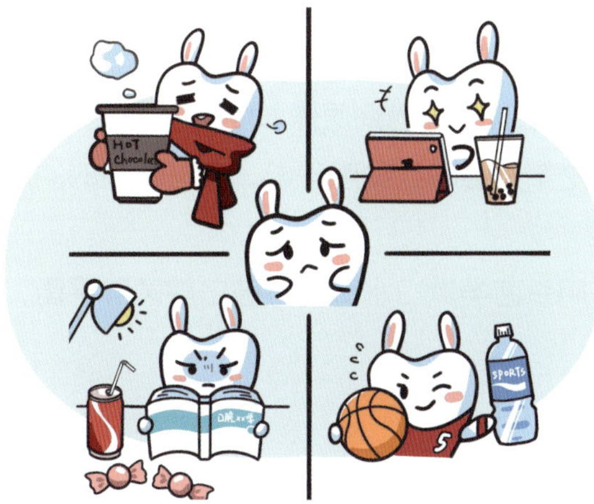

（2）小楠：

哪些习惯会削弱黏膜防御力？

小北医生：

日常生活中的多种不良习惯会逐步瓦解口腔黏膜的防护体系（图4-2）。

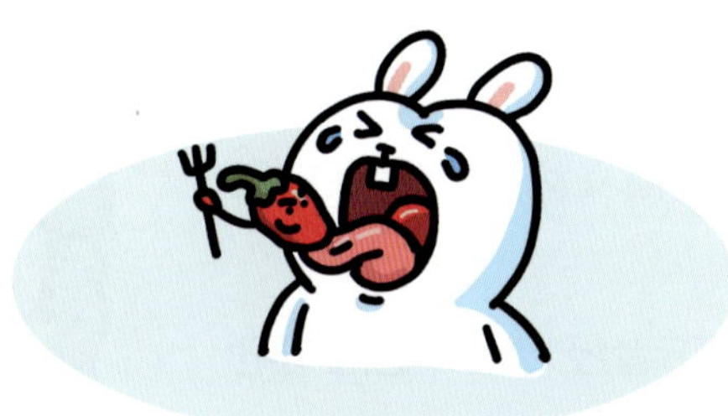

图 4-2　削弱黏膜防御力的习惯

a）长期摄入65℃以上的烫食或过量辛辣食物，会直接灼伤黏膜表层并破坏其抗酸保护膜（图4-3）；

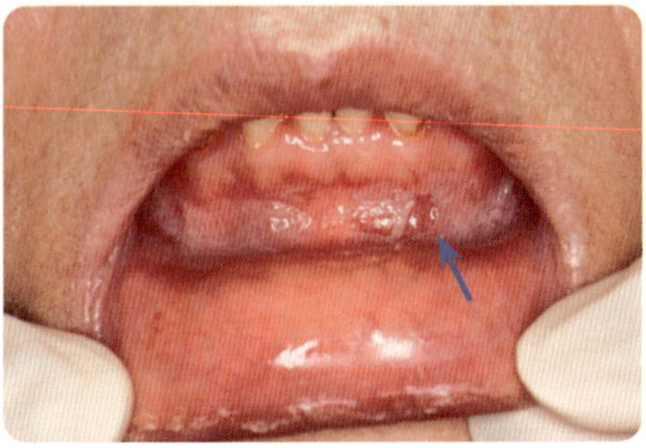

图4-3　创伤性溃疡

b）烟草中的焦油和酒精会削弱免疫抗体分泌功能；

c）物理性刺激如咬硬物或佩戴不合规格的义齿，容易造成机械损伤形成微创口，该处成为病原体入侵通道；

d）唾液分泌不足会导致黏膜干燥，丧失唾液的冲刷清洁和抗菌保护作用；

e）过度使用杀菌类漱口水可能打破口腔菌群平衡，反而有利于致病菌生长。

（3）小楠：

如何预防口腔溃疡呢？

小北医生：

预防复发性口腔溃疡需采取综合措施：

a）避免食用粗糙、过烫及刺激性食物，如膨化食品、烧烤、腌制和辛辣食物，保持清淡饮食与规律进餐；

b）保证充足睡眠并调节情绪，避免焦虑；

c）增加膳食纤维摄入，避免便秘；

d）及时处理口腔局部刺激因素，如尖锐的牙根、牙冠和破损义齿，同时保持口腔卫生；

e）免疫功能低下者经专业评估后可考虑使用免疫增强剂。

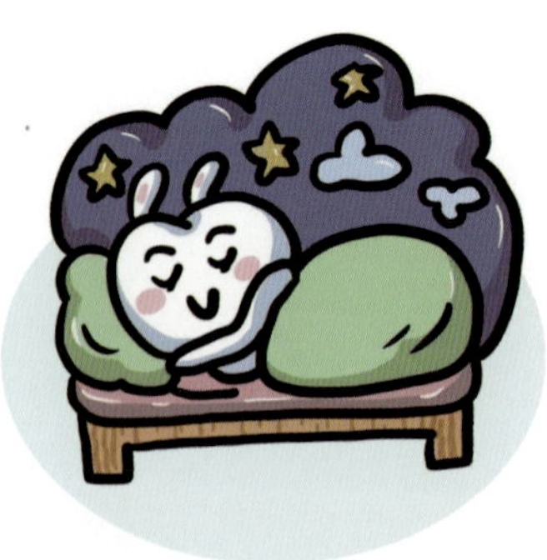

健康口腔词解

◆ 口腔黏膜屏障

口腔黏膜屏障是口腔内壁的“保护盾”，它能物理隔离细菌、化学中和刺激物，并通过分泌抗体增强局部免疫力。日常损伤（如咬唇、过热饮食、残根残冠刺激）或免疫力下降时，屏障功能减弱，易引发溃疡、感染等问题。

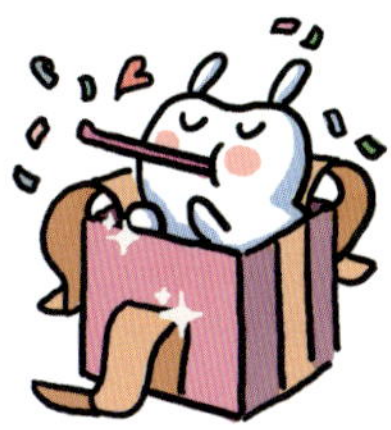

专家云解惑

◆ 专家照片和介绍

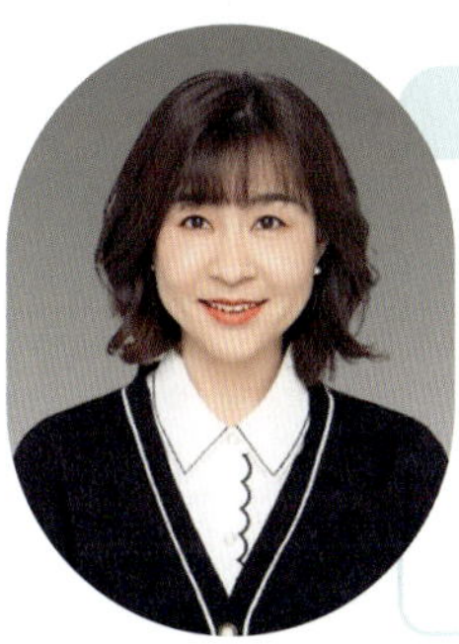

柳　键

北京大学口腔医院预防科副主任医师，北京预防医学会口腔保健专委会委员，北京口腔医学会口腔预防专委会委员。

特色工作：恒牙活髓保存，疑难牙髓根尖周病的诊治，根尖手术。

（柳　键）

5 唾液：对，没错，它是口腔重要的一部分

关键词 唾液 唾液腺 口水 口干

预防故事

问题场景

小楠和好朋友小森、小翎正在玩“我是木头人”的游戏，小翎喊道：“我们都是木头人，扛起枪杆打敌人，不许说话不许动”。话音刚落，小楠、小森和小翎都站好纹丝不动，五分钟后，小楠不小心动了一下左手的小指头，眼力好的小翎一下就发现了，“小楠动了，需要回答三个问题。”

“皮肤里的水叫什么？”小翎问。

“汗。”小楠大声回答。

“眼睛里的水叫什么？”小翎问。

“眼泪。”小楠答道。

“口腔里的水叫什么？”小翎再问。

“唾液。”小楠再答。

“唾液？唾液是什么呀？”小森疑惑地问。

“唾液就是我们常说的口水，是我们口腔的一部分。”小楠骄傲地回答。

口腔表现

小楠妈妈听到了孩子们的对话，说："对，没错，唾液是口腔重要的一部分。每天口腔里都会分泌一定量的唾液，唾液对维持口腔内的牙齿和软组织健康起着重要作用，如果唾液少了就会表现为口干，口干了更容易引起牙齿的龋坏。"

"我知道，奶奶曾经告诉我，口干除了更容易牙齿龋坏之外，还会引起很多其他问题呢，小北哥哥对不对？"小楠问道。

正在休假的小北医生答道："是的，口腔干燥即唾液分泌量减少，往往会导致龋病，以及吞咽困难、味觉异常、口腔溃疡、黏膜灼烧感、黏膜创伤、口腔真菌感染等等。"

小楠："唾液这么重要，那我们要好好保护好我们的唾液。"

专家建议

小北医生建议：

√ 保护好我们的唾液，需要保护好分泌唾液的腺体，避免腺体受外伤，并需要注意口腔卫生，防止病菌侵入腺体，造成腺体各种感染。

√ 维护好全身健康，如果神经肌肉协调能力降低，唾液分泌会减少；此外，患病多者用药多，很多药物也会引起唾液分泌减少。

√ 唾液分泌量与全身水代谢有一定关系，每天要补充足够的水。

√ 睡眠时唾液分泌减少，唾液对口腔软硬组织的保护减弱，因此睡前应彻底清洁口腔。

孩子们还有些困惑，小北医生进行了一一解答。

(1) 小森:

唾液从哪来?

小北医生:

人体每天分泌 1 000 ~ 1 500mL 的唾液，唾液由口腔各唾液腺的分泌液和龈沟液组成。大唾液腺有三对，包括腮腺、下颌下腺和舌下腺；小唾液腺位于唇、颊、舌及腭的黏膜固有层及黏膜下层。

(2) 小楠:

唾液是水吗？唾液里有哪些成分呢?

小北医生:

唾液的主要成分是水，占 99% 以上。固体成分约占 0.7%，其中无机物约占 0.2%，主要是电解质；有机物约占 0.5%，主要是蛋白质。另外还有少量气体，如二氧化碳、氧和氮。

(3) 小翎:

唾液有哪些作用呢?

小北医生:

a）使口腔组织保持湿润及润滑，唾液中的各种糖蛋白和黏蛋白在口腔组织表面形成高度水合的薄膜以提供口腔的润滑性。

b）唾液成分可影响进食者对味觉剂的感知。

c）唾液的成分有助于稳定、保护、转运重要的营养物质，以利于胃肠吸收。

d）唾液通过影响食物颗粒的大小以及食物球的润滑度使食物便于吞咽，唾液淀粉酶可激发淀粉的消化过程。

e）牙齿着色也与唾液成分相关。

健康口腔词解

◆ 唾液

唾液由口腔三大唾液腺（腮腺、下颌下腺、舌下腺）和众多小唾液腺（唇腺、颊腺、腭腺和舌腺）的分泌液和龈沟液组成。

专家云解惑

◆ 专家照片和介绍

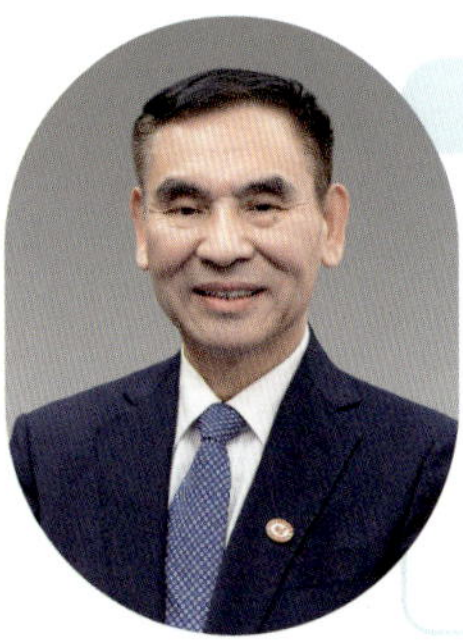

俞光岩

北京大学口腔医院口腔颌面外科教授，主任医师，博士生导师，北京大学口腔医院原院长，中华口腔医学会名誉会长。
研究方向为唾液腺疾病诊治及唾液腺外科，发表论文550余篇，其中SCI收录250余篇。

余顺兰

北京大学口腔医院预防科副主任医师，兼任北京口腔医学会第五届口腔预防专业委员会委员，中华志愿者协会中西医结合专家志愿者委员会口腔科专业组常务委员。
特色工作：成人龋病综合防治，口腔罕见遗传病研究与调查。

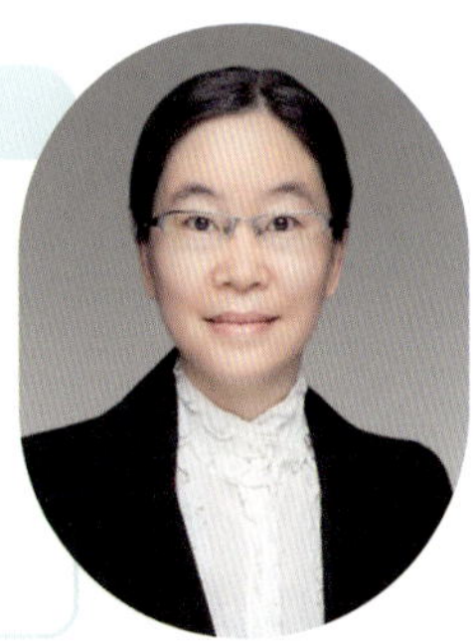

◆ 短视频

短视频 3

唾液是促进健康口腔的法宝之一

①扫描二维码　　②用户登录

③激活增值服务　　④观看视频

（余顺兰　俞光岩）

6 小口腔 大学问——口腔健康与全身健康

关键词 口腔健康 全身健康 牙齿健康 牙龈炎 牙周炎

预防故事

问题场景

“今天有一个同学生病去医院了，听老师说，他得了消化不良，是因为牙齿坏了太多导致的！”

放学路上，小楠和妈妈分享着学校发生的事。

“是吗？你刚出生时我住在医院里，隔壁床阿姨早产了，听说和她有很严重的牙周炎有关系呢！”小楠的妈妈也和小楠分享自己的经历。

“早产，好严重呀！看来得好好保护我们的牙齿和牙周。”小楠想了想，又接着说：“上次我没好好刷牙，奶奶还和我说，如果不好好刷牙，老了容易得那个什么痴呆来着？”

“阿尔茨海默病，我也看过报道，说得这种疾病的人的大脑中，有许多牙周炎的主要病菌呢。所以，牙齿和牙周的健康很重要，正好你也该定期检查了，我们去找小北医生给你做检查吧。”小楠妈妈趁机带上小楠去做定期检查。

口腔表现

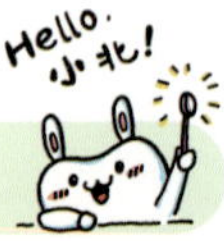

小北医生给小楠进行了全面的口腔检查，小楠牙齿排列整齐，没有龋坏，但牙齿清洁得不够干净，不少牙有软垢和牙菌斑，还有些牙齿有牙结石，牙龈有点红肿（图 6-1）。

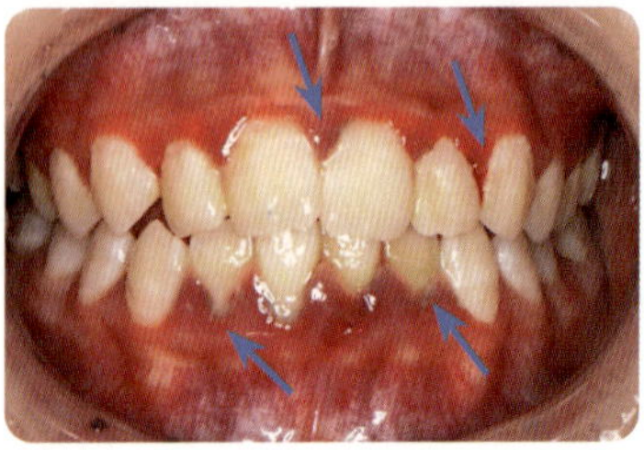

图 6-1 上下颌前牙有牙结石、牙菌斑伴牙龈红肿

小北医生问小楠最近刷牙会不会出血，小楠说吐出来的牙膏泡沫有点红。

小北医生："这和牙龈炎症有关。"

小楠妈妈着急地问："牙龈炎症严重了会发展成牙周炎，并影响全身健康吧？"

小楠也好奇问道："牙周炎和全身健康的关系密切，对吗？"

小北医生："小楠妈妈别着急，虽然牙龈炎症可能会发展成牙周炎，但通过有效刷牙和洁牙，牙龈红肿完全可恢复正常。"

接着，小北医生回答小楠："是的，牙周炎和全身健康密切相关。"

专家建议

小北医生建议：维护口腔健康以促进全身健康。

√ 基础清洁：每天有效刷牙至少两次（含氟牙膏），并在饮食后使用牙线、牙间隙刷、冲牙器等清洁牙缝。

√ 定期检查：每 6～12 个月做口腔检查。

√ 控制风险因素：戒烟、限糖、不嚼槟榔、避免过度饮用碳酸饮料和酒。

√ 全身疾病患者需特别注意：糖尿病患者、孕妇和心血管疾病患者应加强口腔管理。

小楠和小楠妈妈还有些困惑，小北医生进行了一一解答。

（1）小楠妈妈：

除了消化不良、早产和阿尔茨海默病，口腔疾病还会导致哪些全身的疾病呢？

小北医生：

a）心血管疾病：牙周疾病是心血管疾病的重要危险因素。

b）糖尿病：牙周病会增加糖尿病风险，糖尿病患者也更容易患牙周炎，且患牙周炎较重。

c）呼吸系统疾病：细菌可通过呼吸道进入肺部，引发呼吸系统感染。

d）心理健康：缺牙、牙列不齐和口臭等可能影响心理健康，导致社交焦虑和抑郁。

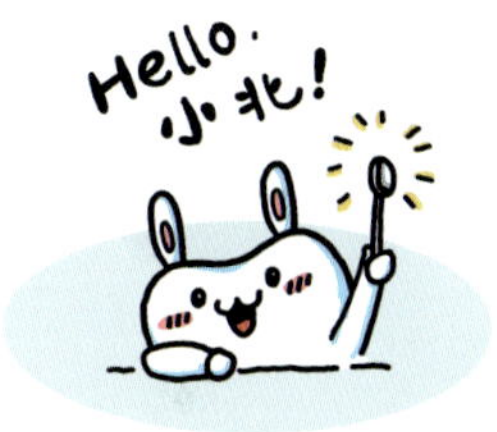

（2）小楠：

我那同学牙齿坏得太多，得了消化不良，以后应该怎么办？

小北医生：

a）首先应在消化科配合医生治疗；

b）待全身症状改善后，到口腔科治疗坏牙；

c）养成良好的清洁和饮食习惯；

d）定期检查，保护好口腔和全身健康。

健康口腔词解

◆ 口腔健康

1981 年世界卫生组织（WHO）制订的口腔健康标准是：“牙齿清洁、无龋洞、无疼痛感，牙龈颜色正常、无出血现象”。

口腔健康的概念可有不同，但具有良好的口腔卫生、健全的口腔功能以及没有口腔疾病是最基本的。

专家云解惑

◆ 专家照片和介绍

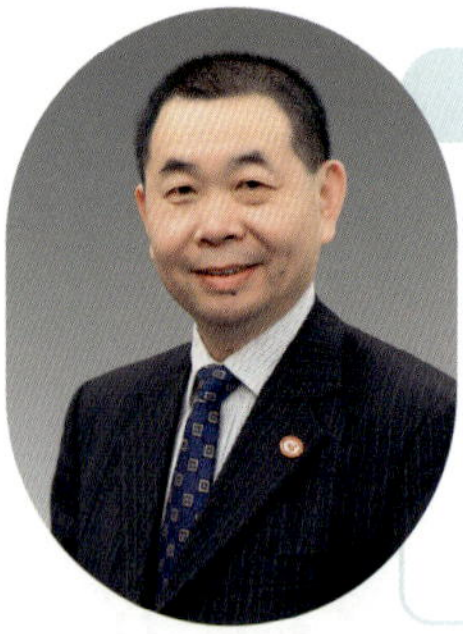

郭传瑸

北京大学口腔医院主任医师、教授、博士生导师，现为中华口腔医学会会长，国家口腔医学质控中心主任，中国医师协会副会长，全国医学专业学位研究生教育指导委员会口腔医学分会召集人等，为第八届国家卫生计生突出贡献中青年专家，获各种科技奖励10余次。

余顺兰

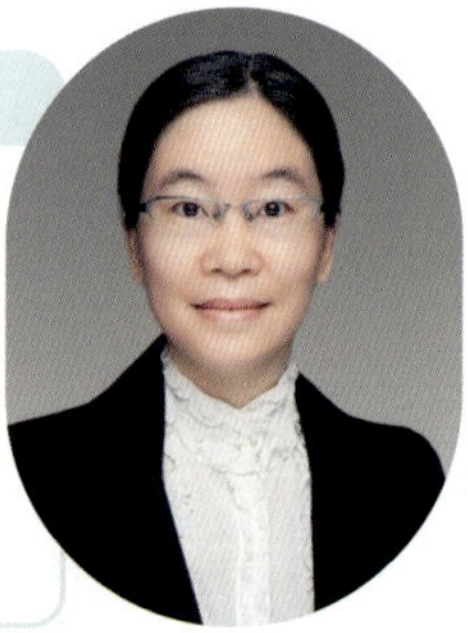

北京大学口腔医院预防科副主任医师，兼任北京口腔医学会第五届口腔预防专业委员会委员，中华志愿者协会中西医结合专家志愿者委员会口腔科专业组常务委员。

特色工作：成人龋病综合防治，口腔罕见遗传病研究与调查。

◆ 短视频

短视频 4

口腔健康与全身健康千丝万缕的联系

①扫描二维码　　②用户登录

③激活增值服务　　④观看视频

（余顺兰　郭传瑸）

第二章

常见口腔疾病，就这几种

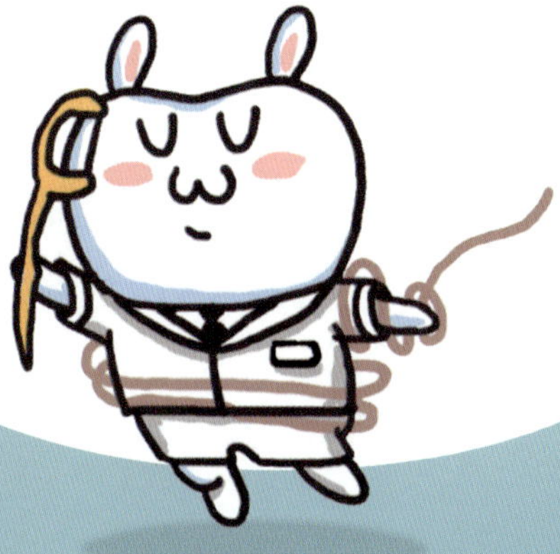

7 冷热酸甜敏感要小心，需及时就医

关键词 龋病 冷热酸甜敏感 塞牙 牙菌斑

预防故事

问题场景

“妈妈，我的牙齿刚疼了一下，有点难受！”正在吃巧克力的小楠边捂着嘴边对妈妈说。

“没事，宝贝，你慢点吃就没事了。”粗心的妈妈没当回事。

又过了几天，正在吃冰棍的小楠又对妈妈说：“妈妈，我的后槽牙又有点疼。”

这下妈妈不放心了，往小楠嘴里看了看，发现小楠的后槽牙有点发黑，用牙刷使劲刷也刷不下来。

妈妈赶紧带小楠来口腔医院检查，医生发现小楠所有的后槽牙都得了龋病，医生说，就是由于这些患龋病的牙齿才让小楠感觉遇冷热酸甜敏感。

口腔表现

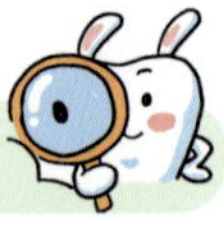

小楠妈妈介绍说孩子喜欢吃零食，吃饭时有时会塞牙，但孩子每天都会刷牙的，以前牙齿没出现过冷热酸甜敏感的症状。

小北医生：零食和碳酸饮料里有很多糖分，口腔清洁不彻底的话，滞留在牙面的食物残渣会成为口腔里细菌的大餐，并产生酸性物质，进而腐蚀牙齿，导致龋齿的发生。

小楠妈妈承认，孩子每天都是自己刷牙，也没用过牙线等其他口腔清洁用具。

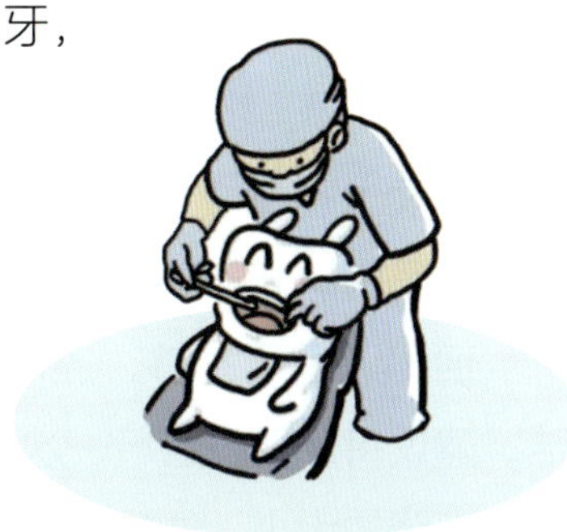

随后医生给小楠做了全面的口腔检查，小楠的牙齿排列较为整齐，但牙齿清洁不够，牙面大量软垢堆积，上下颌所有乳磨牙及第一恒磨牙均患龋（图 7-1）。

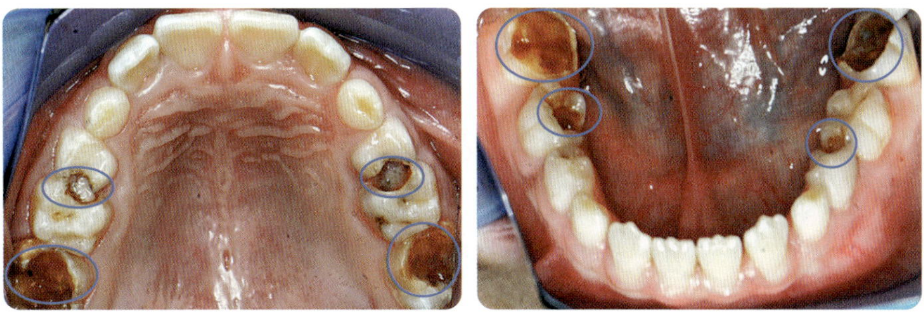

图 7-1　上下颌后牙均患龋

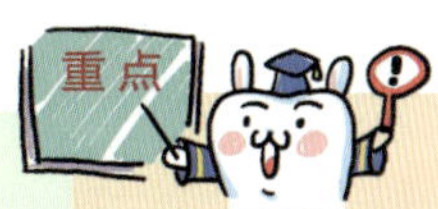

专家建议

小北医生建议：

√ 龋病预防需要从三个方面着手：减少牙菌斑的量和致龋力、限制含糖食物的摄入、增强牙齿的抗龋力。

√ 及时对已经发生龋坏的牙齿进行充填治疗，必要时进行相应的牙髓治疗。

小楠妈妈还有些困惑，小北医生进行了相应的解答。

（1）小楠妈妈：

怎么才能做到牙菌斑的控制？

小北医生：

建议每天早晚使用含氟牙膏进行有效刷牙，刷牙时间一般至少 2 分钟，晚上睡前刷牙更重要。对孩子来说，建议孩子刷完牙之后，家长再帮孩子刷一遍，以彻底清洁。

但刷牙远远不够，还需要使用牙线或牙间隙刷进行牙齿邻面的清洁。建议每天至少进行一次牙齿邻面的清洁，常规建议使用牙线，也可根据牙缝的大小，选择牙间隙刷、冲牙器等。

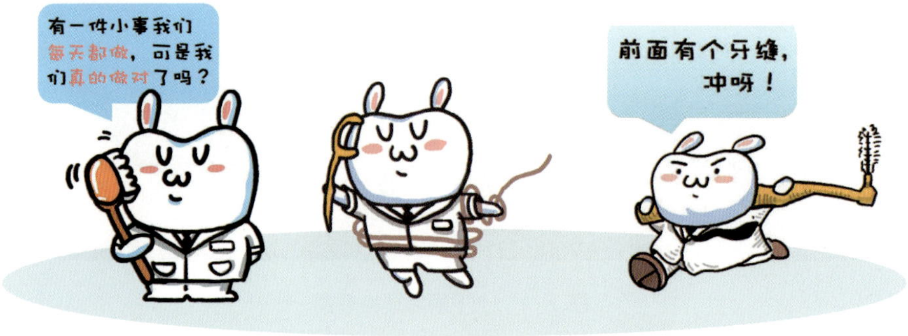

有一件小事我们每天都做，可是我们真的做对了吗？
前面有个牙缝，冲呀！

（2）小楠妈妈：

那又该如何“饮食控制”和“增强牙齿抵抗力”呢？

小北医生：

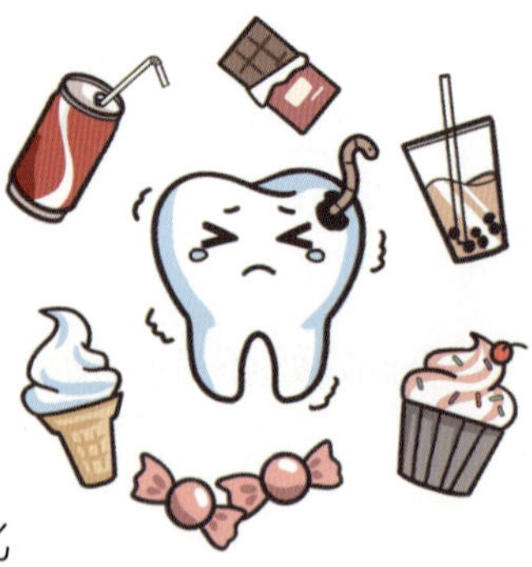

a）饮食控制：控制甜食、建立良好的饮食习惯是预防龋病的重要举措。要减少进食甜食的次数及频率。建议甜食和正餐一起吃，睡前不进食。吃完甜食后漱口或咀嚼木糖醇口香糖，可降低甜食的致龋力。

b）增强牙齿的抗龋能力：可以使用氟化

物预防龋病，其防龋作用主要是通过抑制牙齿脱矿以及促进再矿化实现的。

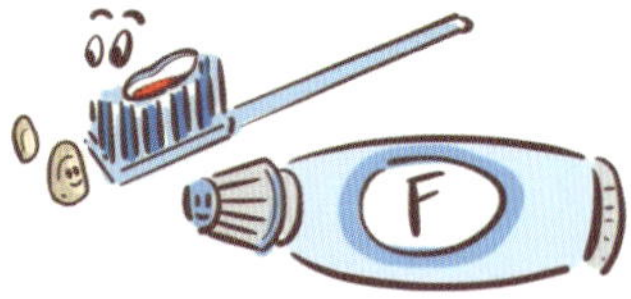

c）此外，对学龄前儿童及学龄儿童，可对其乳牙及恒牙的深窝沟进行窝沟封闭，以预防龋病的发生。

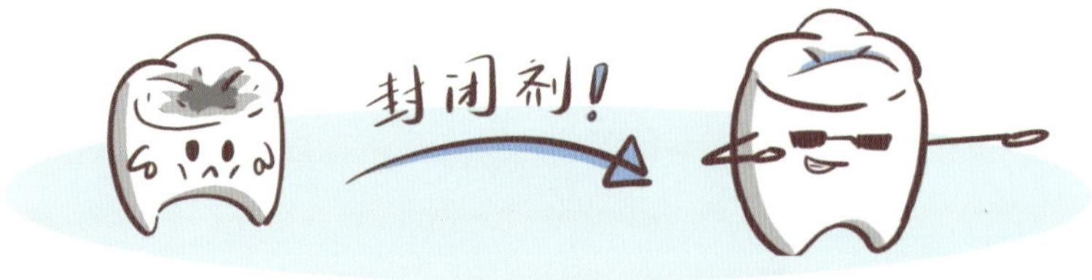

（3）小楠妈妈：

出现龋齿了该如何治疗？

小北医生：

龋病的治疗包括非手术治疗和手术治疗。

非手术治疗主要针对早期龋及静止龋，常用氟化物、再矿化液及渗透树脂进行相应的治疗。

手术治疗是针对已经形成龋洞的龋齿，首先清除龋坏的牙体组织，再使用相应的充填材料恢复牙齿形态，即俗称的“补牙”。

若龋病没有得到及时治疗进而导致病变进一步发展成为牙髓炎时，应进行牙髓治疗（即“杀神经治疗”，又称“根管治疗”），以防止炎症向牙槽骨、颌骨深部扩展。

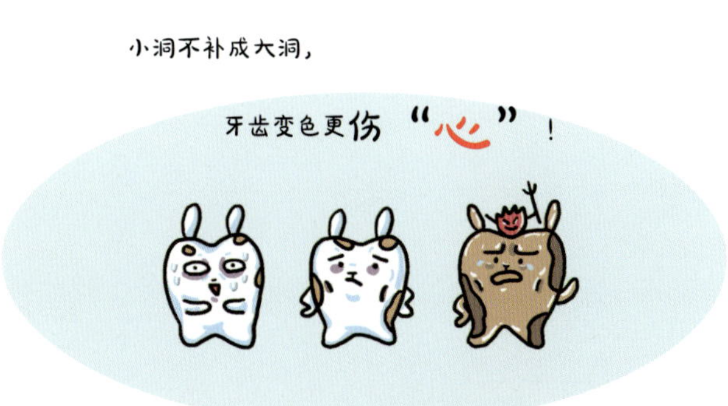

健康口腔词解

◆ 龋病

龋病是以细菌为病原体，牙菌斑介导的、多种因素参与的、发生在牙齿硬组织上的一种慢性的、进行性、破坏性疾病。致龋菌和牙菌斑、食物和牙齿是龋病发生的主要因素，三方面缺一不可。

专家云解惑

◆ 专家照片和介绍

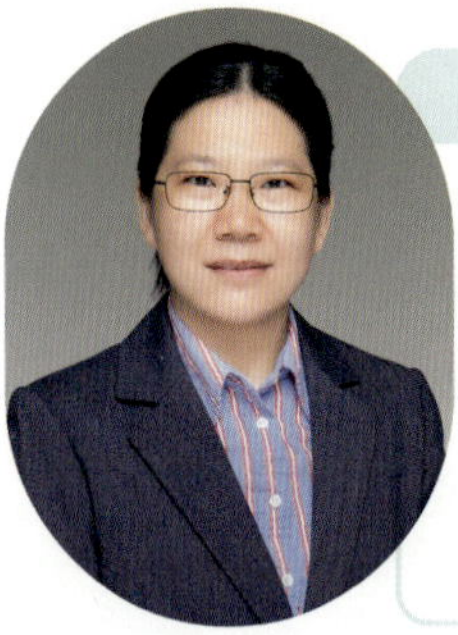

张趁英

北京大学口腔医院预防科副主任医师，中国优生优育协会母婴口腔健康专业委员会副主任委员，中华口腔医学会口腔遗传病与罕见病专业委员会青年委员。

特色工作：儿童龋病综合防治，口腔遗传病与罕见病的分子生物学研究。

（张趁英）

8 龋病治疗要趁早，千万别拖

关键词 龋病 牙髓炎 龋病的预防

预防故事

问题场景

“妈妈，我的牙好疼！”

正在吃冰棍的小楠捂着脸说。

“哪里疼？”妈妈赶紧问道。

“就是之前一直塞牙的左边的下牙。”小楠难受地说。

妈妈用手电打着光照着小楠的牙齿，发现上面有一个大洞。她赶紧带着小楠来到医院。医生检查后说小楠的牙齿已经发展到了牙髓炎，需要根管治疗。如果早一些来就好了。

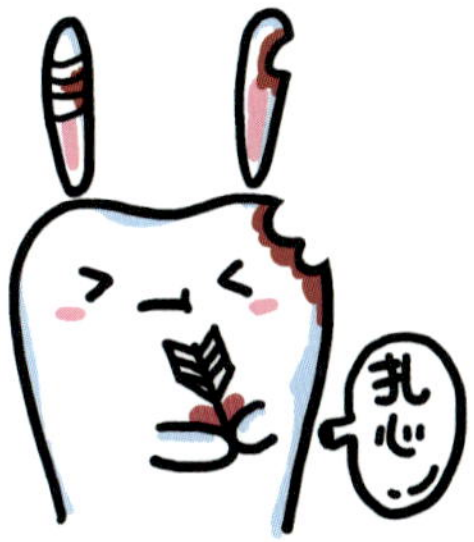

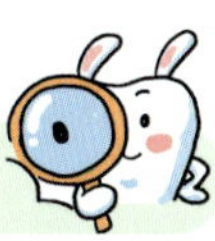

口腔表现

小楠说左下这颗牙塞牙已经有好几个月了，一直没有疼痛不适，她就一直没放在心上，因为学业繁忙，没来医院治疗。这是牙齿第一次出现剧烈疼痛。

小北医生：“龋齿通常是慢慢进展的，一开始出现的时候，我们一般能通过补牙的方式解决问题。牙洞越来越深后，就有可能影响牙神经。小楠这颗牙已经发展成牙髓炎了。这颗牙现在还能通过根管治疗解决问题，如果来得更晚一些，可能就要拔牙了。”

随后小北医生给小楠通过镜子看自己的牙齿：牙齿上有一个很大的洞，洞周围黑乎乎的（图 8-1）。

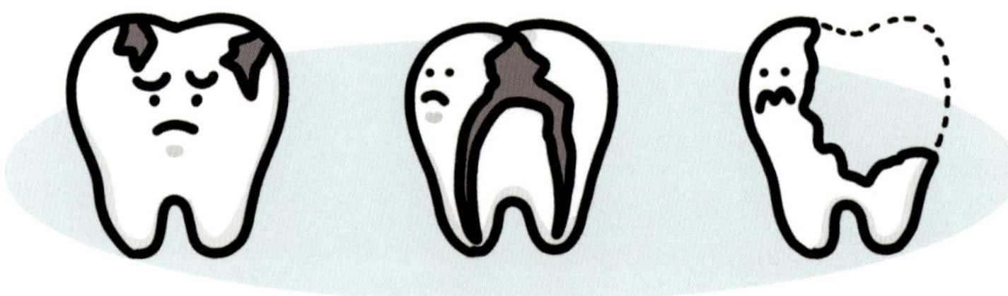

图 8-1　得了龋齿千万别拖（深龋—牙髓炎—残冠）

专家建议

重点

小北医生建议：

√ 定期进行口腔检查；

√ 发现龋齿要尽早治疗；

√ 采取综合措施预防龋病。

小楠和妈妈还有些困惑，小北医生进行了一一解答。

（1）小楠妈妈：

我和小楠都有龋齿，可能是什么原因？

小北医生：

龋齿是细菌在食物等因素作用下发生的牙齿上的感染。个体因素，包括牙齿的发育和排列、唾液成分等确实可能会影响龋齿的发生。口腔里的有害细菌也可能在家人之间传播，但是口腔卫生习惯和饮食习惯也是非常重要的致病因素。清洁不到位，总吃含糖食品的人，更容易得龋齿。

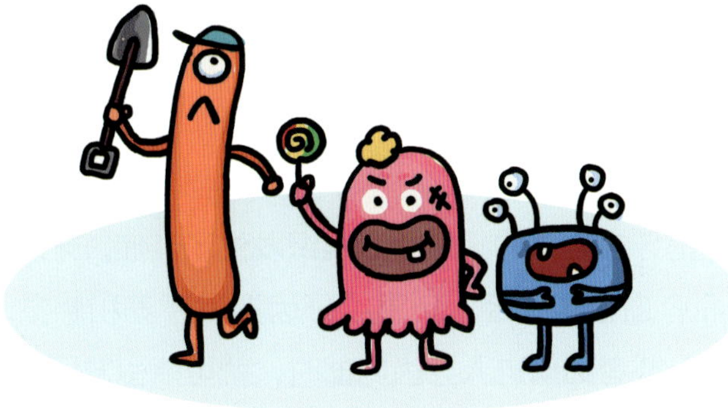

（2）小楠妈妈：

我们自己能发现龋齿吗？

小北医生：

牙齿上有黑洞，两个牙之间经常塞东西，有这样的表现就很可能是龋齿。但是很多龋齿是自己很难发现的，需要专业的口腔医生才能检查出来。因此，我们需要定期检查，才能够早发现、早治疗。

（3）小楠：

我该怎样避免其他牙出现龋齿？

小北医生：

龋齿的预防分为几个方面：

首先，预防龋齿需要养成良好的口腔清洁习惯，使用正确的刷牙方法以及牙线。中老年人有的还需要使用间隙刷。

其次，我们要建立健康的饮食习惯，控制含糖食品的进食量和频率，不喝含糖饮料。

此外，我们需要使用含氟牙膏，还可以找口腔专业人员进行牙齿的窝沟封闭和应用氟化物。

最后，得过龋齿的人更容易再出现龋齿，你一定要定期检查哦。

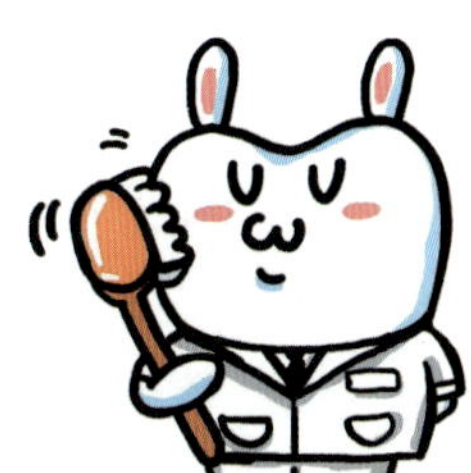

健康口腔词解

◆ 牙髓炎

牙髓炎是指牙齿内部的“牙髓”组织发生了炎症。牙髓就像牙齿的“神经”，里面有血管和神经，负责给牙齿提供营养和感觉。当龋齿太深、牙齿受伤，或者细菌进入牙齿内部时，就可能引发牙髓发炎。牙髓炎可能会引起剧烈的牙痛，尤其是晚上更明显，有时候冷热刺激也会让牙齿特别痛。如果不及时治疗，炎症可能扩散，导致牙根感染，甚至引发脸部肿胀。

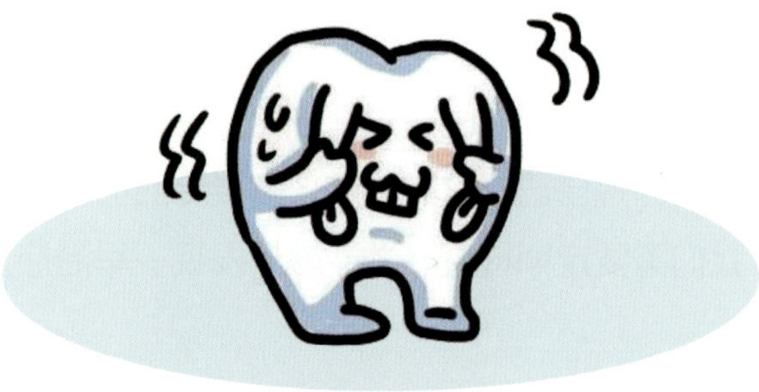

（隗芳乔　司　燕）

9 不要从牙龈炎到牙周炎，才追悔莫及

关键词 牙龈炎 牙周炎 牙菌斑 牙周炎的预防

预防故事

问题场景

小楠看完牙回到家，好奇地也要看看爸爸的牙，“爸爸，您的牙龈怎么那么红，您也去医院检查一下吧”。

“你说得对！我有刷牙出血好多年了。工作太忙就一直没去看。最近，下面这一排前牙好像有点松了。”爸爸摸了摸自己的牙齿，已经晃动了。

“医生说牙齿的问题要尽快处理，我们挂一个明天的号吧！”妈妈说道。

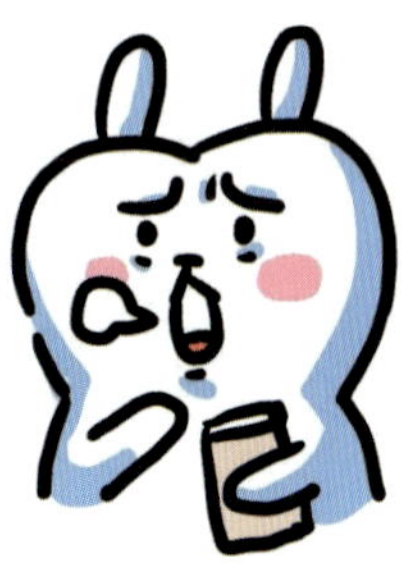

爸爸第二天一早来到医院。医生检查后说爸爸患有牙周炎，有一些牙齿比较严重需要拔除。应该在出现刷牙出血时就早点来医院治疗。

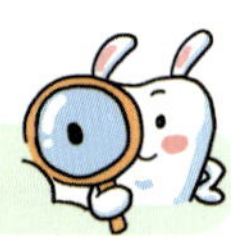

口腔表现

小北医生让小楠爸爸在镜子里面看自己的牙齿。牙齿靠舌头一面有很多黄褐色的牙石，下前牙最重，连成一片。牙龈又红又肿，好几颗牙都有点松（图 9-1，图 9-2）。

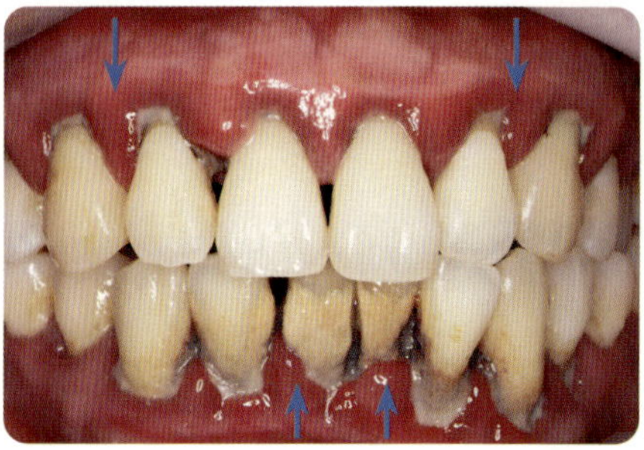

图 9-1　牙石以及牙龈红肿

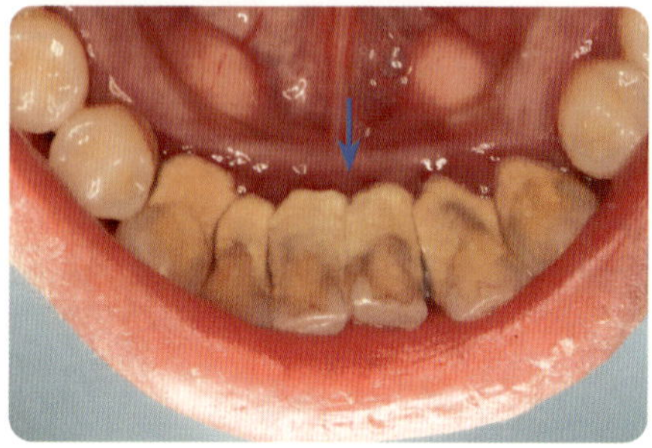

图 9-2　下前牙舌侧牙石

医生还给小楠爸爸看了牙齿的 X 线片（图 9-3），指着片子里牙根的位置说：“健康状态下，支持着牙齿的骨头应该在这个位置，你的骨头已经因为炎症吸收到一半的水平了。如果再继续下去，牙齿就该松动脱落了。如果你能在刚出现刷牙出血的时候就来医院，牙周围的骨头可能现在还是健康的”。

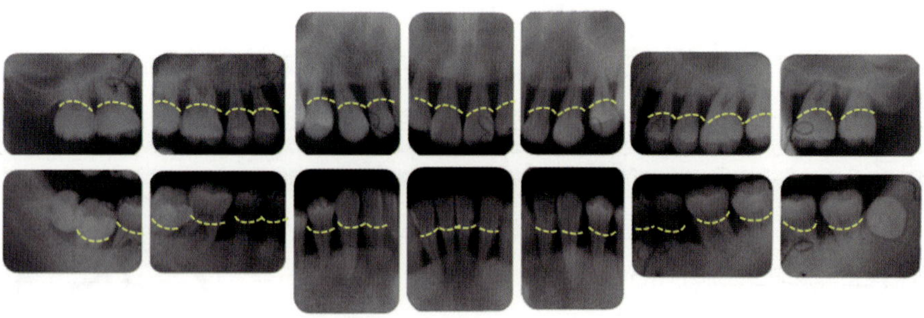

图 9-3　全口 X 线片显示牙槽骨吸收（黄线示意健康状态下牙槽骨位置）

专家建议

小北医生建议：

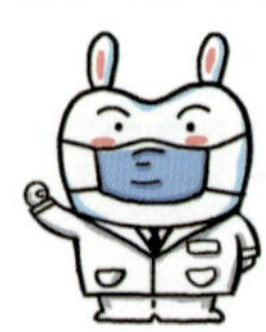

√ 定期进行牙周治疗；

√ 采取综合措施预防牙周炎。

小楠爸爸还有些困惑，小北医生进行了一一解答。

（1）小楠爸爸：为什么会得牙周炎呢？

小北医生：

牙周炎是一种影响牙齿周围支持组织的疾病，主要是由于口腔中的细菌感染引起的。这个疾病的原因可以归结为以下几个方面：

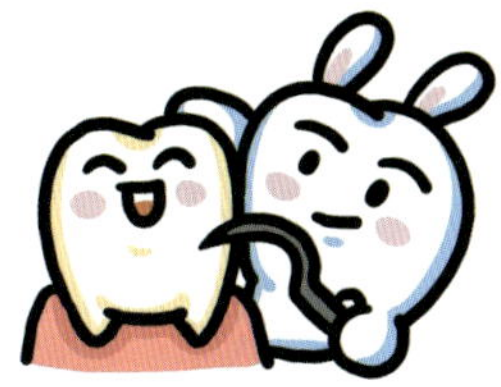

a）口腔因素：牙齿排列不整齐、不好的假牙和夜磨牙等不良习惯也会增加患牙周炎的风险。

b）行为因素：如果不定期刷牙或不认真刷牙，食物残渣和细菌就会在牙齿和牙龈之间积累，形成“牙菌斑”。这些细菌会引发牙龈炎，如果不治疗，炎症会继续加深，进而导致牙周炎。

c）全身因素：糖尿病患者的免疫系统较弱，容易出现口腔感染，这会增加患牙周炎的风险。内分泌异常、营养不良、血液疾患等也会影响牙周炎的发生。

（2）小楠爸爸：我应该怎样控制牙周炎，预防炎症？

小北医生：

预防牙周病的关键是彻底清除牙菌斑。以下是几种有效的方法。

首先，有效刷牙是必须的，每天刷牙两次，每次至少两分钟，选择软毛牙刷避免伤害牙龈，并掌握正确刷牙技巧。

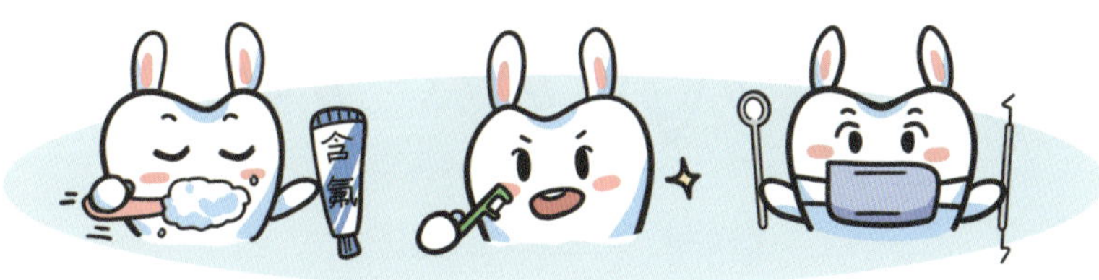

其次，使用菌斑显示剂可以帮助发现未清除的菌斑，评估刷牙效果。牙龈出血是牙龈炎的早期信号。

定期口腔检查也是预防的重要步骤，做到无病早防，有病早治。

此外，保持均衡饮食与健康体质有助于增强免疫力，减少牙周病风险。

最后，还要远离烟草，吸烟会损害牙龈健康，增加牙周病的风险。

（3）小楠爸爸：为什么说牙周疾病要早治疗？

小北医生：

牙周疾病要早治疗，因为早期治疗可以有效防止病情加重。牙周病初期只是牙龈炎，若不治疗，炎症会深入牙槽骨，导致牙齿松动甚至脱落（图 9-4）。

越早治疗，治疗过程更简单，费用也较低。牙周病还可能引起牙齿敏感、出血、口臭等不适，早治疗可以缓解这些症状。

此外，牙周病与全身健康密切相关，未及时治疗可能增加心脏病、糖尿病等疾病的风险。

总之，早期治疗不仅能保护牙齿，减轻不适，还能降低全身健康问题的风险，确保口腔和身体健康。

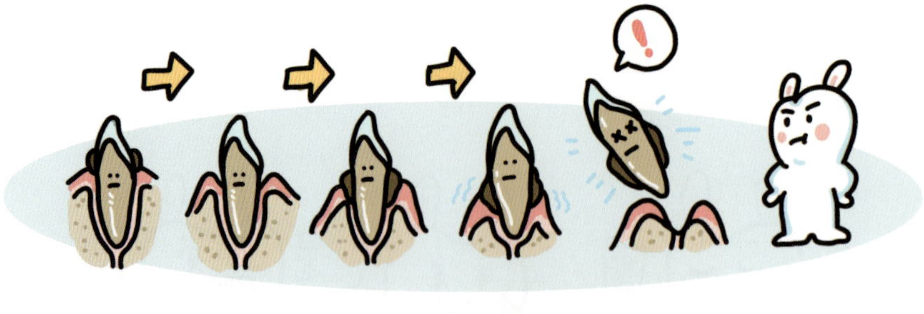

图 9-4　牙周疾病的发展历程

健康口腔词解

◆ 牙周炎

牙周炎是牙齿周围组织的感染性疾病，通常是因为口腔中的细菌在牙齿和牙龈之间积累，形成菌斑，进而引发牙龈发炎。如果不及时处理，炎症会加重，甚至可能导致牙龈退缩、牙齿松动，最终掉牙。

◆ 牙菌斑

牙菌斑是细菌、食物残渣和唾液混合形成的薄膜，通常看不见，但它会紧密附着在牙齿表面。它是导致牙周炎的主要原因。牙菌斑如果没有及时清除，会变硬，形成牙结石，进一步引起牙龈炎和牙周病。因此，保持牙齿清洁，及时去除菌斑非常重要。

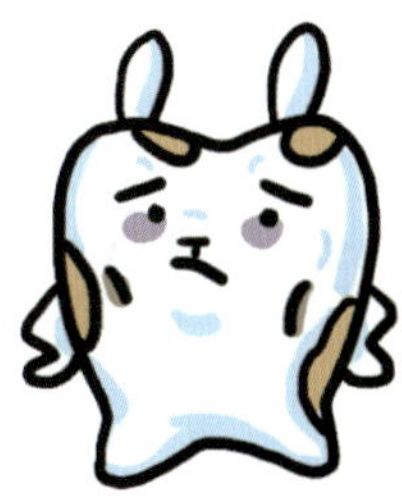

（隗芳乔　司　燕）

10 牙周病的最终结局，谁也不想要

关键词 牙周炎 牙周炎的预防 重度牙周炎

预防故事

问题场景

小楠去探望爷爷奶奶。

“爷爷，我给您带了您最爱吃的爆肚！”小楠笑着对爷爷说。

爷爷遗憾地说：“吃不了喽！这几个月来，牙齿晃动得厉害，咬稍微硬一点的东西还会疼。”

小楠担心地说：“这可不行，我说怎么看着像是您瘦了一圈。我们带您去医院看一看吧。”

小楠、爸爸和爷爷一起来到了医院。医生检查后说爷爷牙齿有很重的牙周炎，很多牙齿都需要拔掉了（图 10-1）。

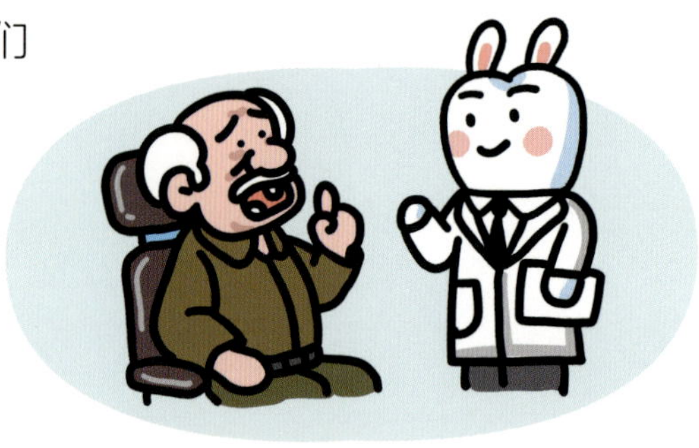

图 10-1 爷爷有重度牙周炎

口腔表现

小北医生仔细地检查了爷爷的全口牙齿。爷爷已经缺了好几颗牙齿，剩下的很多牙齿也很松了。牙石很多，连成一片，牙龈又红又肿。

小北医生说：“爷爷的牙齿状态很差，已经达到了重度牙周炎。想要恢复咀嚼功能需要拔好几颗牙，然后进行系统的牙周治疗，等到口腔的状况稳定了，再考虑镶牙或种牙。”

专家建议

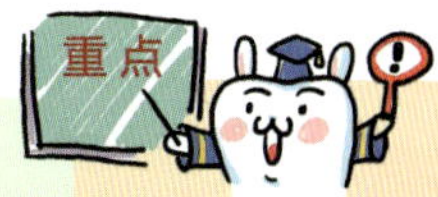

小北医生建议：

√ 及时进行牙周治疗；

√ 并做好口腔卫生维护。

小楠爸爸还有些困惑，小北医生进行了一一解答。

（1）小楠：

对于牙周健康的我来说，是不是就不需要采取预防措施？

小北医生：

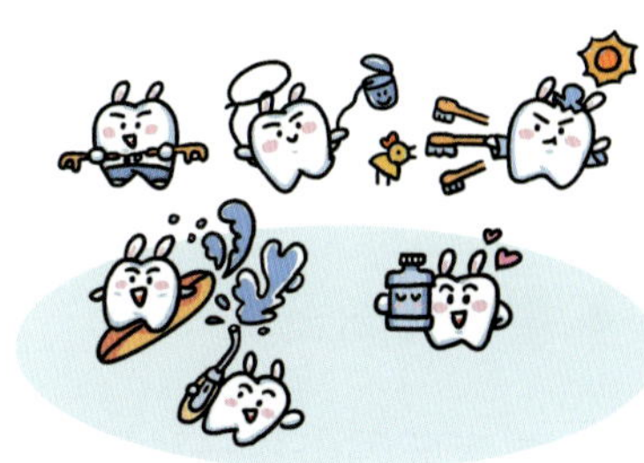

在健康人群中也需要采取预防措施以避免牙周炎的发生。

保持良好的口腔卫生习惯，比如每天刷牙两次，使用牙线、牙间隙刷清洁牙齿间隙，定期看牙医检查口腔健康，避免吸烟和不良饮食习惯，以减少牙菌斑的积累，从源头上防止牙周炎的发生。

（2）小楠：

已经出现了牙周炎，还有必要预防吗？

小北医生：

对于已经出现牙周炎的患者，我们要早期发现与治疗。

一旦发现牙龈出血、红肿等早期牙周炎的症状，就要尽早治疗。这个阶段的目标是通过及时清除牙菌斑和牙石，防止病情进一步发展成严重的牙周炎。

定期去牙医那里进行专业的洁治和检查，发现问题早治疗，控制炎症，避免更严重的牙周组织损伤。

（3）小楠：

对于像爷爷这样严重牙周炎是否就没办法了？

小北医生：

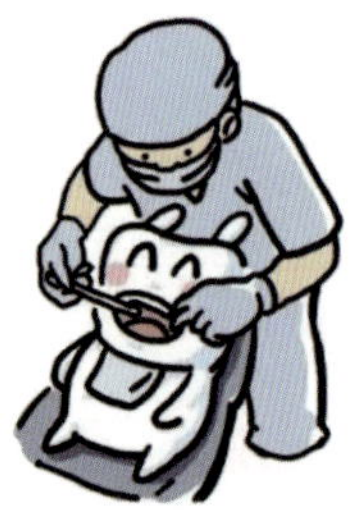

对于已经发展为牙周炎的患者，依然要积极采取预防措施，即三级预防，就是进行专业的治疗，如深度刮治、牙周手术等，清除牙龈下的牙石和菌斑，修复受损的牙周组织。此外，还要加强口腔护理，定期复查，防止病情复发，恢复功能，保持牙齿和牙龈的长期健康。

健康口腔词解

◆ 重度牙周炎

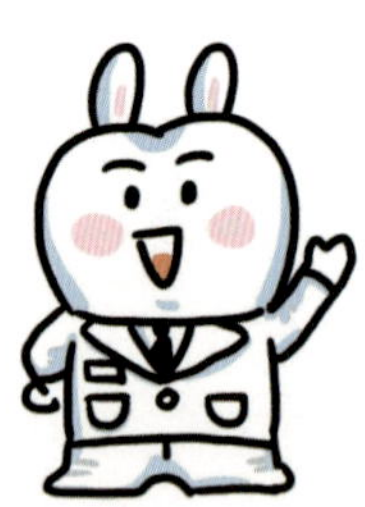

重度牙周炎是一种严重的牙龈和牙齿支持组织的疾病。它是由牙菌斑中的细菌引起的长期炎症，导致牙龈严重肿胀、出血，并且破坏牙齿周围的骨骼。随着病情的加重，牙龈会从牙齿上退缩，牙齿的支撑骨头被侵蚀，导致牙齿松动甚至脱落。如果不及时治疗，重度牙周炎可能会严重影响咀嚼功能和口腔健康。

（隗芳乔　司　燕）

11 这几种牙外伤，小心中招哦

关键词 年轻恒牙 牙外伤 牙齿折断 牙齿移位 牙齿全脱出

预防故事

问题场景

“医生，快来救救孩子的牙齿！”忙碌的口腔急诊室来了一对急匆匆的母子，孩子叫小楠，紧紧地抿着嘴巴，妈妈手里握着一块门牙断片。

小北医生一边了解情况一边为小楠做检查，发现小楠有一颗门牙折断了（图 11-1）。

小楠妈妈说：“今天天气好，带着小楠在街心公园玩，小楠玩双杠时不小心摔下来，正好磕到嘴巴，把门牙摔断了。”

小北医生通过断冠粘接的方式为小楠把折断的牙齿粘了回去（图 11-2）。

小楠对着镜子看着自己修复好的门牙开心起来。

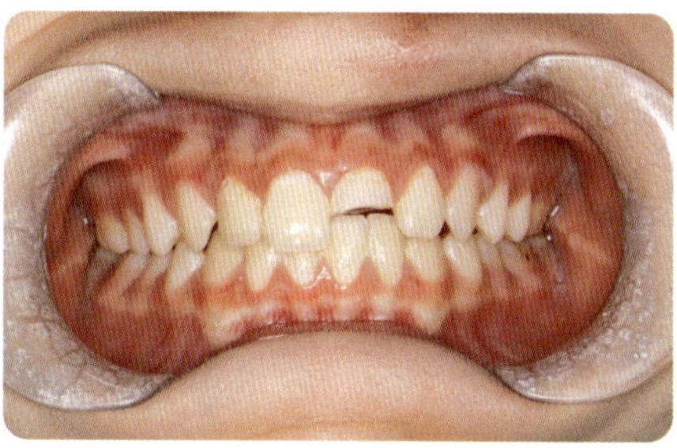

图 11-1 小楠左上门牙牙冠折断

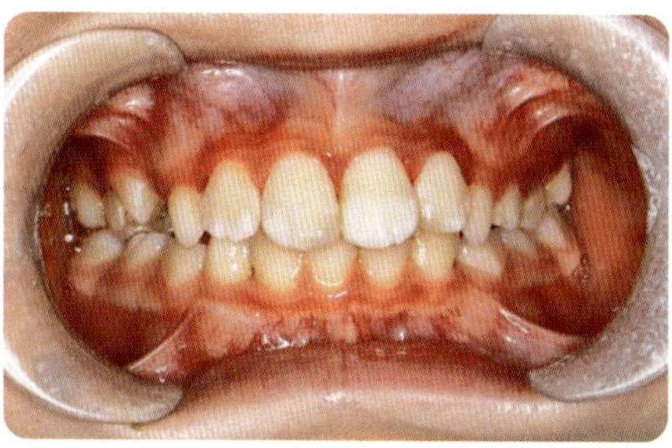

图 11-2 小楠左上门牙断冠粘接后

口腔表现

小北医生介绍，小楠的情况属于牙外伤，更准确地说属于牙冠折断。常见的牙外伤主要包括：

（1）牙齿震荡：患者自觉牙齿酸痛或咬合不适，一般没有松动和移位。

（2）牙齿折断：牙齿折断包括牙冠折断、牙根折断以及冠根同时折断。牙冠折断肉眼可见，折断面积较大时可能会导致牙神经（牙髓）暴露，此时会伴有明显的疼痛。牙根折断多伴有不同程度的松动甚至移位，并需要拍摄 X 线片明确根折的部位。

（3）牙齿移位：牙齿移位表现多样，可能会向嘴唇侧或舌头侧移位，也可能是向旁边牙齿方向移位，或者可能是牙齿伸长或变短。

（4）牙齿全脱出：即牙齿完全离开口腔。

专家建议

重点

小北医生建议：

√ 折断的牙齿断片要尽量找回；

√ 要注意家居环境的安全，在尖锐处应安装防护垫；

√ 重视对儿童的安全性教育，在运动中重视运动防护，同时也不能忽视交通安全。

小楠妈妈还有些困惑，小北医生进行了一一解答。

（1）小楠妈妈：

什么情况下孩子容易发生牙外伤呢？

小北医生：

1～2 岁的宝宝蹒跚学步，运动能力和反应能力较弱，容易摔倒发生乳牙外伤。

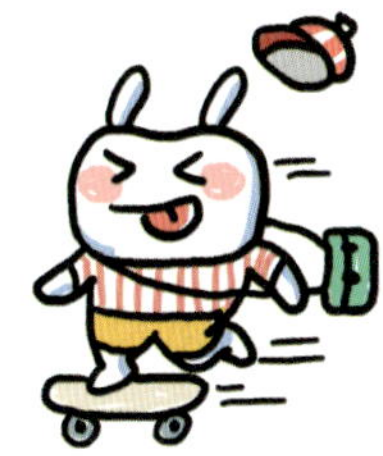

7~10 岁的儿童运动量增加，非常活跃，在玩耍或参加一些剧烈、对抗性较强的运动中容易发生磕碰或摔倒等意外，导致年轻恒牙外伤。

（2）小楠妈妈：

牙外伤对孩子的口腔健康有什么危害呢？

小北医生：

a）恒牙外伤可能会造成牙齿缺损、松动、移位、缺失等，直接影响咀嚼功能；不及时处理还有可能造成间隙丧失（图 11-3），形成错殆畸形。更要关注的是，门牙的外伤还会影响患者的发音和美观，成为家长和患儿长期的心理负担。

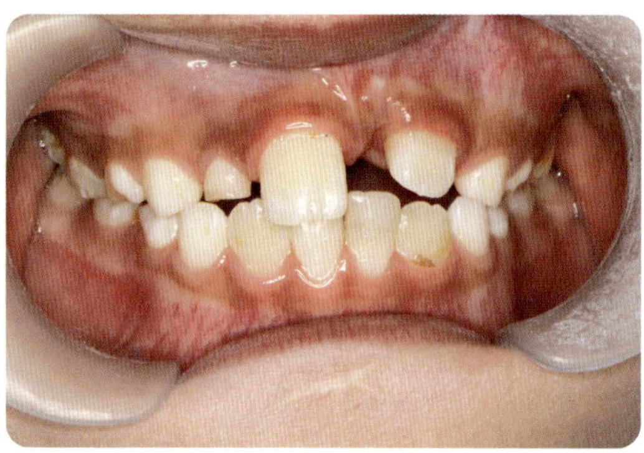

图 11-3　左上颌门牙外伤早失导致的间隙丧失

b）乳牙外伤不仅会造成乳牙本身的缺损或缺失，影响儿童的咀嚼、发音、美观、心理等，还有可能会影响继承恒牙胚的发育，因此，乳牙外伤也要及时就诊并定期检查，以评估其对恒牙胚发育的影响及影响程度。

一些牙外伤还伴有骨组织和唇、牙龈、黏膜等软组织的损伤，也应予以关注。

（3）小楠妈妈：

小楠已经粘好的牙齿是不是可以像正常牙一样使用？

小北医生：

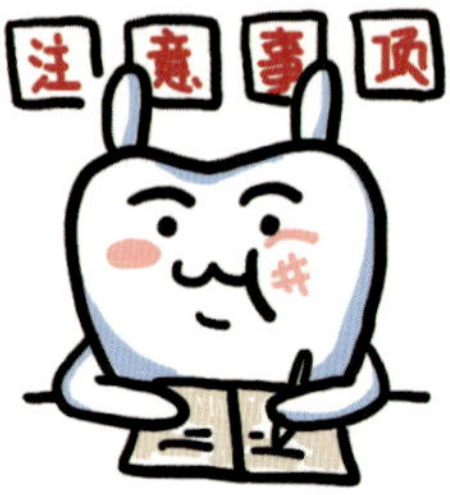

小楠的断牙虽然已经粘好，但不能用它咬东西，否则可能会再次折断。另外还要定期检查牙神经的活力。

任何形式的牙外伤都建议及时就医及遵医嘱定期检查。

健康口腔词解

◆ 年轻恒牙

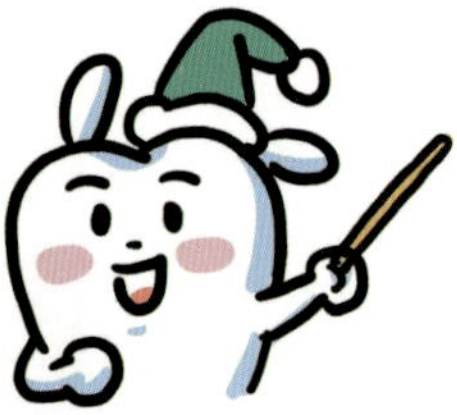

年轻恒牙是指虽然已经萌出到口腔，但在形态和结构上尚未完全发育成熟的恒牙。年轻恒牙牙根尚未完全形成，抗力性较弱，年轻恒牙的外伤有可能会影响牙根的继续发育，因此要引起大家的重视。

◆ 牙外伤

牙外伤是指牙齿受到各种机械外力导致的牙周组织、牙髓组织和牙体硬组织的急剧损伤。

（权俊康　郑树国）

12 牙齿排列出问题，需要牙齿矫正来帮忙

关键词 错𬌗畸形 口腔不良习惯 早期阻断性矫治 预防性矫治

预防故事

问题场景

“小楠的牙齿是地包天，下牙包住上牙了！”

正在给幼儿园孩子进行口腔检查的小北医生发现小楠的牙齿排列有问题。

“请告诉家长，早点带孩子去医院检查一下吧，小楠需要早期矫治。”小北医生扭头对旁边的幼儿园保健医说。

“孩子的牙齿竟然是‘地包天’！”小楠妈妈吃惊极了，心里忐忑不安，赶紧带小楠去口腔医院检查。医生检查发现，小楠的上下前牙出现了反𬌗的情况，也就是我们俗称的“地包天”。

口腔表现

小楠妈妈介绍说她和孩子爸爸的牙齿都没有下牙包着上牙的情况，不知道为什么小楠会出现这种情况。

小北医生：前牙反𬌗的病因比较多，除了遗传因素外，一些后天的局部因素也会导致这种情况的出现，如婴幼儿期孩子平卧自抱奶瓶吸奶，有吐舌、吮指、咬上唇、下颌前伸习惯等。

小楠妈妈承认，孩子小的时候的确经常躺着抱奶瓶喝奶，并且有下颌前伸的习惯。

随后医生给小楠做了全面的口腔检查，小楠的牙齿清洁得很干净，没有龋齿，但牙齿排列出现了下颌前牙包住上颌前牙的问题，即前牙反𬌗的情况（图 12-1）。

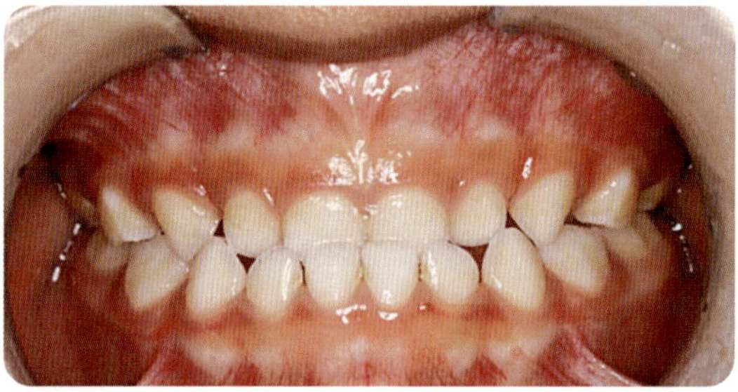

图 12-1　乳前牙反𬌗

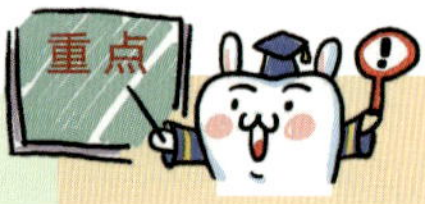

专家建议

小北医生建议：

√ 发现孩子出现牙齿排列问题时应及时去专业诊疗机构就医；

√ 按照医师建议适时矫正牙齿的错𬌗畸形，并针对病因做相应干预。

小楠妈妈还有些困惑，小北医生进行了相应的解答。

（1）小楠妈妈：

哪些原因会导致孩子出现牙齿排列的问题？

小北医生：

牙齿排列的问题即错𬌗畸形的危险因素有遗传因素和环境因素，环境因素又包括先天因素和后天因素。

常见的遗传因素所导致的错𬌗畸形主要有颜面不对称、牙列有间隙、牙列拥挤、上颌前突、下颌前突、下颌后缩、深覆𬌗等。

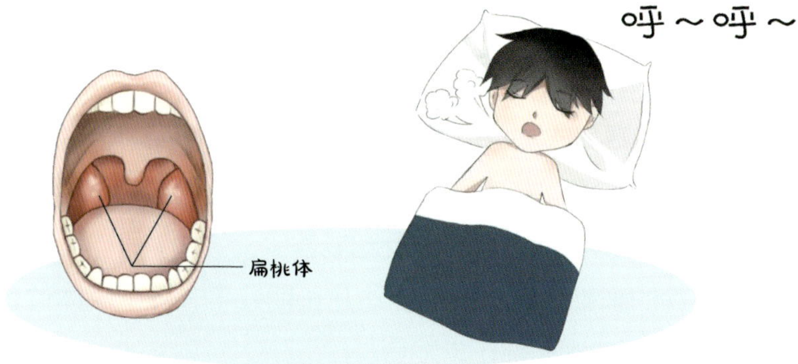

先天因素指受孕后至胎儿出生前这段时间内，母体的营养不良、疾病、外伤、大剂量放射线照射，以及胎儿的生长环境异常。

后天因素指出生后导致错殆畸形的各种环境因素，包括：全身因素主要有内分泌异常、营养不良、阻塞性呼吸睡眠暂停综合征等；局部因素主要包括乳牙龋、乳磨牙早失及颌骨外伤；口腔不良习惯包括咬唇、吐舌、吮指、口呼吸、偏侧咀嚼、夜磨牙等。

（2）小楠妈妈：

哪些类型的牙齿排列问题需要早期矫正？

小北医生：

咬合发育异常往往开始于学龄前儿童和混合牙列期少年，“反殆”通常需要早期纠正，以避免严重错殆畸形的出现。

乳前牙反殆最佳治疗时间是 3～5 岁。

儿童的口腔不良习惯包括吮指、吐舌、咬唇、偏侧咀嚼及夜磨牙等，均可影响咬合的正常发育，应破除这些不良习惯。

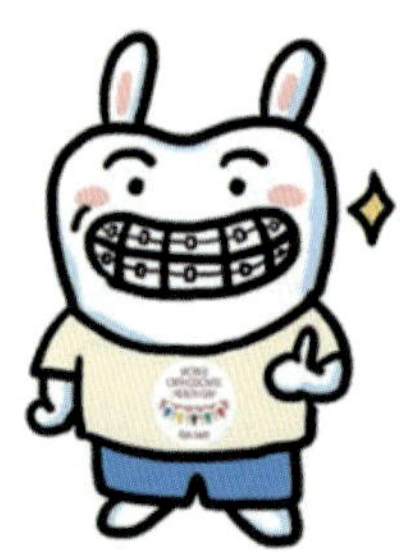

（3）小楠妈妈：

在婴儿期，应该如何预防牙齿排列问题的出现？

小北医生：

a）正确的喂养方法：提倡母乳喂养，姿势为45°角斜卧或半卧位。人工奶瓶喂养时，奶头不宜过大。婴儿不能平躺着吸奶，否则可能使下颌过度前伸、偏斜，而造成乳牙反<U+9E94>或偏颌。

b）正确的睡眠位置：避免婴幼儿长期处于一种睡眠体位，防止头部受压侧变形影响颌面部正常发育。

c）破除口腔不良习惯：若3岁后仍有吮指、咬物、咬唇或吐舌等不良习惯，应进行干预。

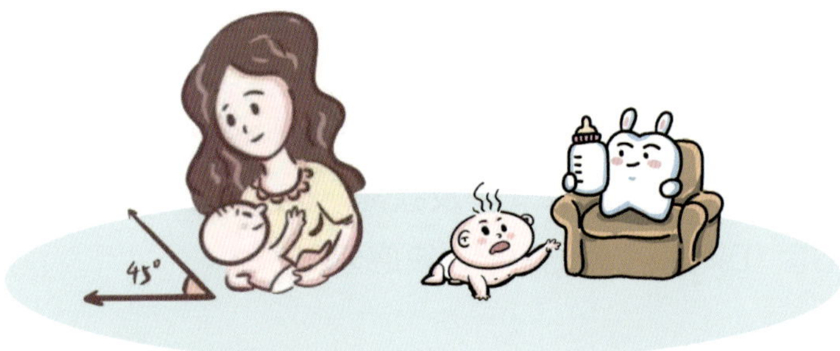

健康口腔词解

◆ 错<U+9E94>畸形

指在生长发育过程中，由遗传因素和环境因素导致的牙齿、颌骨、颅面的畸形，也可在生长发育完成后，因外伤、牙周病等原因造成。

◆ 早期阻断性矫治

指对乳牙列期及替牙期因遗传、先天或后天因素所导致的，正在发生或已初步表现出的牙、牙列、咬合关系及骨发育异常等，采用简单的矫治方法进行治疗，或采用矫形的方法引导其正常生长。

◆ 预防性矫治

指自胚胎第 7 周至恒牙列建殆完成前的这段时期，及时去除影响牙、牙槽骨、颌骨等正常生长发育变化中的全身及局部不良因素，从而使牙列顺利建殆，颌骨正常发育，颜面协调生长，颌面部各器官功能健全，儿童心理发育健康。

专家云解惑

◆ 专家照片和介绍

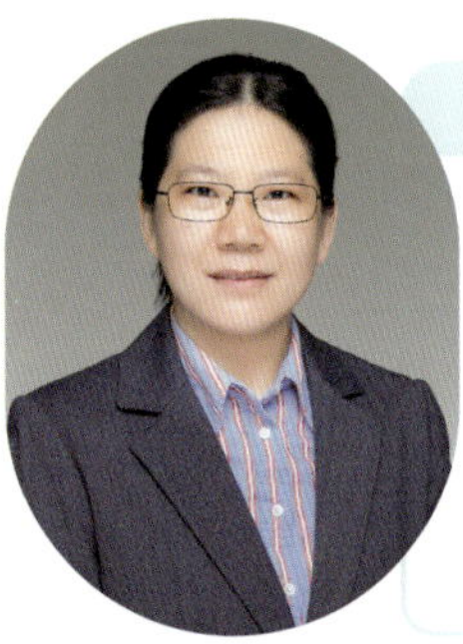

张趁英

北京大学口腔医院预防科副主任医师，中国优生优育协会母婴口腔健康专业委员会副主任委员，中华口腔医学会口腔遗传病与罕见病专业委员会青年委员。

特色工作：儿童龋病综合防治，口腔遗传病与罕见病的分子生物学研究。

（张趁英）

13 牙齿缺失莫忽视，尽早修复缺失牙

关键词 牙齿缺失 活动假牙 种植牙 修复体 颌骨吸收 咀嚼功能

预防故事

问题场景

“爸爸，这菜怎么又吐出来了？”小楠妈妈端着姥爷的餐盘，发现半碗炖烂的南瓜又原封不动地倒到了垃圾桶。

78 岁的张爷爷自从两年前因牙疼拔掉两颗下颌后牙后，吃饭就变得越来越挑剔。起初家人以为“老掉牙”是自然规律，便买了软糯的米糊和果泥应付。

直到最近，小楠姥爷开始抱怨“右边牙完全嚼不动饭”，甚至说话时牙齿“漏风”，嘴角还起了溃疡，小楠妈妈才意识到问题不简单。

“就剩几颗牙了，将就吃点吧！”小楠姥爷倔强地拒绝去医院。

直到某天清晨，他因为左边的牙也开始疼起来，两边都吃不了饭了，这才同意去医院看看。

口腔表现

接诊的小北医生检查发现，小楠姥爷下颌仅剩 8 颗牙齿，且分布不均。缺失牙区域的牙槽骨明显萎缩，邻近牙齿向缺牙区倾斜，导致上下牙咬合错乱。医生又检查剩余牙齿，发现多处牙龈退缩，牙根暴露，

左下的牙齿还出现了根尖周炎。

“您看，因为右边长期缺牙，小楠姥爷现在吃东西只能用左边后牙勉强咀嚼，长期单侧咀嚼让牙齿负担过重。”小北医生指着 X 线片解释，“而且缺牙区的颌骨像被水冲刷的沙土，正在快速吸收，未来装假牙都会困难。”

专家建议

重点

小北医生建议：

√ 老年人牙齿缺失后应在 3~6 个月内修复，避免颌骨吸收和邻牙移位；

√ 修复方式需根据年龄、预算和缺牙情况选择，可以选择活动义齿、固定义齿或种植牙；

√ 修复后需定期维护，每年进行口腔检查，清洁并复查修复体状态。

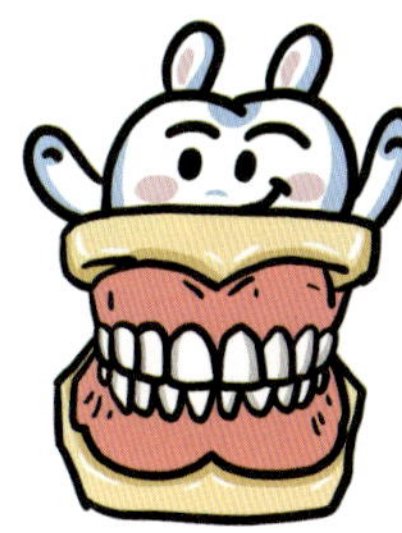

小楠姥爷还有些困惑，小北医生进行了一一解答。

（1）小楠姥爷：

老人只剩几颗牙了，装假牙还有用吗？

小北医生：

当然有用！每颗天然牙都是维持颌骨生理刺激的“传感器”。即使只剩几颗牙，也应尽快修复恢复咀嚼功能。否则颌骨缺乏刺激会加速萎缩，最终连假牙都戴不住。可选的修复方式越来越少。

我们希望每位老人到 80 岁时还能有 20 颗甚至 24 颗牙齿，如果没有 20~24 颗天然牙，也要尽量修复到 20~24 颗，会对老年人全身健康都有益处。

（2）小楠姥爷：镶牙方式有那么多种，该怎么选择？

小北医生：

修复牙齿的方式主要包括以下几种：

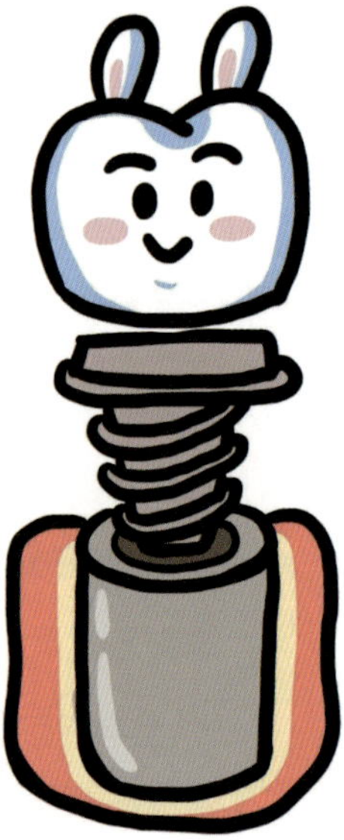

a）全冠 / 桩核冠修复，适用于单颗牙齿损坏严重（如龋坏、折断），通过根管治疗后安装牙冠保护牙齿，若缺损大则需植入桩核后修复。

b）固定桥修复，用于修复 1 ~ 2 颗缺失牙，需磨除邻牙制作牙冠形成“桥”结构，美观稳定但对邻牙条件要求高，清洁难度较大。

c）活动义齿修复，适合多颗或全口缺牙，可自行摘戴，费用低但咀嚼效率低，需定期更换。

d）种植修复，最接近真牙的修复方式，通过植入人工牙根恢复牙齿功能，稳固耐用但费用高、需手术及愈合期。

选择修复方式需综合考虑缺牙数量、口腔条件及预算等因素。

（3）小楠姥爷：修复后是否就高枕无忧了？还需要注意什么？

小北医生：

修复后要注意及时清洁，定期复查。

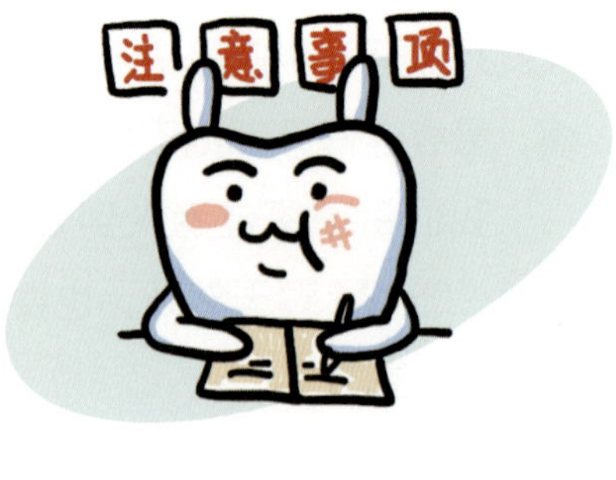

a）活动假牙每餐后需刷洗，睡前取下泡在清水中；种植牙需像真牙一样刷牙，配合牙线清洁。

b）无论哪种修复体，每年都要来医院检查，及时调整或更换。

健康口腔词解

◆ 牙齿缺失

牙齿缺失是指因龋病、牙周病或外伤导致牙齿部分或全部丧失。

◆ 可摘局部义齿

可摘局部义齿是患者可自行摘戴的修复体，通过卡环固定在剩余牙齿上。

◆ 种植义齿

种植义齿是将钛金属种植体植入颌骨，待骨结合后安装牙冠。

◆ 颌骨吸收

颌骨吸收牙齿缺失后，失去咀嚼力刺激的颌骨逐渐萎缩变薄。

专家云解惑

◆ 专家照片和介绍

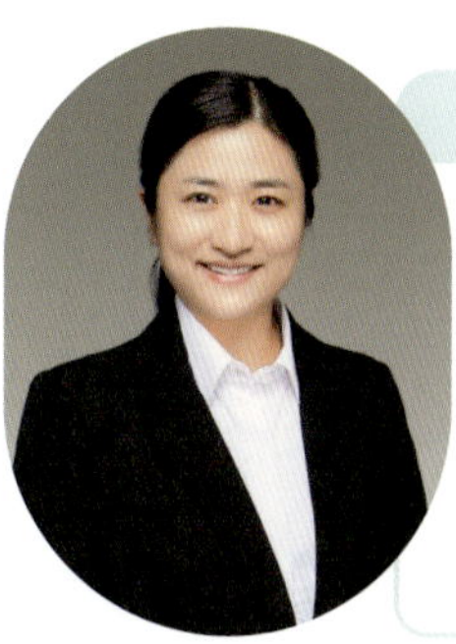

张珊珊

北京大学口腔医院预防科副主任医师，副教授，中国牙病防治基金会健康口腔金牌大使，北京预防医学会口腔保健专委会常务委员。

特色工作：成人牙体疾病防治，儿童龋病综合防治，口腔疾病负担、人工智能口腔科普研究。

◆ 短视频

短视频 5

老年人牙齿缺失需要尽早修复吗？

①扫描二维码　②用户登录

③激活增值服务　④观看视频

（张珊珊）

14 口腔黏膜有这些表现要及时就医

关键词 口腔白斑 癌前病变 口腔癌 预防

预防故事

问题场景

“老伴，我腮帮子上好像沾了块白色的东西，抠不下来，你帮我看看。”小楠爷爷边照镜子，边喊老伴。

“我试试。”小楠奶奶应声道。

小楠奶奶拉开爷爷的嘴一看，一股烟味迎面而来，小楠爷爷的腮帮子上的确沾了块白色的东西。小楠奶奶伸手擦了一下，也没擦下来。小楠爷爷也感到疑惑，心里有点担心。

“这个白块我也擦不下来，咱们还是去医院看看吧。”

小楠爷爷和奶奶一起来到口腔医院，医生检查发现，原来小楠爷爷腮帮子上的这个白色斑块，不是口腔异物，而是口腔白斑，属于“癌前病变”。

口腔表现

小楠爷爷说，他嘴里从来没长过这种斑块，不知怎么回事。

小北医生：“这种白色斑块，主要发生于中老年男性，尤其是经常吸烟的人。这种斑块，可发生在口腔的任何部位，不能被擦去，患者通常无明显症状。”

小楠爷爷承认他的确有抽烟的习惯，已经抽烟几十年了。

随后，小北医生对小楠爷爷做了详细的检查。小楠爷爷的颊黏膜上有一个白色斑块，边界清楚，触之柔软，不粗糙，周围的黏膜正常（图 14-1）。

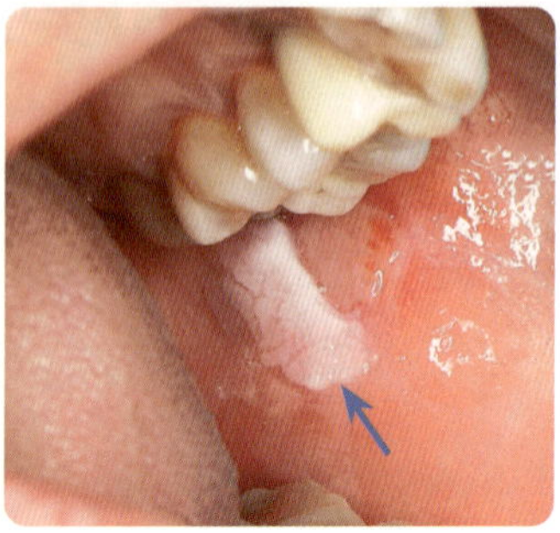

图 14-1　颊黏膜白斑

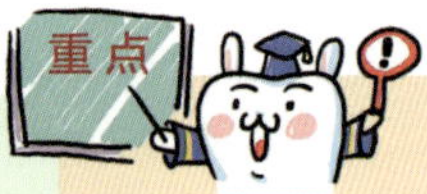

专家建议

小北医生建议：

√ 发现口腔内有经久未愈的溃疡、白色或红色斑时应及时就医；

√ 戒除烟酒、咀嚼槟榔等不良习惯；

√ 定期口腔检查，预防口腔癌的发生。

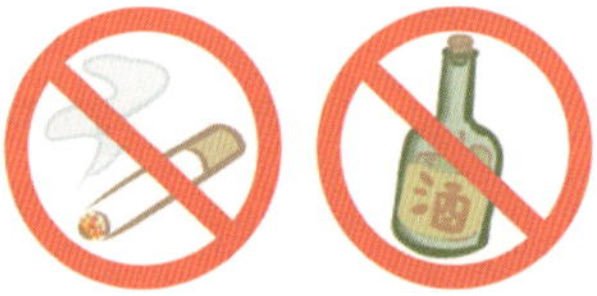

小楠爷爷还有些困惑，小北医生进行了相应的解答。

（1）小楠爷爷：

口腔内出现哪些变化时，需要及时就诊筛查是否患口腔癌？

小北医生：

癌症疗效的关键在于早发现、早诊断、早治疗。高危人群需定期检查，当口腔内出现下列变化时需及时到医院检查：

a）口腔内有 2 周以上未愈合的溃疡；

b）口腔黏膜有白色、红色和发暗的斑；

c）口腔与颈部有不明原因的肿胀和淋巴结肿大；

d）口腔内有不明原因的反复出血；

e）面部、口腔、咽部和颈部有不明原因的麻木与疼痛。

（2）小楠爷爷：口腔癌的相关致病因素有哪些？

小北医生：

口腔癌的发生与多种因素有关，包括不良生活方式、环境因素和生物因素等。

a）不良生活方式：吸烟、咀嚼槟榔、饮酒等不良生活习惯，大大增加患口腔癌的风险，且具有协同作用，即同时出现可导致患口腔癌的风险增高。

b）环境因素：光辐射、核辐射和环境污染是口腔癌的危险因素。长期强光照射是引起唇癌的危险因素，癌症患者放疗后易引起黏膜表皮样癌和唾液腺癌。

c）生物因素：病毒、细菌的感染与癌症有着密切的关系。

d）局部刺激：口腔卫生不良、尖锐牙尖及不良修复体的长期慢性刺激与损伤，也是口腔癌的危险因素之一。

e）其他因素：口腔癌还与营养不良、缺乏运动、遗传、年龄、种族和药物等有关系。

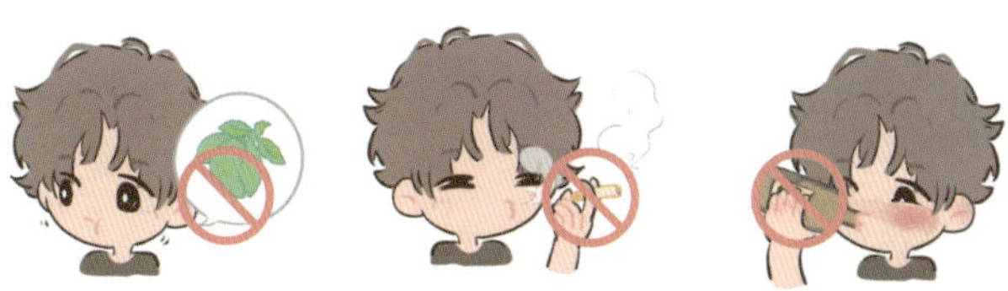

（3）小楠爷爷：口腔癌有哪些预防措施？

小北医生：

去除口腔癌的危险因素对口腔癌的预防至关重要，应戒除吸烟、过量饮酒、咀嚼槟榔等不良嗜好。注意对光辐射的防护，长时间在直接日照下工作时，应采取适当遮阳以防辐射。避免过热饮食刺激口腔黏膜。避免口腔长时间的不良刺激，及时调磨尖锐牙尖和义齿锐利边缘，以防止对软组织反复刺激，并保持良好的口腔卫生。

此外，要进行定期口腔检查，并学会自我检查，以便早期发现，早期就医。

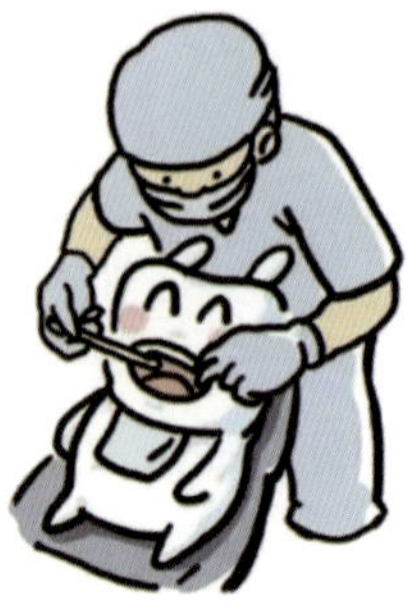

自我检查的内容包括：对头颈部进行对称性观察；触摸面部观察有无颜色变化、触痛或肿块、疣痣增大；触摸颈部观察有无触痛或肿块；检查上下唇、触摸有无肿块或创伤；触摸牙龈与颊部；观察舌与口底、触摸有无肿块；检查上腭部。

健康口腔词解

◆ 口腔癌

指涉及口腔，主要是口腔黏膜的恶性肿瘤。狭义上指发生于舌、口底、腭、牙龈、颊和牙槽黏膜的恶性肿瘤，以鳞状细胞癌最为多见。

专家云解惑

◆ 专家照片和介绍

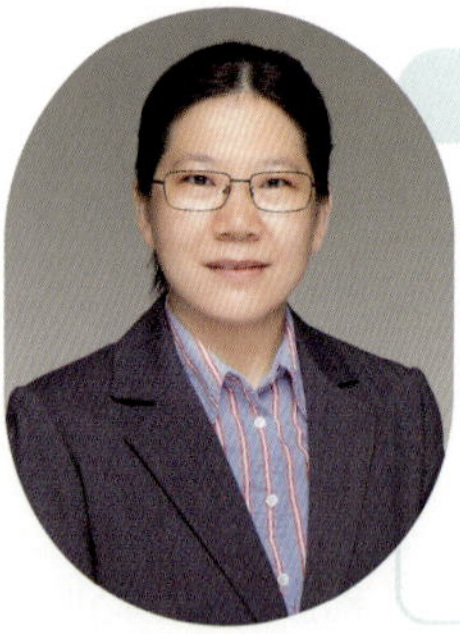

张趁英

北京大学口腔医院预防科副主任医师，中国优生优育协会母婴口腔健康专业委员会副主任委员，中华口腔医学会口腔遗传病与罕见病专业委员会青年委员。

特色工作：儿童龋病综合防治，口腔遗传病与罕见病的分子生物学研究。

（张趁英）

15 不再为口腔异味而烦恼

关键词 口臭 口腔异味 口腔清洁 舌苔 舌清洁工具

预防故事

问题场景

“爸爸，你口腔里有不好闻的味道！”

小楠正在写作业，忽然抬起头对坐在旁边给他辅导功课的爸爸说。

“是吗？我自己好像没感觉到。”一旁的爸爸赶紧使劲抽了抽鼻子道。

“我有时也能闻到。”妈妈在旁边接口说道。

“我每天早晚都刷两次牙，也使用牙线呀，怎么还会有味道呢？”爸爸皱着眉头说。

妈妈建议爸爸到口腔医院听听医生的意见。

第二天爸爸赶紧找口腔医生进行检查并咨询（图 15-1）。

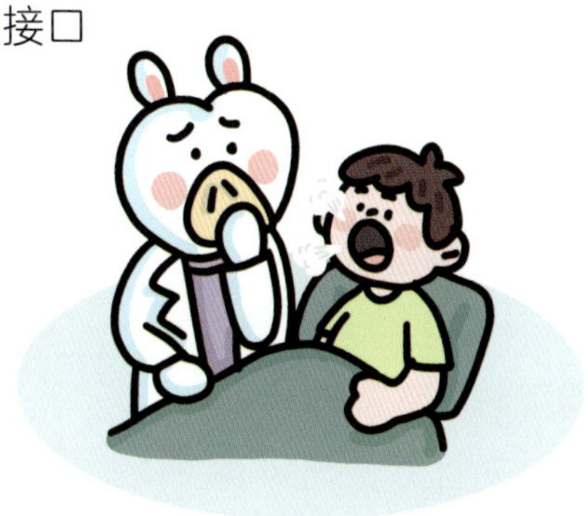

图 15-1　医生检查口腔异味

口腔表现

小楠爸爸困惑着为什么自己口腔里有难闻的味道呢？小北医生：“这主要需要看看引起口腔异味的原因是什么。”

随后小北医生先给小楠爸爸进行了全面的口腔检查，小楠爸爸牙齿表面和牙齿缝隙清洁得较为干净，但是舌苔比较厚，探诊时牙龈有出血。

口腔检查后，医生还问了小楠爸爸几个问题，了解到小楠爸爸最近没有服用其他药物，来看病前未进食过辛辣的食物，没有口干症状，也没有其他全身疾病，平时除了刷牙和使用牙线，没有使用其他口腔清洁工具和方法的习惯。

专家建议

小北医生建议：

√ 要每天对舌背部的舌苔进行清洁；

√ 及时到牙周科进行龈上洁治。

听完医生的建议后，小楠爸爸还问了一些问题，小北医生进行了一一解答。

（1）小楠爸爸：为什么刷牙、清洁牙缝后还有口腔异味呢？

小北医生：

口腔内存在的细菌是导致口臭的根源。口腔中细菌代谢食物残渣、脱落的上皮细胞、血液、龈沟液及菌斑所产生的物质是引起口臭的主要成分。

舌背部大面积的乳头状结构有利于细菌的滋生，成为口腔细菌的储藏室，是口臭产生的最主要原因之一。

牙周袋内的牙菌斑和炎症导致的出血产物是另一个口腔异味的重要来源。

因此，需要每天至少一次对舌背部进行清洁，通过龈上洁治解决牙龈炎导致的出血，才能彻底去除口腔异味（图 15-2）。

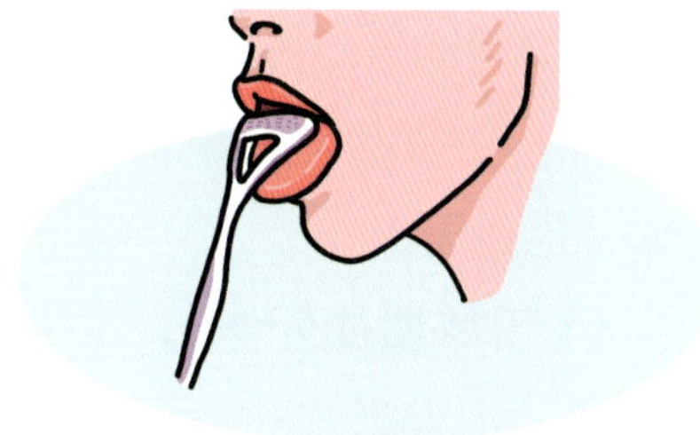

图 15-2　舌清洁图片

（2）小楠爸爸：

清洁舌背部的舌苔该使用什么工具清洁呢？

小北医生：

清洁舌苔可以使用舌刷、刮舌器和牙刷（图 15-3），其中舌刷和刮舌器是专门针对舌苔清洁设计的，便于清洁舌背部，更推荐进行舌苔清洁时使用。

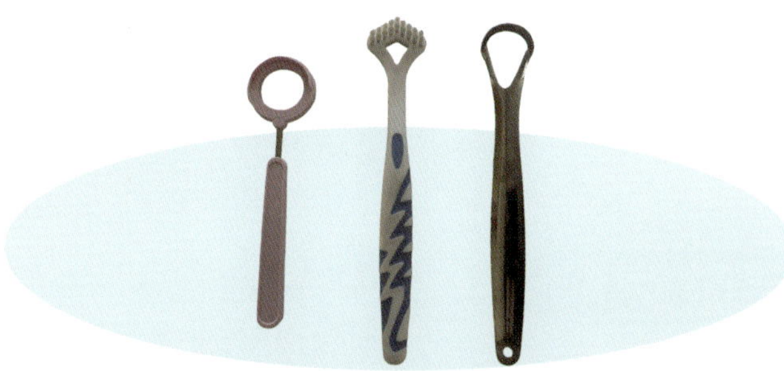

图 15-3　舌清洁工具

（3）小楠爸爸：

在进行舌苔清洁时有哪些需要注意的要点呢？

小北医生：

a）舌背部后 1/3 是需要重点清洁的部位。

b）在清洁舌背部时，要注意掌握刷舌的力度，既要有效地清除舌苔，又要避免对舌部黏膜的刺激。

c）清洁舌苔时不需要使用牙膏，用清水沾湿舌清洁工具即可，牙膏的泡沫在清洁舌苔时容易引起呕吐反应，影响清洁效果。

d）舌尽量往外伸出，同时做深呼吸，可以减轻呕吐反应。

e）舌苔清洁结束后要注意清洗舌清洁工具，刷头冲上，保持干燥。

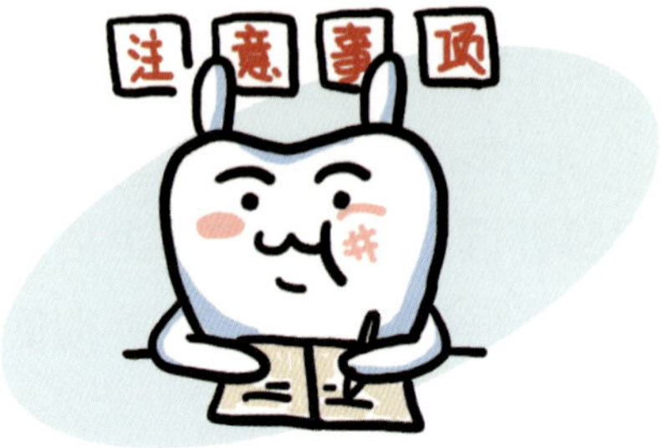

（4）小楠爸爸：

如何进行口腔异味的自我检查呢？

小北医生：

a）双手合拢，罩住口鼻部分，轻轻用口呼气，用鼻闻。

b）用舌尖舔一下手腕内侧，用鼻闻。

c）用牙线挤入牙齿缝隙，上下提拉式刮擦牙齿缝隙后取出，用鼻闻。

健康口腔词解

◆ 口臭

口臭是临床常见症状之一，是呼吸时口腔散发出的令人不愉快气味的总称。病理性口臭包括口源性和非口源性两种。80%～90% 的口臭与口腔相关。

专家云解惑

◆ 专家照片和介绍

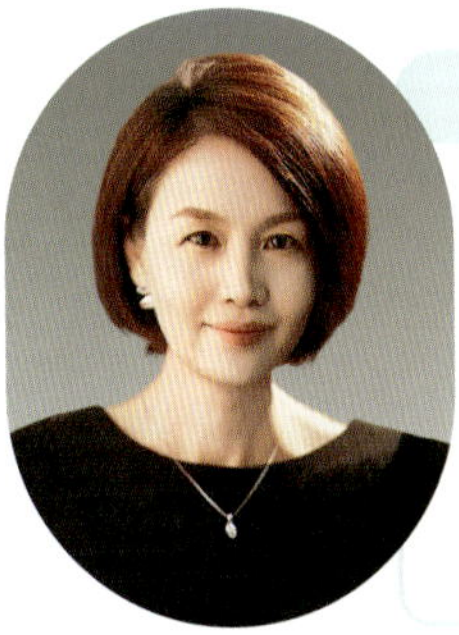

刘雪楠

北京大学口腔医院口腔预防科副研究员，兼任中华口腔医学会口腔医疗事业部主任。

特色工作：口腔流行病学调查，临床试验研究，口腔卫生项目管理，口腔卫生政策研究。

◆ 短视频

短视频 6

口气清新，健康自信

①扫描二维码　②用户登录

③激活增值服务　④观看视频

（刘雪楠）

第三章

做好口腔清洁是基石

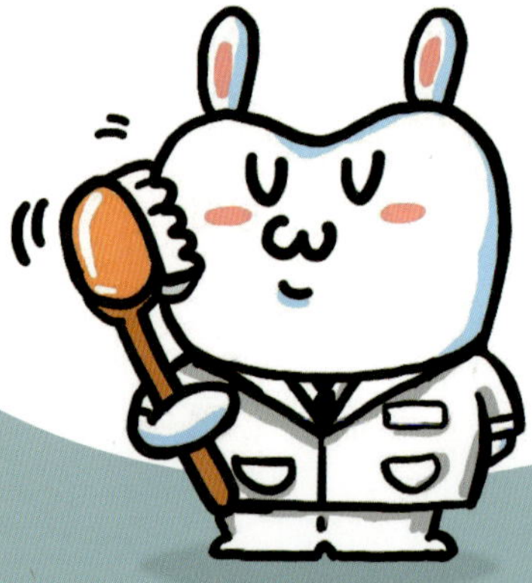

16 孩子没长牙，也需要清洁哟

关键词 口腔清洁 婴儿 鹅口疮

预防故事

问题场景

妈妈最近在给 4 月龄的小楠做日常护理时，意外发现他的小嘴里出现了一些白膜。起初，妈妈以为这只是残留的奶块，并没有太在意。然而，随着时间的推移，妈妈发现这些白膜不仅没有减少，反而越来越多，而且小楠也开始频繁地哭闹，食欲也明显不如以前了。

妈妈有些担心，她试着用棉签去擦那些白膜，但发现它们异常顽固，很难擦掉。更糟糕的是，每当她试图清理这些白膜时，小楠都会哭得更加厉害，仿佛是在诉说着疼痛。

意识到问题的严重性，妈妈不敢再耽误，立刻带着小楠来到了医院。经过医生的检查，确诊小楠患上了鹅口疮。妈妈听后既心疼又自责，后悔自己没有早点发现孩子的异常。

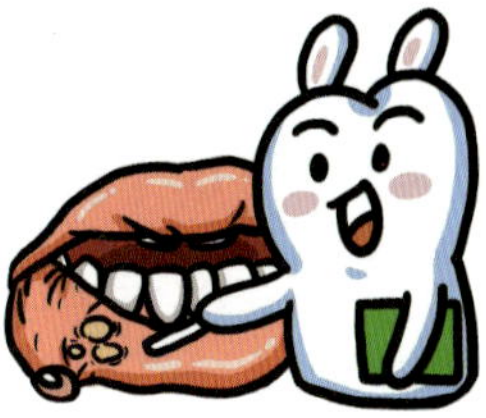

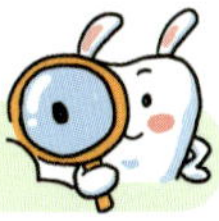

口腔表现

小楠妈妈回忆道：大概 1 个月之前第一次发现了小楠嘴里的白膜，起初范围很小，所以并没有在意，后来白膜的范围变大了。

小北医生:“你有给宝宝清洁口腔吗?”

小楠妈妈:“宝宝还没有长牙，所以我没有给他清洁过口腔。”

小北医生检查发现小楠口内的白膜主要分布在唇颊粘膜上，上腭和舌头上也有。

专家建议

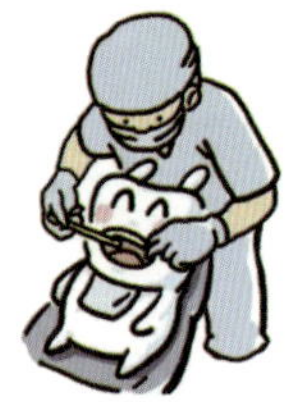

小北医生建议:

√ 从出生开始就要为婴儿进行口腔清洁;

√ 在第一颗牙齿萌出后 6 个月(通常是出生后 12 个月)内进行第一次口腔检查。

小楠妈妈还有些困惑，小北医生进行了一一解答。

(1)小楠妈妈:婴儿还没有长牙，为什么要清洁口腔呢?

小北医生:

小宝宝刚出生那会儿，口水分泌得不多，这样就容易让外面的细菌有机会进入宝宝嘴里。

等宝宝长到大约 4 个月大时，他们会开始用牙床和舌头去感受周围的世界，这个过程中可能会不小心把细菌带进嘴巴里。

所以，从宝宝出生开始，家长就得好好帮宝宝清洁口腔，这可是很重要的哦。

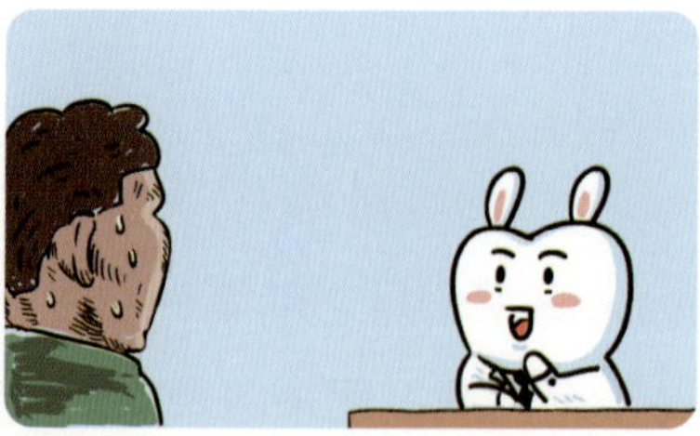

（2）小楠妈妈：如何给婴儿进行口腔清洁呢？

小北医生：

a）在给小宝宝清洁口腔之前，家长们得先把手洗干净，然后拿一块干净又软的纱布，包在手指上，用温水蘸湿，轻轻地擦拭宝宝的牙床、上腭还有舌头背面。

b）清洁最好有一定的顺序，比如：顺着上牙床从左到右轻轻擦拭牙床，下牙床从右到左将宝宝口腔内的食物残渣及奶垢清除干净。

c）每天要至少一次，这样家长就能早点发现宝宝口腔里有没有什么新情况。

d）为了让宝宝不那么哭闹，可以试试在给宝宝洗脸、洗澡的时候一起清洁口腔，这样宝宝慢慢就会习惯这个动作，以后刷牙也会更容易接受啦。

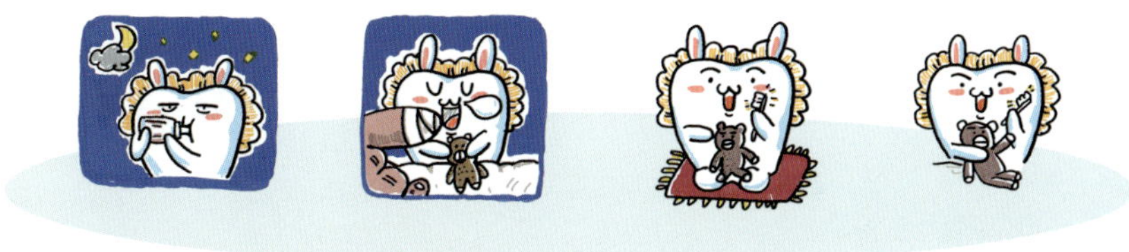

（3）小楠妈妈：不同喂养习惯有什么需要特殊注意的吗？

小北医生：

a）母乳喂养的妈妈们，每次喂奶前得记得把乳头洗干净，保持它干干净净的。

b）如果是用奶瓶喂宝宝，那奶瓶这些工具得好好消毒。如果消毒后 24 小时内没有使用，下次用之前还得再消一次毒，这样才能不让细菌有机会长出来。

c）小宝宝吃完东西后，如果没法直接清洁口腔，可以喂点温开水给宝宝喝，可以把嘴里残留的奶液冲淡一些。

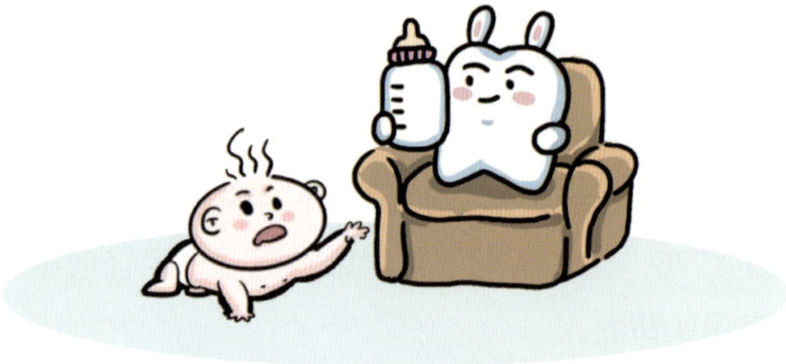

健康口腔词解

◆ 鹅口疮

发生于口腔黏膜由真菌（口腔念珠菌）引起的一种感染性疾病。主要表现为口腔内唇颊黏膜、腭部或舌表面出现白色斑片，儿童患者常会表现出烦躁不安、啼哭，哺乳困难。

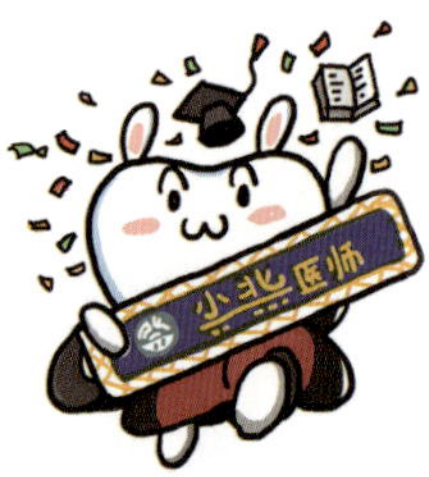

专家云解惑

◆ 专家照片和介绍

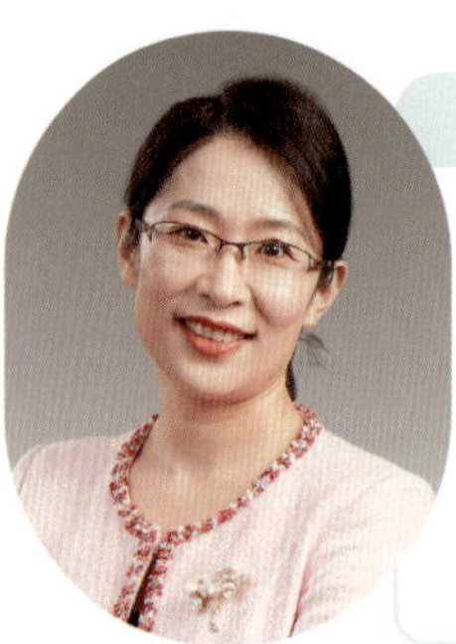

司　燕

北京大学口腔医院预防科主任医师，科普研究员，兼任中华口腔医学会科学普及部主任，北京预防医学会口腔保健专委会主任委员。

特色工作：口腔流行病学调查，儿童龋病综合防治，与口腔健康相关的社会学研究、临床试验研究。

（司　燕）

17 圆弧刷牙法：教会孩子自己刷好牙

关键词 口腔清洁 儿童 刷牙方法 圆弧刷牙法 牙菌斑

预防故事

问题场景

小楠，一个六岁的小探险家，对世界充满了无限的好奇。但最近，他遇到了一个让他头疼的挑战——刷牙。每当他站在镜子前，手握牙刷，准备开始他的“口腔探险”时，总是感到手足无措。

他尝试过各种方式，但似乎总是无法彻底清洁那些隐藏在牙齿缝隙中的小怪兽（食物残渣和细菌）。有时，他太用力了，牙龈会抗议；有时，他又太温柔了，那些小怪兽仿佛在嘲笑他的无能为力。

小楠把自己的困惑向妈妈倾诉了，妈妈觉得专业的事情还要请教专业的人员，于是决定带他去看小北医生，寻找解决之道。

口腔表现

小北医生对小楠的口腔进行了细致的检查。他发现，小楠的牙面上覆盖着一层淡黄色的薄膜。这层紧紧贴附在牙齿上的薄膜，专业名词叫作“牙菌斑”（图 17-1）。

更为严重的是，小楠的牙龈呈现出了轻微的红肿，触碰时还有出血的迹象，这是牙龈炎症的典型症状。

小北医生指出，如果刷牙方法不当，这些“牙菌斑”将长期滞留在口腔内，不仅会导致牙龈发炎，还可能引发龋病等口腔问题。

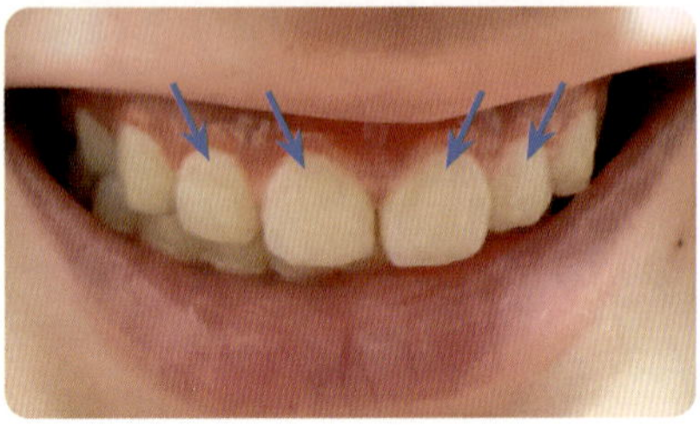

图 17-1　牙面上未经清洁残留的牙菌斑

看着小楠一脸茫然的表情，小北医生决定给他上一堂生动的口腔卫生课。

专家建议

小北医生建议：

√ 家长要教会孩子自己刷好牙，还需要对孩子的刷牙进行指导、监督和必要的补刷。

√ 孩子可以把刷牙当作是一场有趣的探险，而牙刷就是探险工具。但是，要想成功打败那些隐藏在牙齿里的小怪兽（细菌），需要学会一种特别的战术——圆弧刷牙法。

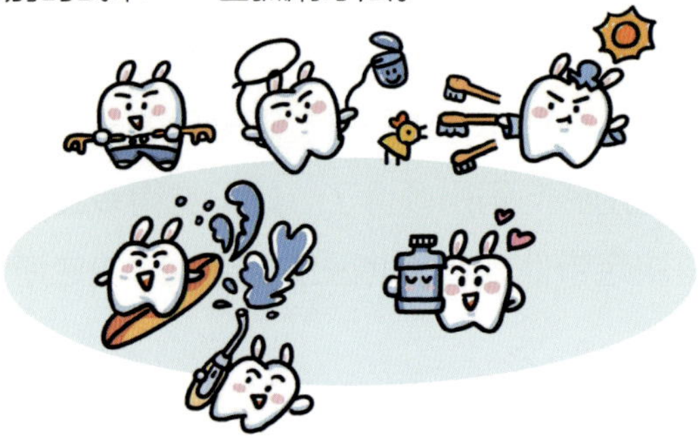

（1）小楠：

圆弧刷牙法？听起来好厉害！我该怎么做呢？

小北医生：

圆弧刷牙法是一种既有效又易于儿童学习的刷牙方法（图 17-2）。要把牙刷放在牙齿和牙龈的交界处，然后轻轻地沿着牙龈边缘做圆弧状的运动，就像是在给牙齿画一个个小圈圈。这样，不仅能清洁到牙齿的表面，还能深入到牙龈沟里，把那些躲藏的小怪兽一网打尽。

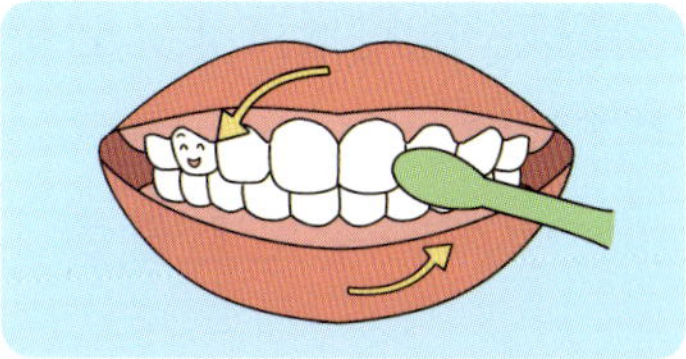

图 17-2　圆弧刷牙法

（2）小楠妈妈：

那刷牙的力度和频率有什么讲究吗？

小北医生：

力度要适中，就像给牙齿做轻柔的按摩一样，既不过重也不过轻。

至于频率，建议每天至少刷两次牙，早晚各一次，每次刷牙的时间要持续两分钟以上。

可以教孩子一边刷牙一边哼唱他喜欢的歌曲，这样时间就过去了，刷牙也变得更有乐趣。

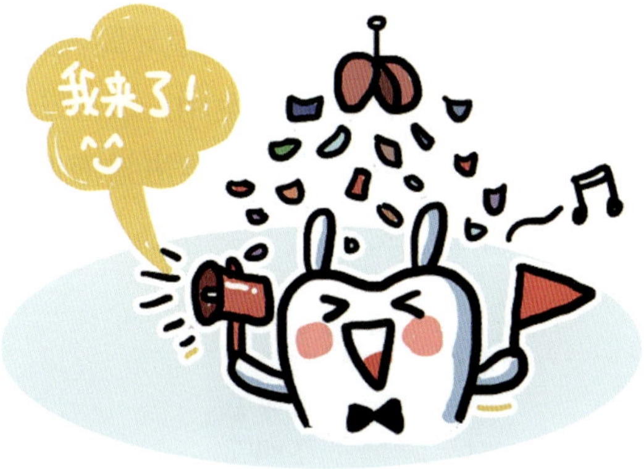

（3）小楠妈妈：

孩子自己刷好牙，我就没啥事了吧？

小北医生：

家长一方面要教会孩子自己刷好牙，另一方面家长也有家长的责任，需要对孩子的刷牙方法进行指导、监督孩子养成良好的刷牙习惯、检查孩子的刷牙效果，必要的时候还需要为孩子补刷以保证孩子的口腔清洁到位。

为了孩子的口腔健康，家长也不能偷懒哦！

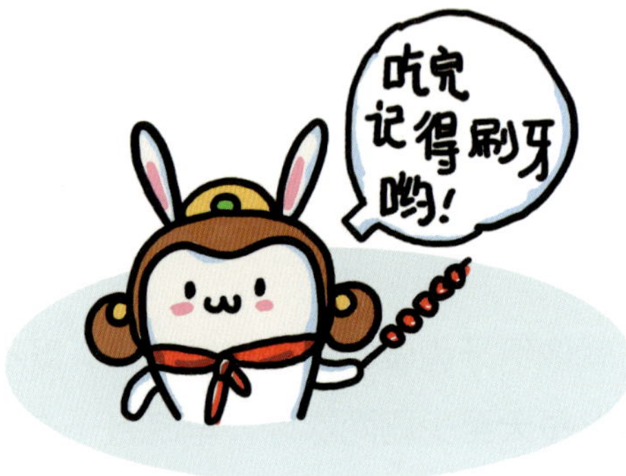
吃完
记得刷牙
哟!

健康口腔词解

◆ 圆弧刷牙法

圆弧刷牙法是一种高效的刷牙方法，通过牙刷在牙齿上以圆弧状拂动来清洁牙面。它简单易学，适合儿童使用。该方法能有效清除牙菌斑，预防口腔疾病，同时轻柔按摩牙龈，促进血液循环，增强牙龈健康。是维护口腔卫生的基础方法之一。

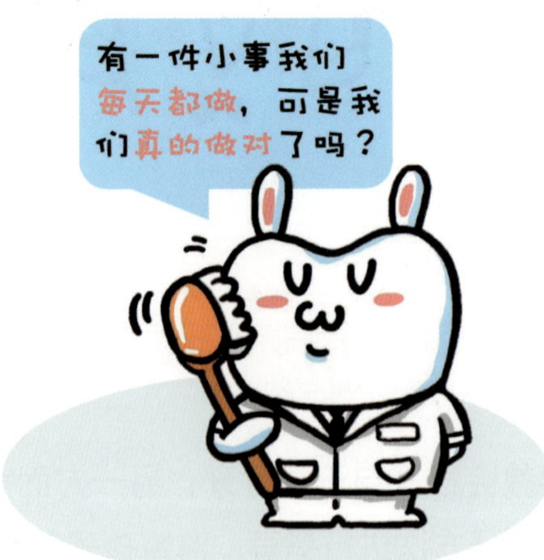
有一件小事我们
每天都做，可是我
们真的做对了吗？

专家云解惑

◆ 专家照片和介绍

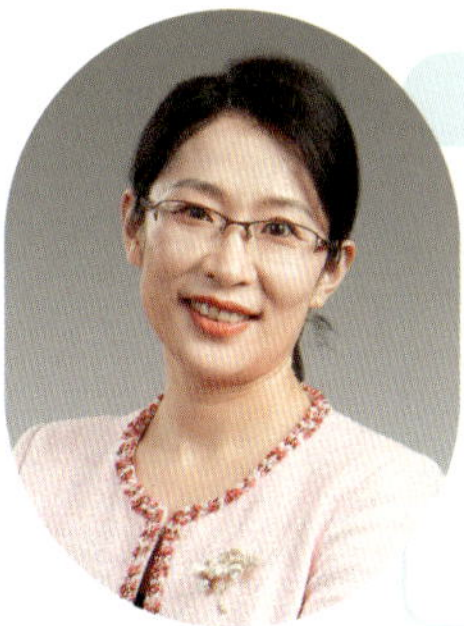

司　燕

北京大学口腔医院预防科主任医师，科普研究员，兼任中华口腔医学会科学普及部主任，北京预防医学会口腔保健专委会主任委员。

特色工作：口腔流行病学调查，儿童龋病综合防治，与口腔健康相关的社会学研究、临床试验研究。

◆ 短视频

短视频 7

适合孩子简单易学的刷牙方法——你学会了吗?

①扫描二维码　　②用户登录

③激活增值服务　　④观看视频

（司　燕）

18 水平颤动拂刷法：日常清洁，就要这样

关键词 口腔清洁 青少年 成人 刷牙方法 水平颤动拂刷法

预防故事

问题场景

“啊，最近刷牙老是出血，这可怎么办啊！”小楠向舍友抱怨道。

“要不要去医院检查一下？”舍友回答道，“我之前也是刷牙出血，就去医院检查了一下，小北医生还给我科普了怎么刷牙。”

“刷牙也有讲究吗？我以为就是随便刷刷得了。”小楠说。

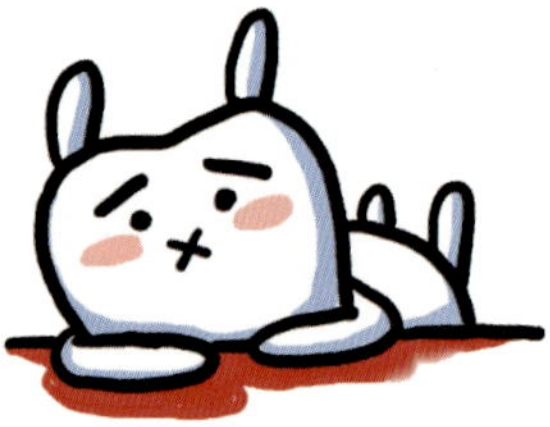

“当然，我现在按小北医生讲的方法刷牙，再也没有刷牙出血了。”舍友答。

“好吧，那我也找小北医生学习一下正确的刷牙方法。”小楠打开手机，挂了一个口腔医院的号。

口腔表现

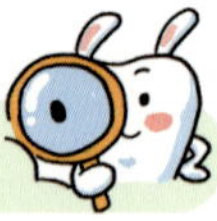

小楠向医生描述了自己刷牙出血的症状。

小北医生：“你这个听起来像牙龈有炎症的表现，你平时刷几次牙？一次刷多久？怎么刷牙？横着刷还是竖着刷？”

小楠回答："一次到两次，晚上有时候不刷，一次大概一两分钟，左刷刷右刷刷，也没什么规律。"

随后小北医生给小楠进行了全面的口腔检查，小楠牙齿表面有些软垢和牙菌斑，下颌前牙舌侧有牙石，牙龈稍微有些红肿，牙根没有暴露。

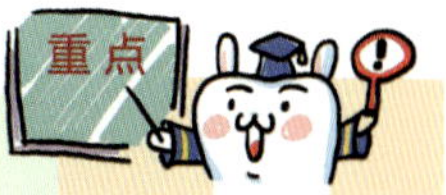

专家建议

小北医生建议：

√ 进行牙周洁治；

√ 使用青少年和成年人需要掌握的刷牙方法：水平颤动拂刷法。

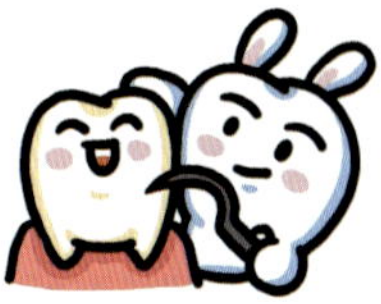

小楠还有些困惑，小北医生进行了一一解答。

（1）小楠：

水平颤动拂刷法适合哪些人用呢？

小北医生：

水平颤动拂刷法，是一种有效清除龈沟内和牙面菌斑的刷牙方法，适用于青少年和成年人，应用十分广泛。

（2）小楠：

那水平颤动拂刷法具体是怎么操作的呢？

小北医生：

水平颤动拂刷法的具体操作要领及关键步骤如下：

a）刷头放置：将刷头置于牙颈部，刷毛与牙长轴大约成 45° 角，轻微加压，使刷毛部分进入牙龈沟内，部分置于牙龈上（图 18-1）。

b）水平颤动：从后牙颊侧开始，以 2 ~ 3 颗牙为一组，用短距离

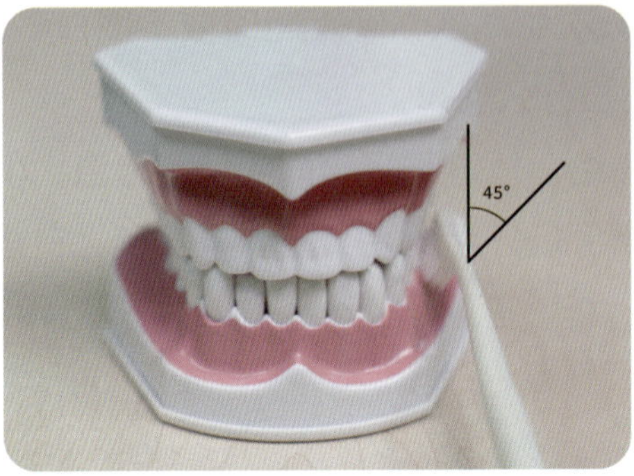

图 18-1　水平颤动拂刷法（牙刷放置角度）

（2～3mm）水平颤动的动作在同一部位数次往返，然后将牙刷向牙冠方向转动，拂刷颊面。

c）拂刷颊面：刷完第一个部位后，将牙刷移至下一组 2～3 颗牙的位置重新放置，注意与前一个部位保持有重叠的区域，继续刷下一个部位，按顺序刷完上下牙齿的唇（颊）面。

d）刷舌（腭）面：用同样的方法刷后牙的舌（腭）面。

e）刷最后一颗后牙的远中面：刷到最后一颗牙的时候，将牙刷放到后牙远中面的舌侧，转过远中面达到外侧。

f）刷前牙舌面：将刷头竖放在牙面上，使前部刷毛接触龈缘，自上而下拂刷。刷下前牙舌面时，自下而上拂刷。

g）刷咬合面：刷毛指向咬合面，稍用力作前后来回刷。

每次刷牙应至少 2 分钟，每天至少早晚各刷一次，晚上睡前刷牙尤为重要。

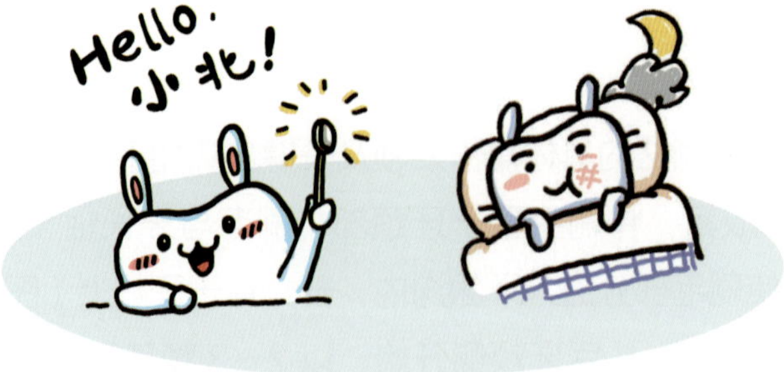

（3）小楠：

水平颤动拂刷法有什么优点呢？

小北医生：

水平颤动拂刷法能有效清除牙菌斑，保护牙龈健康，减少牙齿磨损，全面清洁口腔和预防口腔疾病，易学易掌握，适用于青少年和成年人。

健康口腔词解

◆ 水平颤动拂刷法

水平颤动拂刷法，是一种常用的刷牙方法，适用于青少年和成年人。

将牙刷与牙齿呈 45° 角放置，轻轻加压，以短距离水平颤动的方式清洁牙齿表面及牙龈沟，同时注意清洁牙齿的内外侧和咬合面。

这种方法有助于去除牙菌斑，预防牙周病。

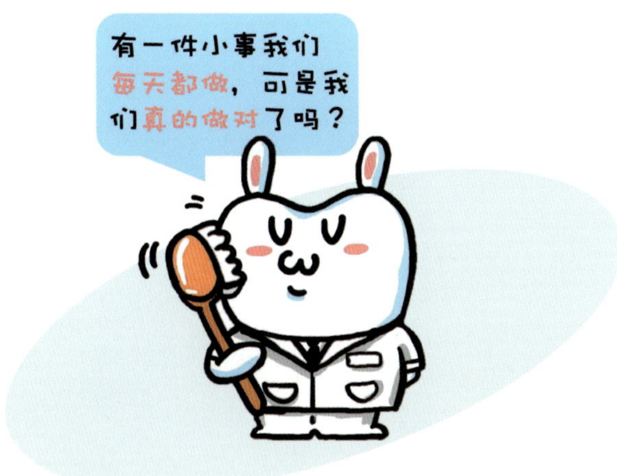

有一件小事我们每天都做，可是我们真的做对了吗？

专家云解惑

◆ 专家照片和介绍

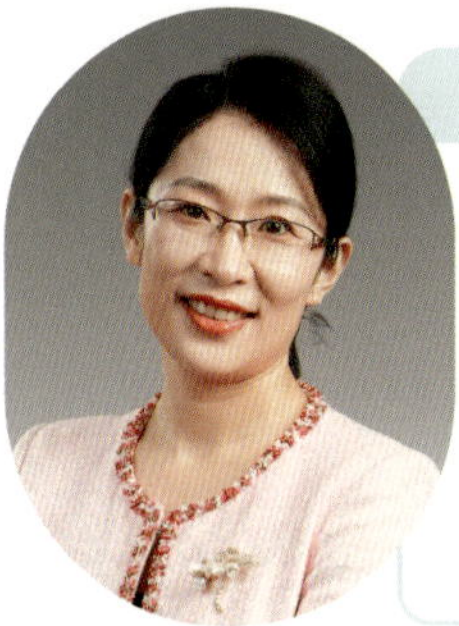

司　燕

北京大学口腔医院预防科主任医师，科普研究员，兼任中华口腔医学会科学普及部主任，北京预防医学会口腔保健专委会主任委员。

特色工作：口腔流行病学调查，儿童龋病综合防治，与口腔健康相关的社会学研究、临床试验研究。

◆ 短视频

短视频 8

你每天都刷对牙了么？——水平颤动拂刷法

①扫描二维码　　②用户登录

③激活增值服务　　④观看视频

（司　燕）

19 牙线：清洁牙缝，还得靠它！

关键词 口腔清洁 塞牙 牙齿缝隙 牙线

预防故事

问题场景

“妈妈，牙缝塞东西了，难受！”

小楠正在享受生日大餐，却总用手抠后槽牙，说塞了东西不舒服。

“试试用牙签！”一旁的爸爸说。

“牙签不行，把我那盒牙线拿来！”妈妈着急地说。

不一会儿，妈妈就用牙线拉锯式进入小楠后牙的牙缝，上下提拉清洁后又拉锯式地取出牙线，果然发现牙线上带出了塞在小楠牙缝里的肉丝。

细心的妈妈发现牙线有“拉丝”状毛边，和平时使用牙线后的光滑状态不同。

妈妈不放心，带小楠来到口腔医院检查，医生发现小楠的双侧上颌后牙的牙缝发生了龋坏，而且相邻的两颗牙都患有龋病。

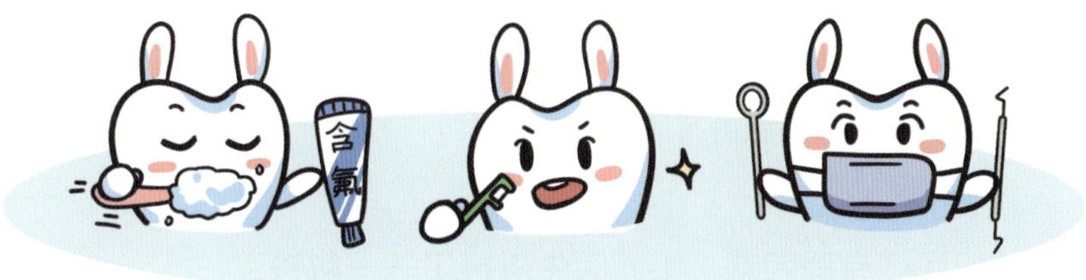

口腔表现

小楠妈妈介绍说小楠有时会出现牙缝塞东西的情况，但没有明显牙齿遇冷热敏感的问题。

小北医生：“这主要是和龋坏不深以及儿童描述不清有关。”

小楠妈妈承认，她坚持每天两次为小楠进行刷牙，但没有使用其他工具清洁牙齿缝隙。

随后小北医生给小楠进行了全面的口腔检查，小楠牙齿排列较为整齐；虽然牙齿表面清洁得较为干净，但是多个牙齿缝隙清洁不彻底，有些软垢和牙菌斑；上颌双侧后牙的牙缝处，相邻的两颗牙都患有龋病（图 19-1）。

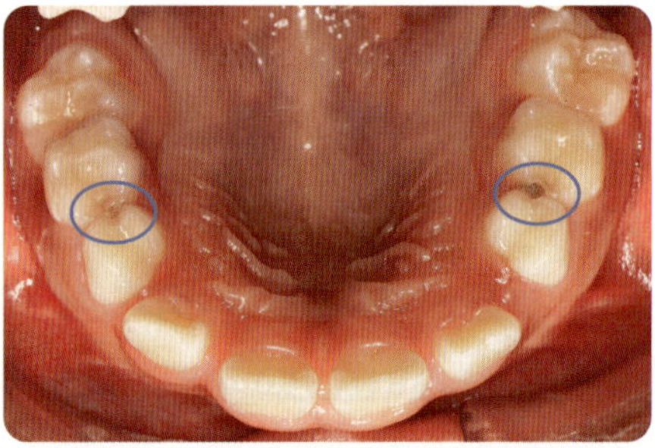

图 19-1　上颌双侧后牙的牙缝处患龋

专家建议

重点

小北医生建议：

√ 及时对已经发生龋坏的牙进行充填治疗；

√ 要每天对牙齿缝隙进行清洁。

小楠妈妈还有些困惑，小北医生进行了一一解答。

（1）小楠妈妈：
除了刷牙，为什么还要清洁牙缝呢？

小北医生：

相邻的两颗牙萌出后就会建立两颗牙之间的邻面接触关系，这时候就需要每天至少一次对牙齿缝隙进行清洁，因为牙缝是食物残渣、软垢和牙菌斑容易堆积的部位，也是儿童容易发生龋病的部位。

（2）小楠妈妈：
龋坏的牙缝区域该使用什么工具清洁呢？

小北医生：

对于小楠后牙区的牙齿缝隙较小的情况建议使用牙线，有卷轴型牙线和牙线架两种（图 19-2），其中持线柄式牙线架便于握持，更适合家长帮助孩子进行牙缝清洁时使用。

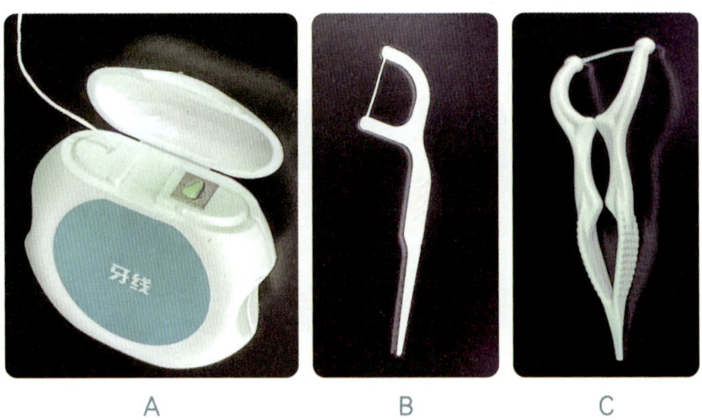

图 19-2　牙线
A. 卷轴型牙线；B. 持线柄牙线架（适用前牙）；C. 持线柄牙线架（适用后牙）。

（3）小楠妈妈：
用牙线架该如何清洁牙缝呢？

小北医生：

a）要手持柄部，像“拉大锯”一样，使牙线拉锯式挤入牙齿缝隙，千万不要用力过猛，否则会损伤牙龈组织。

b）当牙线进入牙齿缝隙后，需要清洁相邻的两个牙面，分别呈字母 C 形包绕两次，而且要上下提拉式刮擦牙齿缝隙来清洁（图 19-3）。

c）最后取出牙线依然要再像“拉大锯”一样，拉锯式把牙线撤离牙齿缝隙（图 19-4）。

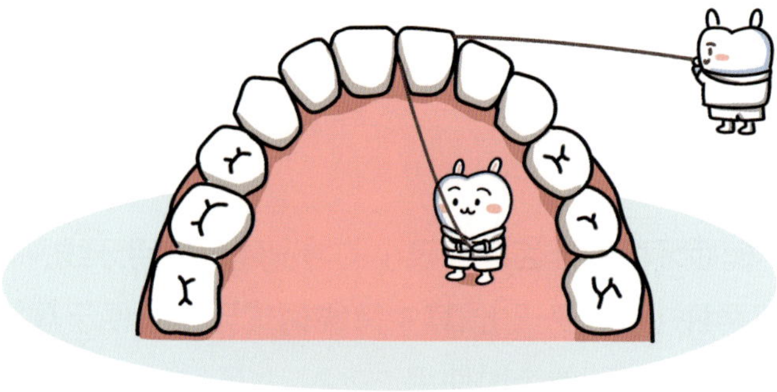

图 19-3　牙线呈 C 形包绕牙面

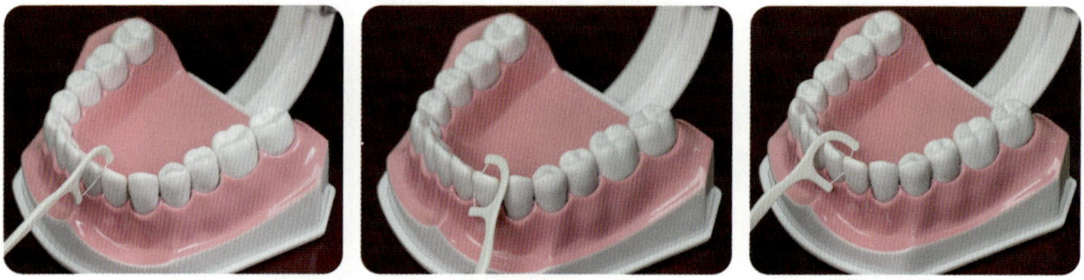

图 19-4　牙线架的使用方法
A. 拉锯式进入牙缝；B. C 形包绕一侧牙面；C. C 形包绕另一侧面。

（4）小楠妈妈：
用卷轴型牙线该如何清洁牙缝呢？

小北医生：

a）取 30 ~ 40cm 长的牙线，约为手指末端到肘弯处。

b）用两手的中指第二指关节分别缠绕牙线，或将两端打结形成一个线圈。

c）两手的拇指和示指绷紧牙线，使两指间的牙线长度约为 15cm。

d）“拉锯式”进出牙缝和 C 形包绕的动作要领与使用牙线架相同。

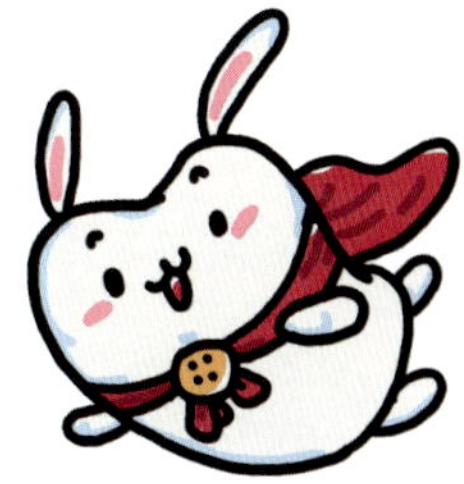

e）针对不同的牙位，可用不同的拇指或示指配合绷紧牙线进行清洁。

健康口腔词解

◆ 牙线

牙线是由合成纤维或其他材料制成的线状口腔清洁护理工具，常用于清洁牙齿缝隙较小的牙邻面。

牙线按材质分类：可分为尼龙纤维牙线、涤纶牙线等。按涂层分类：可分为含蜡牙线、不含蜡牙线。按形态分类：可分为圆形牙线、扁平牙线。

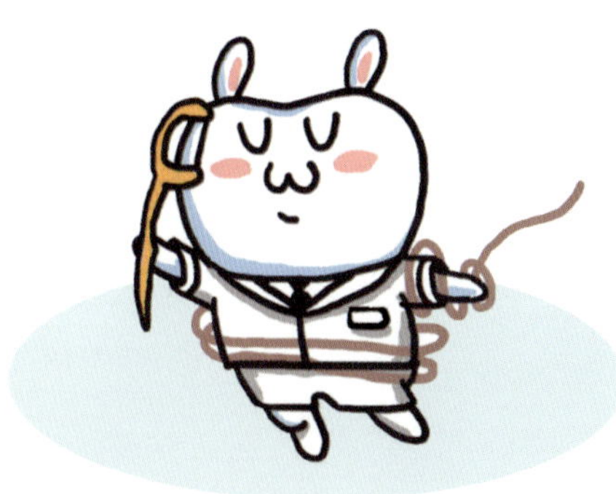

专家云解惑

◆ 专家照片和介绍

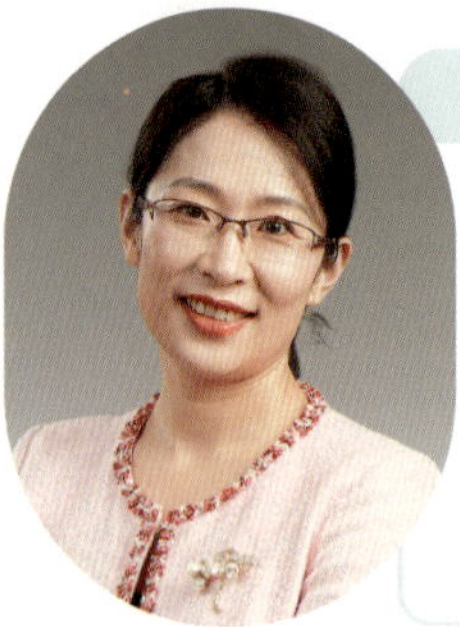

司　燕

北京大学口腔医院预防科主任医师，科普研究员，兼任中华口腔医学会科学普及部主任，北京预防医学会口腔保健专委会主任委员。

特色工作：口腔流行病学调查，儿童龋病综合防治，与口腔健康相关的社会学研究、临床试验研究。

◆ 短视频

短视频 9

小小牙线作用大，清洁牙缝要靠它

①扫描二维码　②用户登录

③激活增值服务　④观看视频

（司　燕）

20 牙间隙刷：牙缝大，更要清洁好

关键词 口腔清洁 塞牙 牙齿缝隙 牙间隙刷

预防故事

问题场景

张大爷最爱吃炖肉，可最近几年，每次大快朵颐之后，他总会皱起眉头，因为牙齿缝里总会被肉塞得满满当当。

这天，他又拿牙签戳来戳去，但感觉效果欠佳，不仅疼得难受，牙龈还出血。

这时，上中学的孙女小楠神秘地拿出了一个小工具。"爷爷，试试这个小刷子，就像我们做实验的小刷子似的，它能帮你清理牙缝的肉丝。"

张大爷半信半疑地在牙缝捅了几下，果然，肉丝被轻松地清理干净了。"这东西不错啊，叫啥呀？"

"这叫牙间隙刷，我们卫生老师讲过，清洁大牙缝靠它，我们的牙缝小，就得用牙线，不信问小北医生去。"小楠得意地解释。

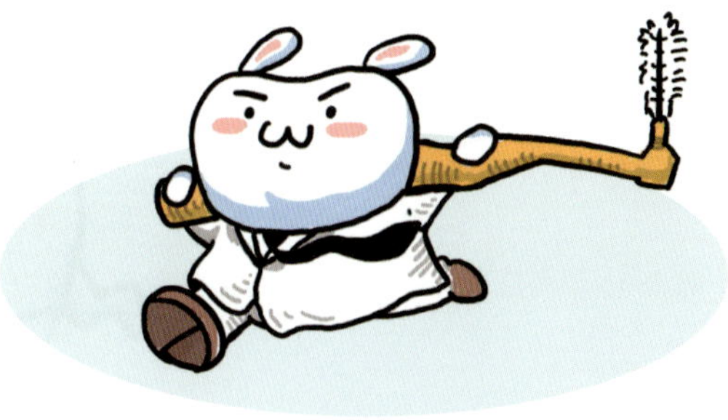

口腔表现

张大爷找小北医生咨询："我平常吃肉和纤维含量高的食物的时候，就容易塞牙，不仅很难抠出来，有时候还会臭臭的。"

小北医生对张大爷的口腔进行了详细的检查后，发现张大爷的多个牙齿缝隙清洁都不到位，多颗牙的牙龈退缩，还有不同程度的牙石堆积。

小北医生解释："牙缝容易塞牙是因为张大爷有牙周炎，导致了牙槽骨吸收、牙龈萎缩。龈乳头高度降低，就会出现容易塞牙的'黑三角'。"

"黑三角"区域比一般的牙缝大，更容易积累食物残渣。细菌和食物残渣长期积累，就会导致口腔异味的发生（图 20-1）。

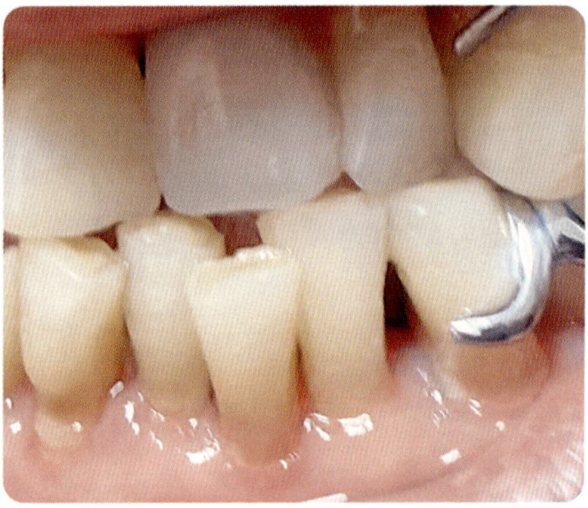

图 20-1　牙齿"黑三角"

专家建议

小北医生建议：

√ 牙间隙刷可用于牙齿"黑三角"处的清洁；

√ 牙缝清洁需每日进行。

张大爷还有一些问题，小北医生进行了耐心解答。

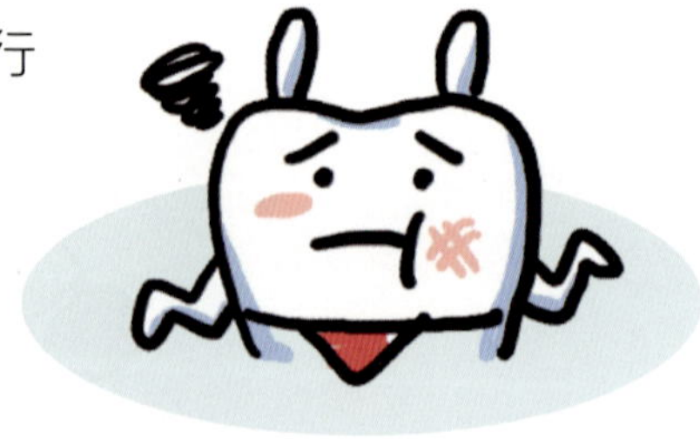

（1）张大爷问：

较大的牙缝该怎么清洁呢？

小北医生：

牙缝较大的人群适合使用牙间隙刷，可根据牙间隙的大小挑选合适型号的牙间隙刷（图 20-2）。

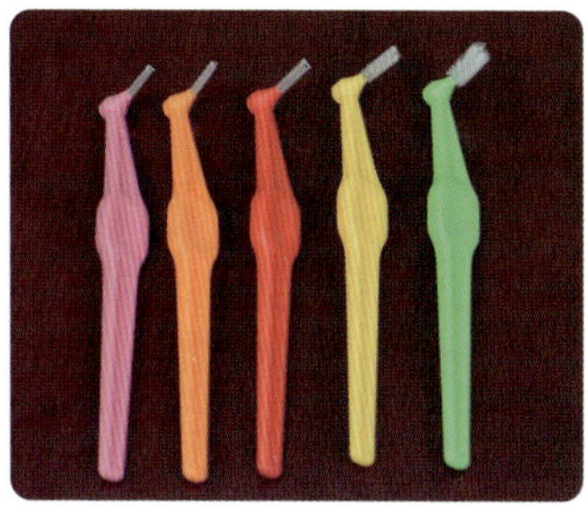

图 20-2　不同型号的牙间隙刷

小北医生在牙齿模型上给张大爷演示了如何使用牙间隙刷（图 20-3）：

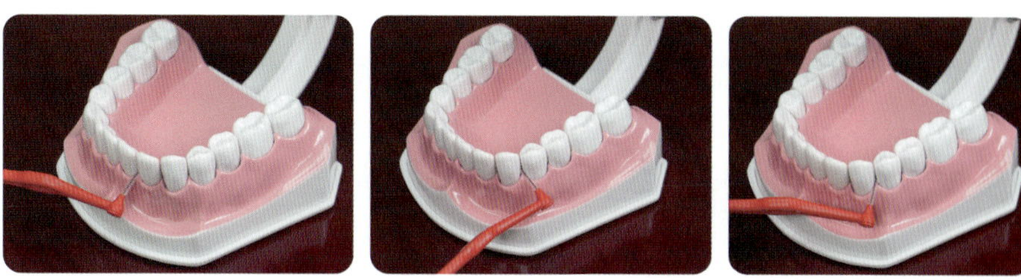

图 20-3　牙间隙刷插入牙缝的方向

a）牙间隙刷的刷头要朝向牙齿长出的方向插入牙缝。如果插入牙间隙刷有困难时，一则可能是方向不对，需要调整进入方向；二则是牙缝比刷头要小，需要选用再小号的牙间隙刷或是根据情况选择使用牙线，千万不要强行塞入，避免对牙龈造成损伤。

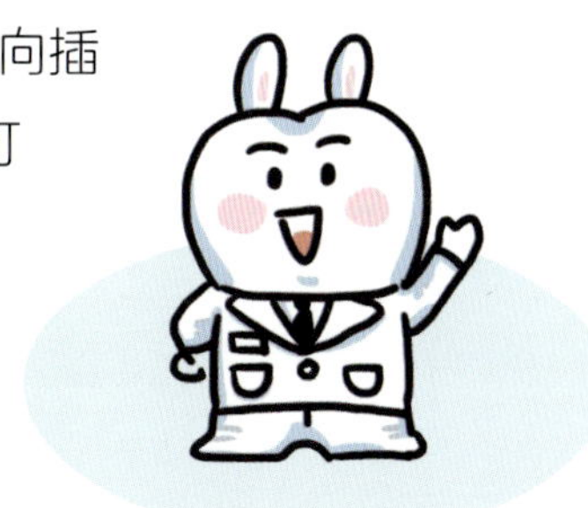

b）将牙间隙刷插入牙缝后，前后移动即可，也是以“拉大锯”的方式移动 3～4 次，用刷毛带出牙缝的食物残渣及软垢。

c）如果牙缝较大时，还需要沿着两颗相邻牙侧面分别清洁，且需要从唇颊侧（外侧）和舌腭侧（内侧）分别进入清洁。

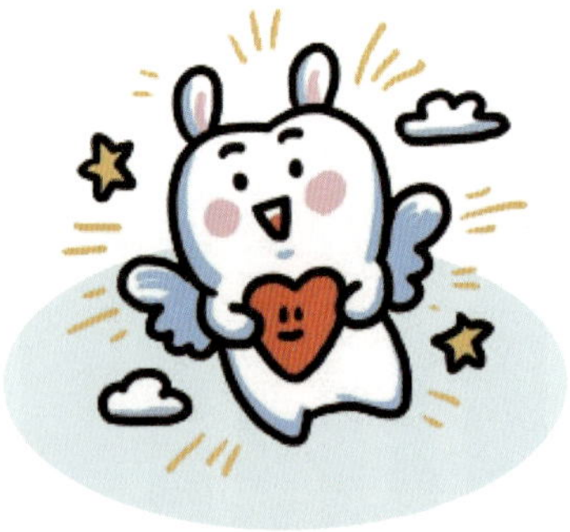

（2）张大爷问：

还有哪些情况下也需要使用牙间隙刷呢?

小北医生：

对于口腔内有固定桥、种植体和固定矫治器的人，由于牙线进入清洁部位困难，可使用带硬质穿引头的特殊牙线或借助牙线穿线器进入需要清洁的区域。

下列情况也都可以使用牙间隙刷清洁，例如：缺失牙的前后邻面、最后一颗磨牙远中面（靠后那一面）；正畸托槽周围及弓丝与牙面间的缝隙；种植体周围；固定桥或联冠的修复体下方等。

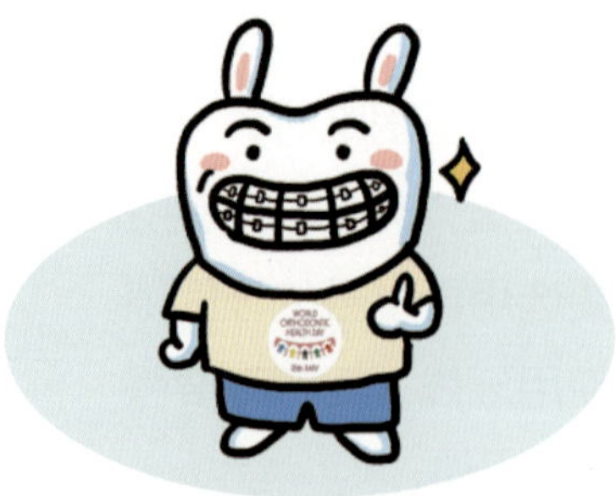

健康口腔词解

◆ 牙间隙刷

牙间隙刷一般由刷头和手柄组成，是单束毛刷，常用于清洁牙齿缝隙较大的牙邻面及一些特殊部位的牙菌斑。

牙间隙刷头和手柄可一体化或分体设计。按外形分类，可分为直型牙间隙刷和角型牙间隙刷。按刷头直径大小分类，可分为粗细不同的牙间隙刷。按刷头几何形状分类，可分为圆柱状、圆锥状和腰状牙间隙刷。

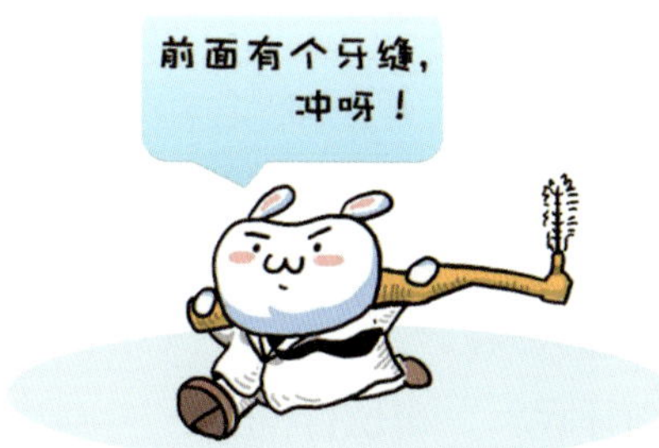

专家云解惑

◆ 专家照片和介绍

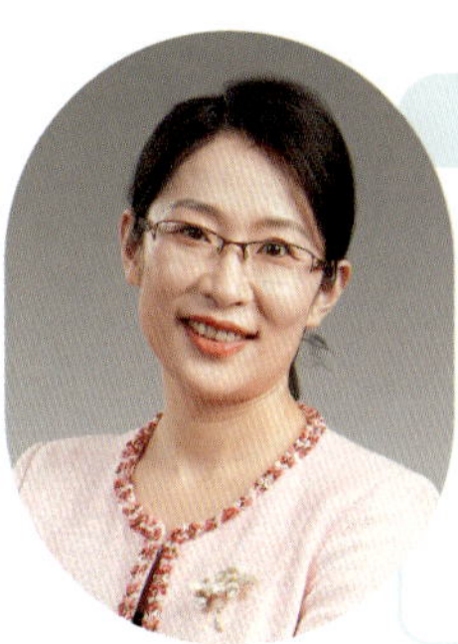

司　燕

北京大学口腔医院预防科主任医师，科普研究员，兼任中华口腔医学会科学普及部主任，北京预防医学会口腔保健专委会主任委员。

特色工作：口腔流行病学调查，儿童龋病综合防治，与口腔健康相关的社会学研究、临床试验研究。

（司　燕）

21 电动牙刷：科技助力，让刷牙更高效

关键词 口腔清洁 电动牙刷 手动牙刷 刷牙

预防故事

问题场景

小楠，一个十岁男孩，活泼好动，对世界充满了无限的好奇。有一天和小伙伴讨论起刷牙的话题。

“你每天用什么刷牙呢？”小伙伴问。

“当然是牙刷啦！不过我总觉得我的牙刷刷起来既费力又枯燥，牙齿的某些角落总是难以触及，仿佛隐藏着未知的‘小怪兽’。”小楠答道。

“我用的可是电动牙刷哦！高科技呢！刷牙效率可高啦！”小伙伴骄傲地说。

晚上回家小楠就跟妈妈嚷嚷着要买电动牙刷。

“正确使用手动牙刷也可以把牙刷干净的。”妈妈解释道，小楠还不信，妈妈没办法只能求助小北医生。

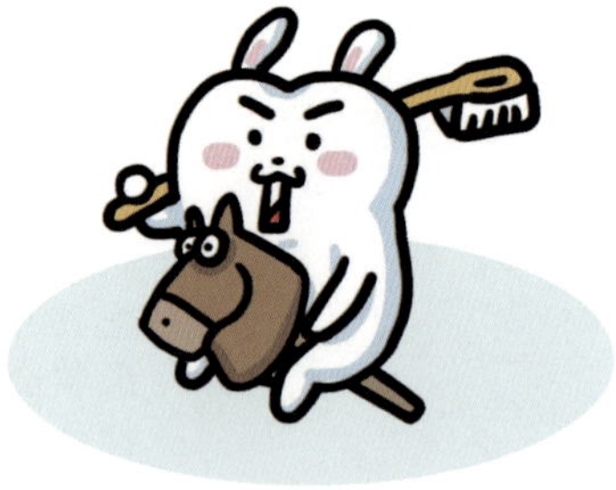

功能说明

在口腔医院，小北医生向小楠和妈妈详细介绍了电动牙刷的诸多优势。

电动牙刷，这个看似普通却充满科技感的刷牙工具，其实蕴含着强大的清洁能力。它通过内置的电动马达，驱动刷头产生高频振动或旋转（图 21-1）。

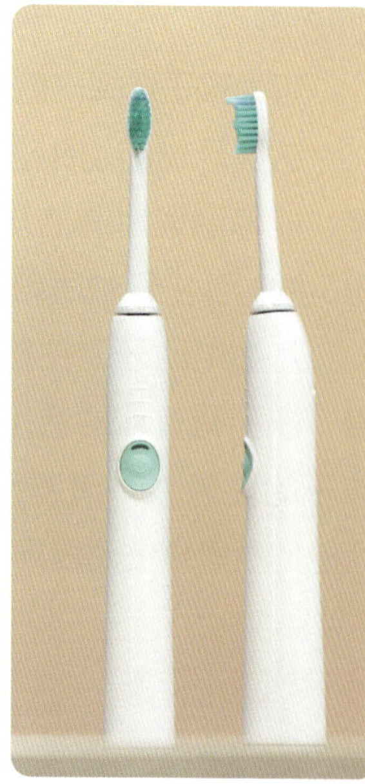

图 21-1　电动牙刷

相比手动牙刷，电动牙刷的清洁效率更高，效果更显著。而且，它通常配备有多种清洁模式，如标准模式、轻柔模式、美白模式等，可以根据个人口腔状况和需求进行灵活调整。

此外，一些高端电动牙刷还具备智能功能，如定时提醒、压力感应等，帮助用户养成科学的刷牙习惯，让口腔健康更加有保障。

最后，小北医生强调:“电动牙刷又不是自动牙刷，还是得认真刷才行。”

专家建议

小北医生建议:

√ 可以选择适合儿童的电动牙刷;

√ 要正确使用电动牙刷;

√ 培养良好的刷牙习惯。

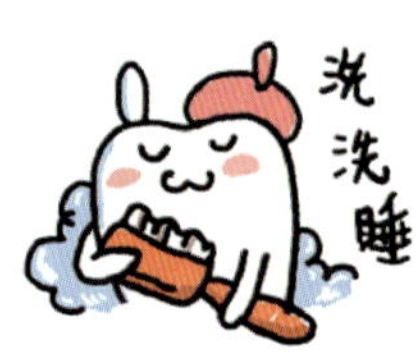

小楠妈妈还有一些疑惑，小北医生也知无不言。

（1）小楠妈妈：

那该如何选择适合的电动牙刷呢？

小北医生：

可为孩子选择一款专为儿童设计的电动牙刷。

这类牙刷的刷头通常较小，刷毛柔软且耐磨，能够温柔地清洁儿童的牙齿和娇嫩牙龈，同时保护牙釉质和牙龈不受损伤。

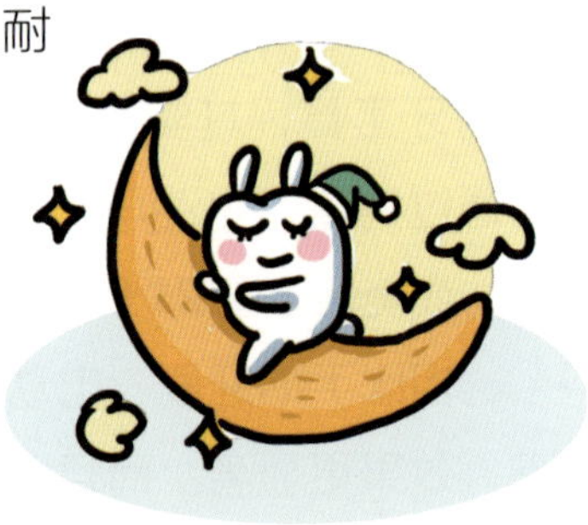

儿童电动牙刷往往色彩鲜艳、造型可爱，还配有有趣的音乐或动画，能够吸引孩子的注意力，激发他们对刷牙的兴趣，让他们更愿意主动刷牙，享受刷牙的过程。

（2）小楠妈妈：

怎么使用电动牙刷才正确呢？

小北医生亲自示范了如何正确使用电动牙刷：

a）将刷头轻轻放在牙面上，与牙龈呈 45° 角，不需要像手动牙刷那样用力搓动或拉扯，只需让刷头在牙齿表面轻轻震动即可。

b）要按照一定的顺序刷牙，确保每个牙齿和牙缝都被均匀清洁到。

c）要注意控制刷牙的时间，一般建议每次刷牙持续两分钟。

d）刷牙力度要适中，避免过轻或过重。过轻可能导致清洁不彻底，过重则可能损伤牙齿和牙龈。

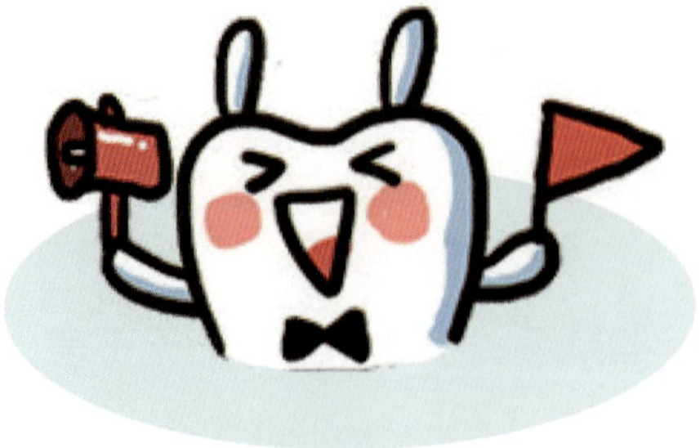

（3）小楠妈妈：

培养良好的刷牙习惯，主要包括哪些呢？

小北医生：

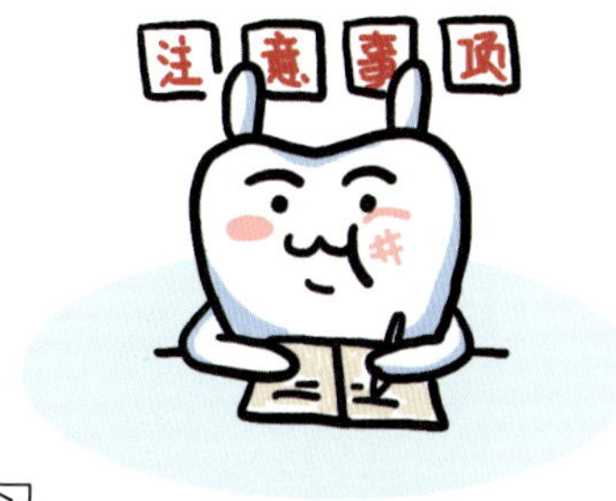

a）每天早晚都要坚持刷牙，而且刷牙后要彻底冲洗牙刷头并晾干，保持其清洁干燥，避免细菌滋生。

b）家长可以定期检查小楠的刷牙情况，给予鼓励和指导。

c）也要引导孩子养成定期看牙医的习惯，进行专业的口腔检查和清洁，确保口腔健康。

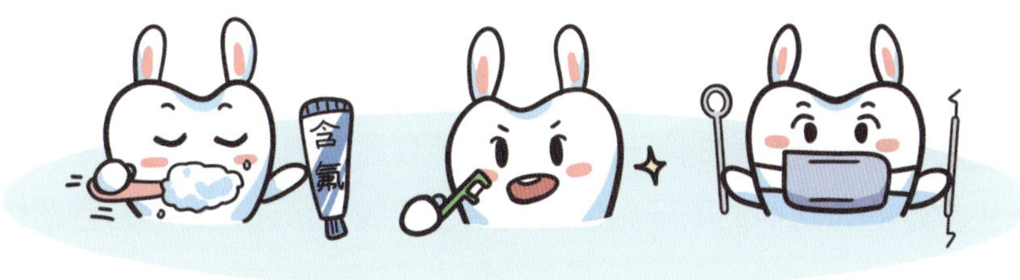

健康口腔词解

◆ 电动牙刷

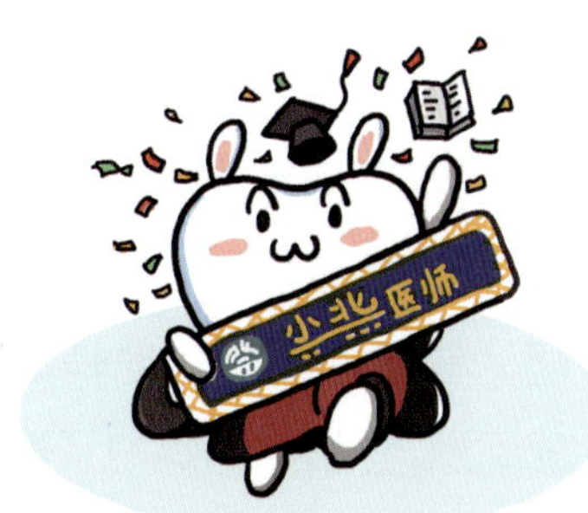

电动牙刷是一种通过电力驱动刷头产生旋转或振动来清洁牙齿的口腔护理工具。它相比手动牙刷能更高效去除牙菌斑，改善口腔健康，且通常配备有定时器和压力感应功能，帮助用户养成科学刷牙习惯，提升刷牙体验。

（司　燕）

22 冲牙器：清洁牙间隙，也可以看我

关键词 口腔清洁 牙间隙 台式冲牙器 手持冲牙器

预防故事

问题场景

这是小楠戴上牙套的第一周，戴上牙套后清洁口腔变得更难，她按照医生教她的方法努力刷牙，也尝试用了牙线，可还是有地方容易残留食物残渣。

这天小楠吃完饭又乖乖刷了牙："妈妈，您看我今天刷干净了没有？"

"我看看。"妈妈拿起牙线棒的一端，按照医生教她的方法刮了刮牙面，发现有些地方还是有些脏东西，于是说道："宝贝，你这个大牙的间隙，牙套的旁边，还有点没刷干净哦，你再刷刷。"

"啊！又是这里没刷干净。"小楠有些苦恼。

"没事，宝贝，下次复查的时候问问医生吧，看看有没有其他辅助的工具帮助清理牙间隙。"小楠妈妈拍了拍她。

转眼到了复诊的日子，小楠按照复诊条上的时间来到了医院。

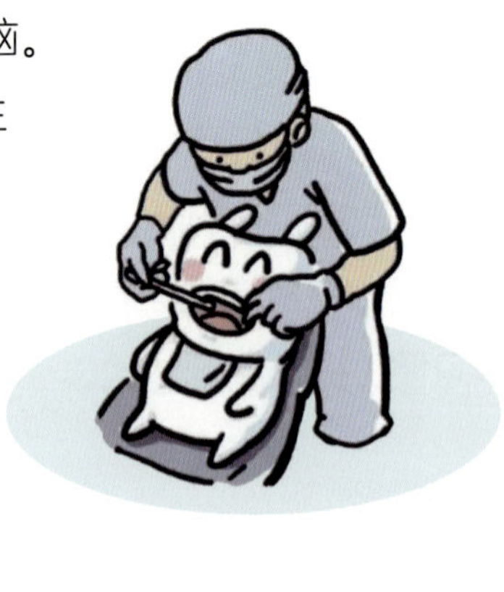

口腔表现

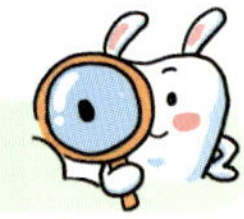

小楠向医生倾诉了自己的苦恼：“医生，我按照您说的好好刷牙了，但是有些地方还是刷不干净，您有什么办法吗？”

小北医生：“戴上牙套后确实有些地方不太好清洁，固定矫治器周围容易有食物残渣滞留，但是只要努力，肯定可以做好清洁的，你已经做得很好了！”

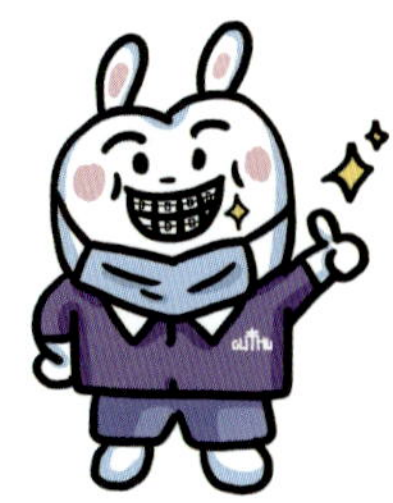

随后小北医生给小楠进行了全面的口腔检查，小楠口腔卫生状况良好，正畸托槽都在位，牙间隙及托槽附近有少量食物残渣和软垢，小北医生按照方案为小楠调整了弓丝。

专家建议

小北医生建议：

√ 继续保持刷牙和使用牙线的习惯；

√ 可以尝试使用冲牙器处理牙间隙的食物残渣和软垢。

小楠还有些困惑，小北医生进行了一一解答。

（1）小楠：

冲牙器是什么？

小北医生：

冲牙器是一种口腔清洁的辅助工具，通过高压水流冲击牙缝和牙龈沟，有效清除食物残渣和软垢。它能够辅助牙刷，帮助清洁难以触及的区域，预防龋病和牙周病（图 22-1）。

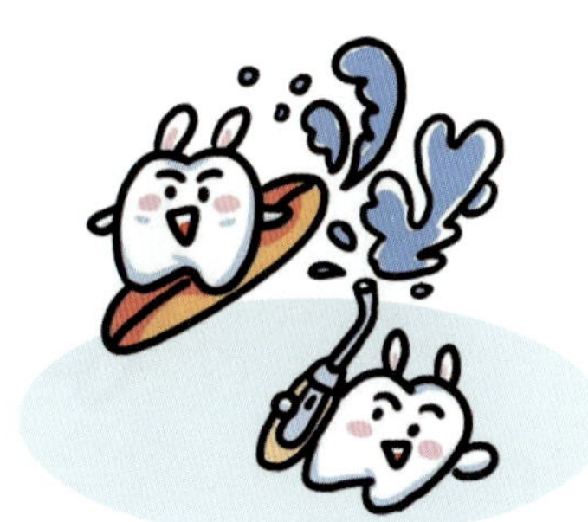

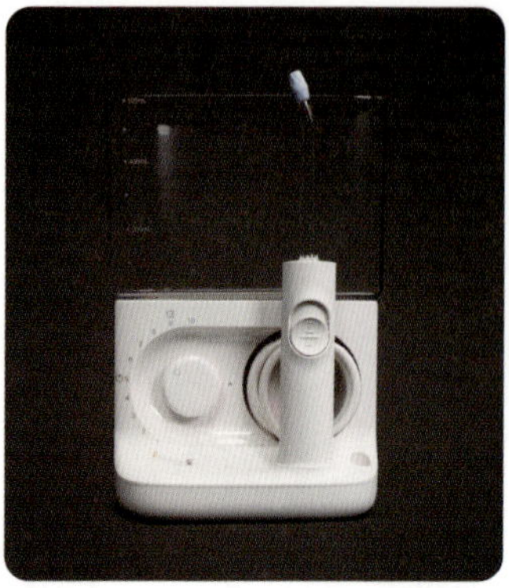

A

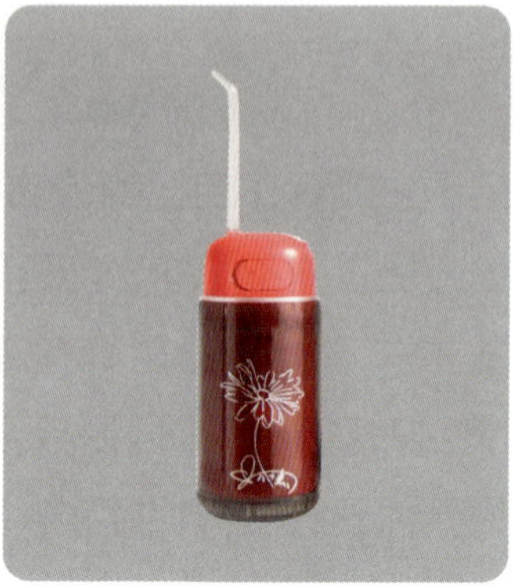

B

图 22-1　冲牙器的种类
A. 台式冲牙器；B. 手持冲牙器。

（2）小楠：
为什么要使用冲牙器呢？

小北医生：

使用冲牙器有助于深入清洁牙缝和牙龈沟，清除食物残渣和软垢，这些区域牙刷难以触及，同时使用时可以起到按摩牙龈的作用；也能保持口气清新，有助于牙齿美白。

对于口腔内有固定桥、种植体、固定矫治器者，以及因头颈部手术进行了颌骨固定的患者和无法掌握牙线使用方法的人，冲牙器辅助能更好清洁牙间隙。

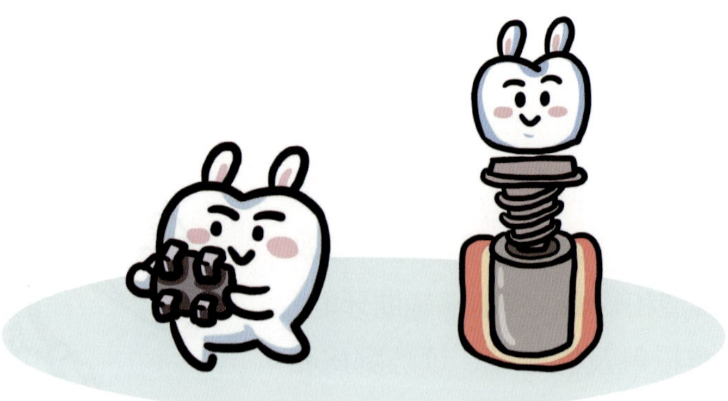

（3）小楠：

怎么使用冲牙器呢？

小北医生：

a）首先装上喷头，向水箱中加水。

b）打开开关，选择适合的水压模式。

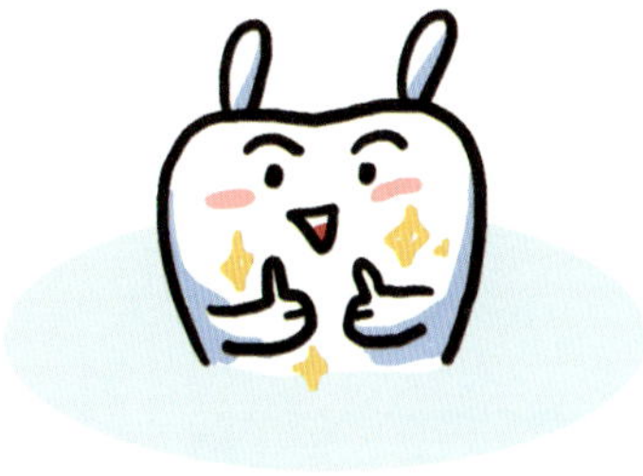

c）将喷头对准牙齿和牙龈之间的缝隙，以 90° 角冲洗，避免直接对准牙龈。从后牙开始，逐个区域清洁，每颗牙齿冲洗约 2～3 秒。

d）完成后，关闭电源，清洁喷头和水箱。

健康口腔词解

◆ 冲牙器

冲牙器是以脉冲喷射水流冲洗牙齿表面和牙齿邻间隙的工具，也可通过压力水流冲洗部分龈下区域，达到清除牙间隙残留食物、清洁口腔的目的。

冲牙器主要分台式和手持式两种类型。台式冲牙器需连接电源使用，水箱容量较大。手持式冲牙器内置电池，便携性好，但水箱容量较小。

冲牙器适用于 6 岁以上有牙间隙清洁需要的人群。

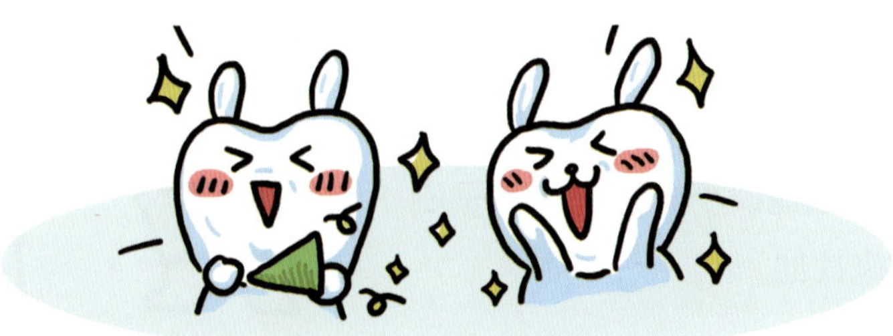

（司　燕）

23 菌斑显示剂：让牙菌斑无处遁形

关键词 菌斑显示剂 口腔清洁 龋病

预防故事

问题场景

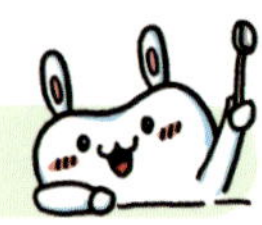

在小楠生日那天发现龋齿后，小楠妈妈非常重视小楠的口腔清洁，还向小北医生寻求专业意见。

“我该如何帮助我的孩子把口腔清洁做到位呢？”小楠妈妈向小北医生提出疑问。

“您需要教会孩子如何做好口腔清洁，并进行监督和指导，还要检查孩子的口腔清洁效果。”小北医生向小楠妈妈解释了一些重要的预防措施。

“可我怎么知道孩子的牙齿是否清洁干净了呢？”小楠妈妈又追问道。

“有一种‘菌斑显示剂’可以作为判断口腔清洁是否到位的评判官。”小北医生介绍说。

小北医生建议小楠妈妈带孩子刷牙后再次来找他。

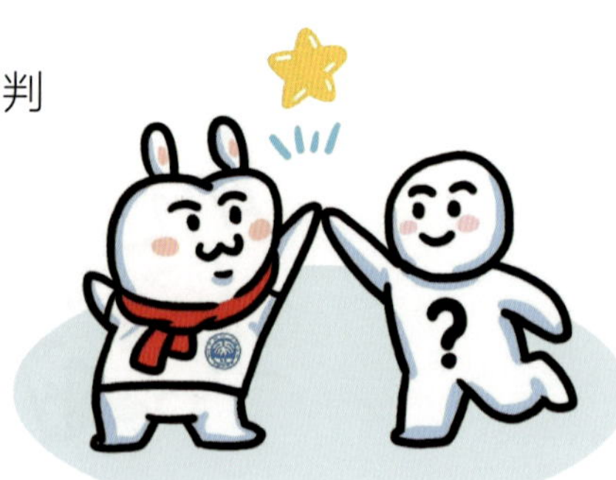

口腔表现

小北医生对小楠和小楠妈妈说，“我们现在用一种神奇的药水——菌斑显示剂，来检验一下你的口腔清洁是否做到位了。”

小北医生用小毛刷在小楠的牙齿上涂上了菌斑显示剂，并让小楠再次漱口。

“小楠妈妈，您注意到了小楠牙齿上的染色区域吗？例如靠近牙龈边缘的位置或是牙间隙，这些是孩子清洁不到位的地方。”小北医生指着被菌斑显示剂染色的牙齿解释道。

“孩子们往往会忽略那些难以彻底清洁的牙齿部位，因此，使用菌斑显示剂可以让牙菌斑原形毕露，帮助他们更有效地清洁牙齿。”

专家建议

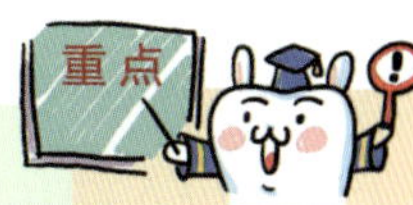

小北医生建议：

√ 可以借助菌斑显示剂帮助检查口腔清洁效果。

小楠妈妈还有些困惑，小北医生进行了一一解答。

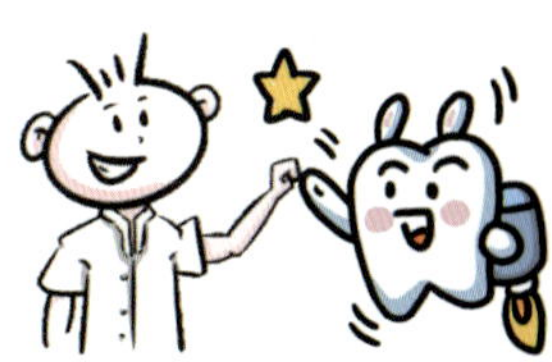

（1）小楠妈妈：菌斑显示剂是什么呢？

牙菌斑显示剂多为含有碱性品红的粉色制剂，使用后再漱口，然后查看是否有牙菌斑存在。

一般牙面上的牙菌斑可被染为粉红色，而清洁干净的牙面不会被染色，有时牙龈和舌体等软组织也可能会被染色，通过随后的进食、刷牙等，颜色会逐渐褪去，不必担心。

（2）小楠妈妈：

菌斑显示剂有什么作用呢？

小北医生：

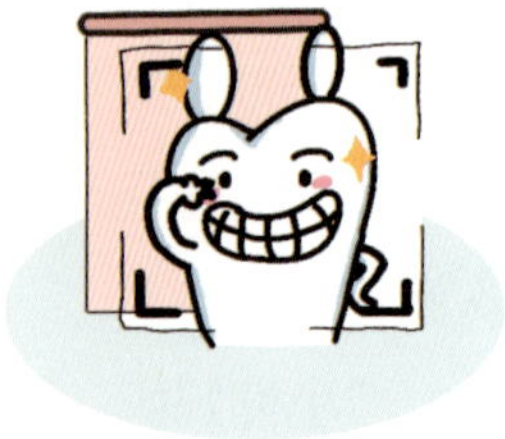

由于儿童力量不足，很容易忽视到一些不容易清洁的牙齿部位，因此可以通过使用菌斑显示剂来让牙菌斑原形毕露，以便直观地发现没有清洁到的牙面。

（3）小楠妈妈：

自己如何使用菌斑显示剂呢？

小北医生：

菌斑显示剂主要分为片剂和液剂两种，目前常用的为液剂，也有便携式的单只包装——即用型菌斑显示棉签。即用型菌斑显示棉签，在临床上以及进入幼儿园和社区时都可以很方便地使用，还可以在口腔健康教育过程中，进行一对一的口腔卫生指导时使用。使用方法简单：

a）掰断棉签标有红色标识线的一端，立起或倾斜棉签，棉签中的菌斑显示液就会自动流动到另一端。

b）将浸有菌斑显示液的棉签轻轻涂布于牙面，然后漱口即可（图23-1）。

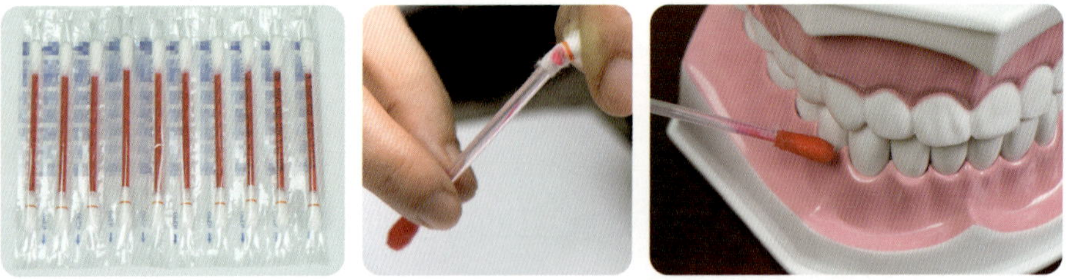

A　　B　　C

图 23-1　即用型菌斑显示棉签的使用方法
A. 使用前；B. 掰断棉签标有红色标识线的一端；C. 涂布牙面。

健康口腔词解

◆ 菌斑显示剂

菌斑显示剂，是一种能够暂时染色口腔中牙菌斑的制剂，它主要通过物理吸附作用与牙菌斑结合，使原本难以肉眼观察到的菌斑变得清晰可见。

主要成分通常为食品级色素，如碱性品红、赤藓红等，这些成分经过安全认证，对人体无害，对于儿童也可常规使用，因此在临床上被广泛使用。

根据制剂类型，菌斑显示剂主要分为瓶装液体、便携棉棒、凝胶和咀嚼片等。菌斑显示剂的优点在于能够直观展示口腔卫生状况，指导正确刷牙方法，培养良好的口腔卫生习惯，并及时发现口腔问题。

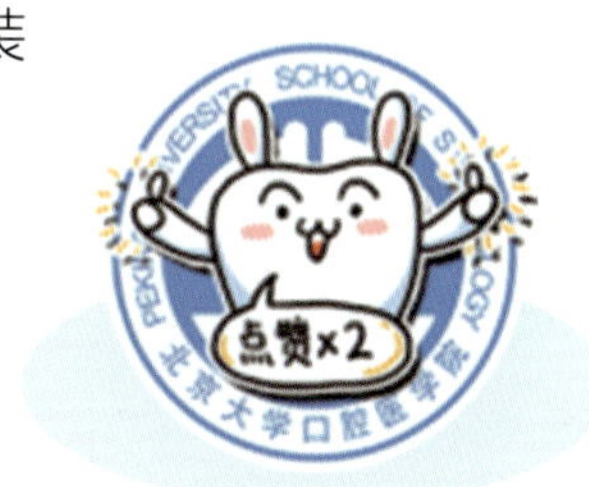

专家云解惑

◆ 专家照片和介绍

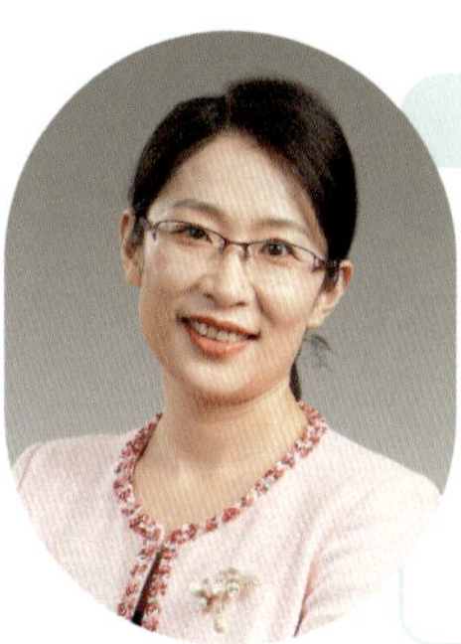

司　燕

北京大学口腔医院预防科主任医师，科普研究员，兼任中华口腔医学会科学普及部主任，北京预防医学会口腔保健专委会主任委员。

特色工作：口腔流行病学调查，儿童龋病综合防治，与口腔健康相关的社会学研究、临床试验研究。

（司　燕）

第四章

健康饮食习惯
助力健康口腔

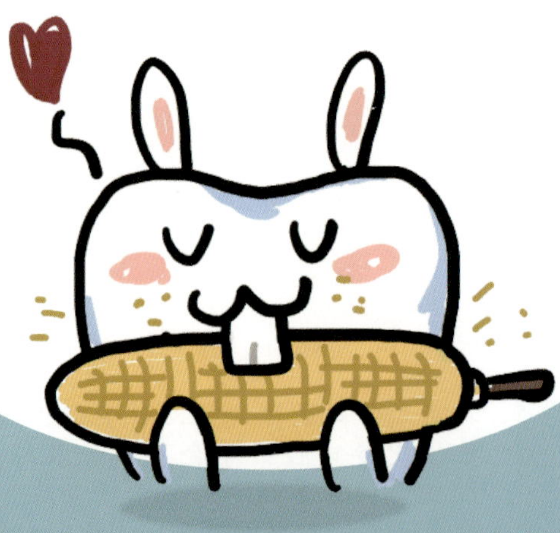

24 年轻妈妈需培养，科学喂养很关键

关键词 纯母乳喂养 低龄儿童龋 颌面部发育

预防故事

问题场景

“叮咚叮咚！”

“双子座新手家长群”里又弹出了 99+ 条消息。准爸妈们正热火朝天地讨论科学喂养的话题。

一位准妈妈说：“我计划宝宝出生后坚持纯母乳喂养，毕竟母乳是宝宝最好的营养！”大家纷纷点赞。

但另一位二胎妈妈却犹豫道：“我家大宝一直喝奶粉，身体也很棒。纯母乳喂养会不会太累影响工作和休息啊？”

……

看到这些讨论，准妈妈小王心里直打鼓，索性去医院咨询了医生。

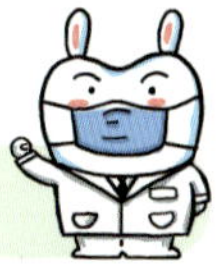

健康咨询

准妈妈小王问：“医生，网上说纯母乳喂养对宝宝特别好，是真的吗？”

小北医生答道：“是的，母乳是宝宝最天然的‘黄金口粮’，它含有 0～6 个月生长发育所需的全部营养，最容易消化和吸收，有利于宝宝的生长发育。”

“母乳中含有独特的抗体，可以预防宝宝呼吸道感染、过敏及腹泻等疾病的发生，还可减少儿童期肥胖的发生。”

“母乳喂养还能增进母子感情。宝宝在妈妈怀里吃奶时，听着妈妈的心跳声，看着妈妈的眼睛，安全感满满，对宝宝的情感发育也很有好处。”

“嗯，我明白啦！谢谢小北医生。”准妈妈小王听后释然了，决定等孩子出生后尽量坚持母乳喂养。

专家建议

小北医生建议：

√ 提前学习：宝宝出生前，家长就该了解科学喂养知识；

√ 坚持母乳：婴幼儿在出生后 6 个月内尽量纯母乳喂养；

√ 添加辅食：宝宝 6 个月后，及时添加足够营养和安全的辅食，同时在条件允许的前提下可继续母乳喂养至 1 岁以上（建议不超过 2 岁）。

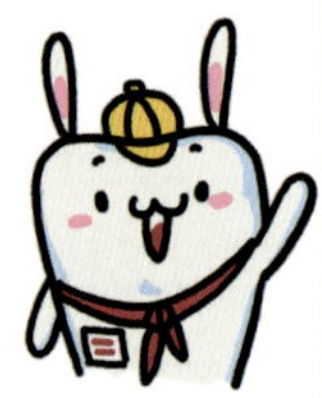

针对小王的其他疑问，小北医生进行了一一解答。

（1）小王：

母乳喂养对宝宝的牙齿好吗？

小北医生：

母乳喂养能够给宝宝各方面的发育都提供充足的营养成分和生活所需能量。

但是要注意，乳牙萌出后按需母乳喂养或过长时间母乳喂养，特别是含乳头入睡的话，是导致低龄儿童龋的重要风险因素。

同时，夜奶习惯可能增加患龋的可能性，建议 3 个月内可夜间喂养两次，4 到 6 个月减少到一次，6 个月以后最好不再夜间喂养。

（2）小王：

母乳喂养对宝宝的口腔发育有什么好处吗？

小北医生：

母乳喂养能促进宝宝养成良好的吞咽习惯，宝宝通过吸吮乳房获得乳汁的过程中，宝宝含住乳头和乳晕，形成基线负压，舌头向下运动吸出乳汁，回到基线负压后吞咽（图 24-1）。

宝宝在吮吸时会调动面部的许多肌肉，在正确的母乳喂养姿势下，宝宝面部肌肉合理地“发力”与“锻炼”，有利于宝宝口颌系统正常地生长发育，预防错𬌗畸形（图 24-2）。

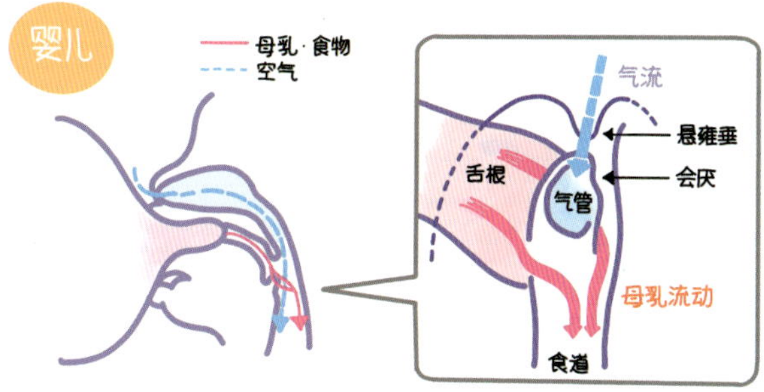

图 24-1　正常吞咽方式

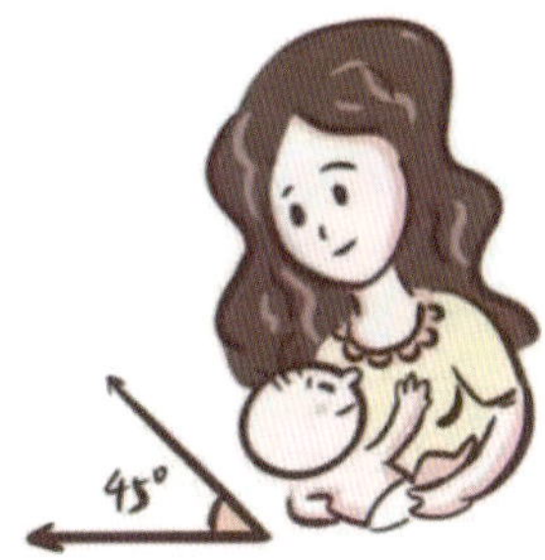

图 24-2　正确的母乳喂养姿势示意图

（3）小王：

母乳喂养时间是越长越好吗？

小北医生：

母乳喂养到 1 岁以上、不超过 2 岁是理想目标，但需结合辅食添加情况和宝宝发育需求。

有研究表明母乳喂养时间超过 2 岁的儿童，其患龋风险更高。因此母乳喂养的关键不是“时间越长越好”，而是“适时适度，科学过渡”，妈妈们不必有过重的心理负担。

（4）小王：
那我恢复上班后，还能进行母乳喂养吗？

小北医生：
当然是可以的，工作单位或公共场所大多设有母婴室（图 24-3）。

法律规定用人单位应当在每天的劳动时间内为哺乳期女职工安排 1 小时哺乳时间。

上班时可以用吸奶器存奶，冷藏后带回家用杯子喂宝宝。只要坚持吸奶，奶量就不会减少。

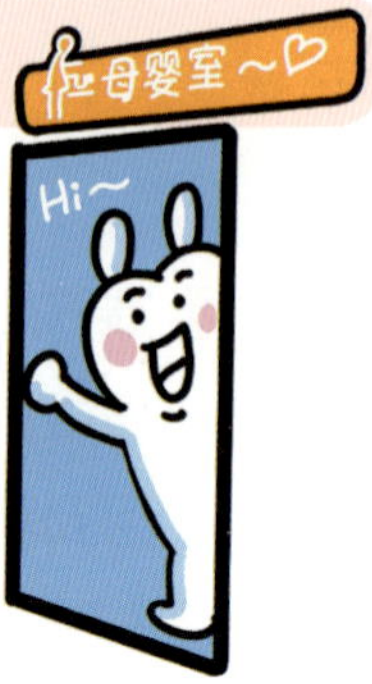

图 24-3　工作单位或公共场所的母婴室

健康口腔词解

◆ 低龄儿童龋

小于 6 岁的儿童，只要在任何一颗乳牙上出现一个或一个以上的龋（无论是否成为龋洞）、失（因龋所致）、补牙面，即为低龄儿童龋。如果 3 周岁或者更小年龄的儿童出现光滑面龋，或患儿口内龋失补牙面（dmfs）≥ 4（3 岁）、dmfs ≥ 5（4 岁）或 dmfs ≥ 6（5 岁），即为重度低龄儿童龋。

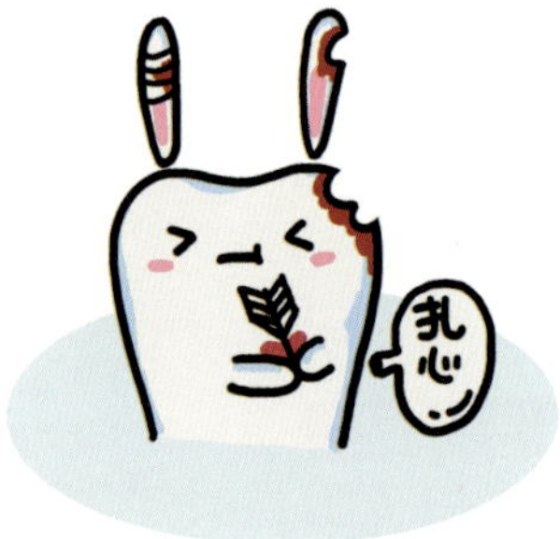

◆ 纯母乳喂养

是指以母乳为婴儿全部液体、能量和营养素来源的喂养方式，不添加任何其他食物和液体（包括白开水），但可以给予婴儿药物、维生素、矿物质补充剂和口服补液盐。

专家云解惑

◆ 专家照片和介绍

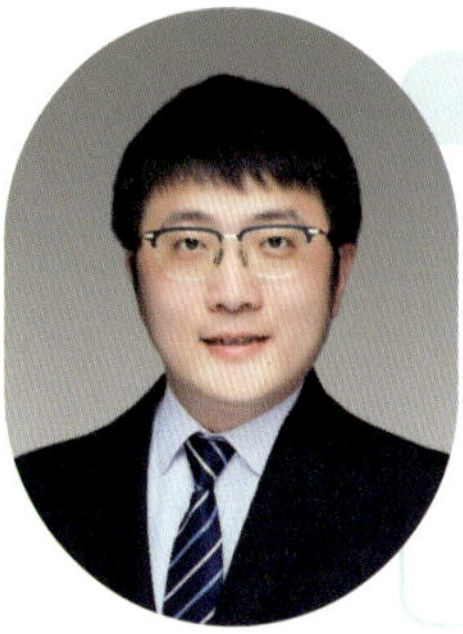

孙翔宇

北京大学口腔医院预防科副教授、副主任医师，北京口腔医学会口腔预防专委会常务委员、学术秘书，北京口腔医学会口腔生物医学专委会委员。

特色工作：各年龄段人群口腔疾病综合管理，口腔疾病精准诊疗与早期防治策略研究。

（孙翔宇）

25 人工喂养如采用，日常细节要关注

关键词 人工喂养 奶瓶龋 辅食

预防故事

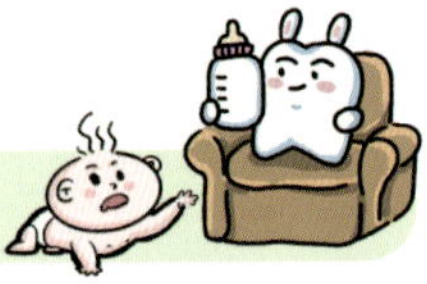

问题场景

家里迎来新成员小楠后，妈妈因母乳不足选择了人工喂养。小楠的爷爷奶奶来帮忙带娃，却因育儿观念不同闹了矛盾。

一天，小楠爸爸发现小楠含着奶瓶睡着了，想拿走奶嘴，小楠奶奶却拦着说：“孩子含着奶瓶睡得更安稳！否则孩子睡不好，怎么长个呀！”

爸爸急得直摇头：“妈，这样小楠的牙齿会坏掉的！”两人争执不下，决定带小楠找小北医生评评理。

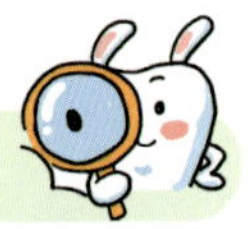

口腔表现

一周后，小楠爸爸和奶奶带着小楠来到医院进行口腔检查，小北医生检查发现，6 个月的小楠已经长了两颗乳下前牙，牙面上有些软垢，小北医生叮嘱家长要注意维护孩子的口腔卫生，还得关注喂养细节，不能含着奶嘴睡觉。

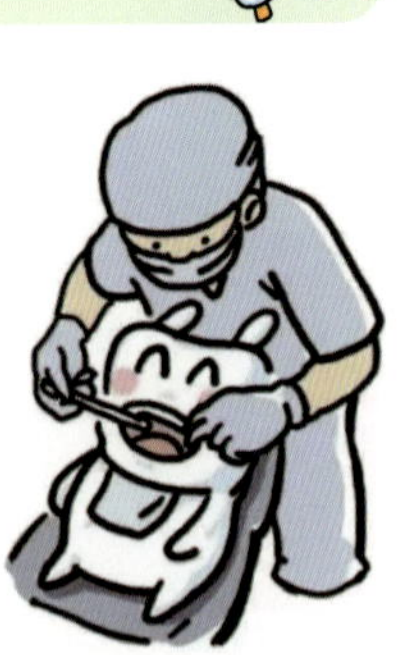

专家建议

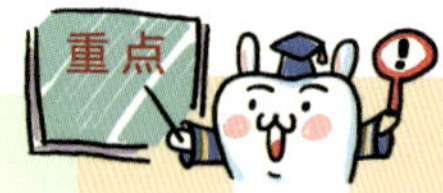

小北医生建议：

√ 家长要注意人工喂养时的细节；

√ 家长每天要帮宝宝清洁口腔；

√ 每 6 个月进行一次口腔检查。

针对小楠奶奶和爸爸的其他疑问，小北医生进行了一一解答。

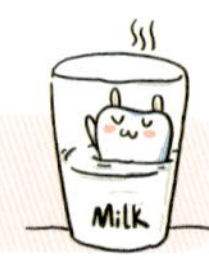

（1）小楠奶奶：用奶瓶喂养时，都要注意些什么啊？

小北医生：

首先要选择安全、耐高温、易清洗的奶瓶，其次根据宝宝的年龄，挑选孔径合适的奶嘴，确保奶嘴的流速适中，不会让宝宝在吸奶时太费劲。

1 岁后应尽量减少使用奶瓶，且奶瓶内只能装白水和无糖奶，用杯子或勺喂含糖液体（如甜奶、果汁、蜂蜜水等）。

1 岁半到 2 岁应停止使用奶瓶。因为长期用奶瓶喂养，除了容易患龋以外，还可能妨碍孩子咀嚼功能的发育。

（2）小楠奶奶：那么，用奶瓶喂奶时应该采取什么姿势呢？

小北医生：

奶瓶喂养时，让宝宝保持半卧位，这样可以减少宝宝吞咽空气，避免吐奶和呛奶（图 25-1）。

不应让孩子平躺仰卧吃奶瓶。这种姿势时孩子为了能喝到奶，下巴就会过度前伸或偏斜吸吮，长此以往，容易造成“地包天”，甚至脸型不对称等。

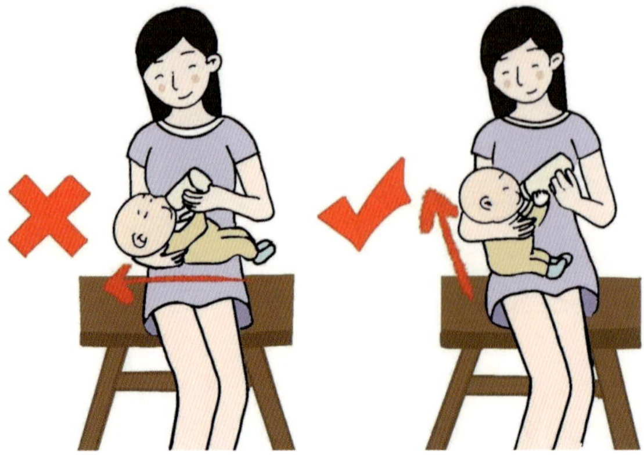

图 25-1　正确的和错误的奶瓶喂奶姿势

（3）小楠爸爸：

如果宝宝喝奶睡着了，可以含着奶嘴入睡吗？

小北医生：

这种是不可以的（图 25-2）。

宝宝在含着奶嘴睡觉时，奶液一直浸泡在宝宝的口腔中，尤其是牙齿周围。由于夜间唾液分泌减少，口腔自洁作用减弱，残留的奶液就成了细菌滋生的温床，容易增加患龋风险。

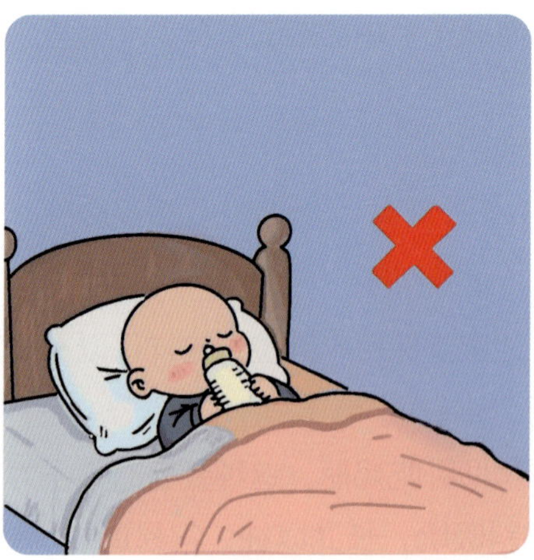

图 25-2　建议不要含奶嘴入睡

正确的做法是喂奶结束后，将宝宝竖抱起来，轻轻拍打宝宝的背部，帮助宝宝排出吞入的空气。在宝宝喝完奶后，可以喂一些温开水，帮助清洁口腔，减少奶液残留。

（4）小楠奶奶：

孩子现在需要吃辅食吗？

小北医生：

给宝宝添加辅食最好的时机一般在 5～6 月龄，一般在观察到宝宝能坐稳、对食物感兴趣时就可以添加辅食了。

添加辅食的顺序应当遵循如下规律：由简单到复杂、由少到多、由细到粗、由稀到稠、由单一到混合。

特别需要提醒的是，对于 1 岁以内的宝宝母乳和配方奶才是主食，辅食也是无需添加食盐的。

健康口腔词解

◆ 奶瓶龋

也称“喂养龋”，不科学的喂养习惯是主要原因，具体包括：乳牙萌出后含奶瓶或乳头入睡、喝夜奶、延长母乳或奶瓶喂养时间、过多饮用含糖饮料等。

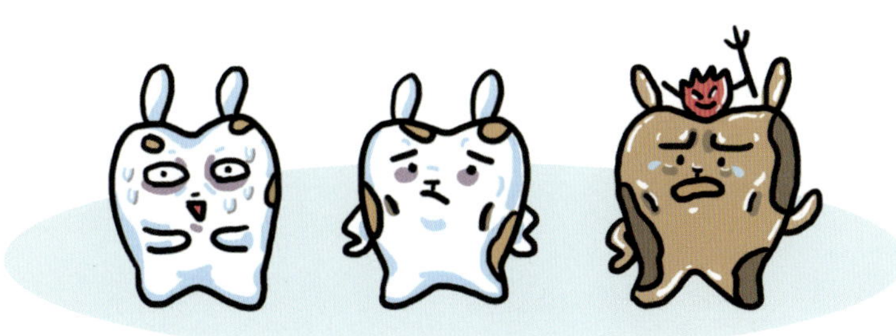

临床上常表现为环状龋，即乳前牙唇面、邻面龋较快发展成围绕牙冠的广泛性环形龋，多见于冠中 1/3 至颈 1/3 处，切缘可残留少许正常的牙釉质、牙本质。

◆ 辅食

母乳和配方奶是 1 岁以内宝宝的“主食”，除此之外的食物即为“辅食”。

对于 4～6 月龄的宝宝可选择米粉、米糊，果泥、蔬菜泥。

7～10 月龄可选择稀粥、烂糊面，肉泥、蛋黄、动物肝脏。

10～12 月龄可选择稠粥、婴儿面条、鱼、虾、肉松。

专家云解惑

◆ 专家照片和介绍

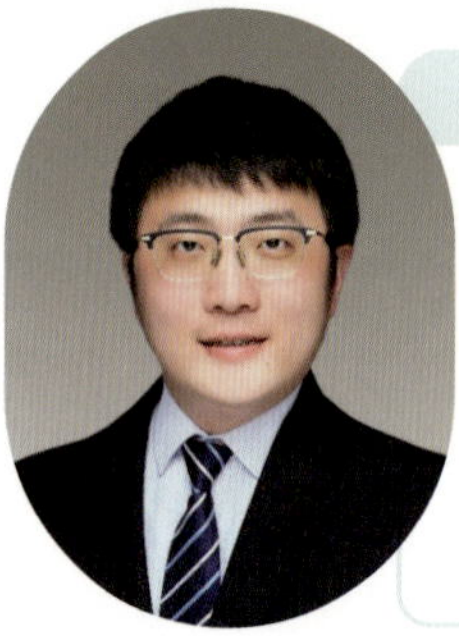

孙翔宇

北京大学口腔医院预防科副教授、副主任医师，北京口腔医学会口腔预防专委会常务委员、学术秘书，北京口腔医学会口腔生物医学专委会委员。

特色工作：各年龄段人群口腔疾病综合管理，口腔疾病精准诊疗与早期防治策略研究。

（孙翔宇）

26 健康食谱制订时，营养均摄需权衡

关键词 口腔健康 膳食平衡 家庭营养需求

预防故事

问题场景

今天是妹妹小楠的 1 岁生日，爸爸妈妈一大早就起来准备生日庆祝会的食材。

“爸爸妈妈，你们今天准备了什么好吃的呀？”小楠的哥哥好奇地问。

爸爸自豪地展示他们的劳动成果：“铛铛铛铛！”映入眼帘的是一大桌美味佳肴，小楠的哥哥不禁咽了咽口水：“1、2、3、4、5……哇，这么多菜呀！”

妈妈笑着说：“是呀，我们给小楠准备了热奶和辅食，辅食有胡萝卜泥、香蕉泥、南瓜泥，没有加盐加糖；给你准备了有肉沫豆腐、番茄金针菇汤、清蒸鲈鱼、粗粮饭……今天爷爷奶奶也要过来，还给他们额外准备了蒸蛋羹和南瓜粥。”

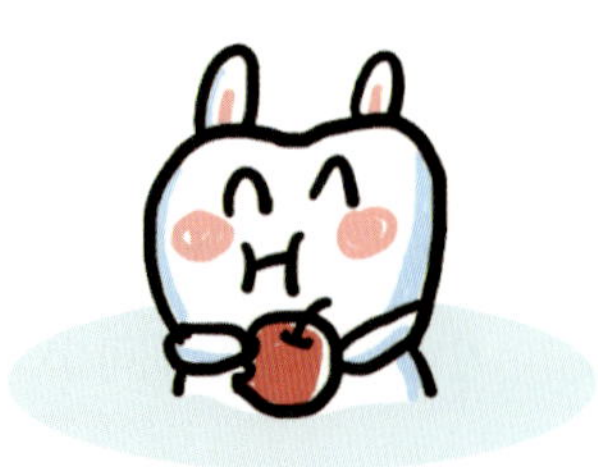

小楠哥哥歪头，疑惑地问：“为什么每个人吃的菜都不太一样呢？”

“因为我们的年龄不同呀！”妈妈答道。

亲子问答

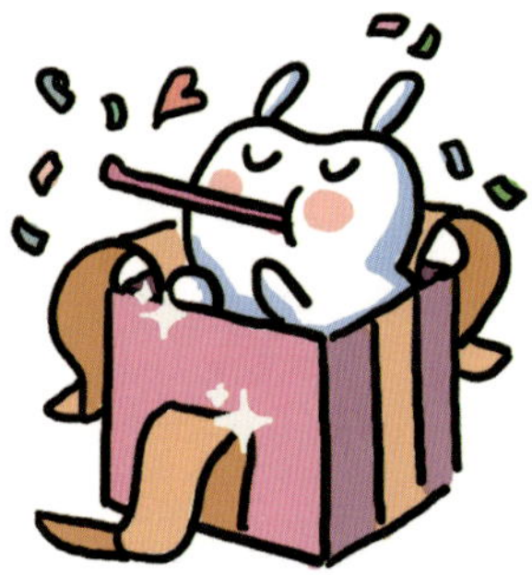

“妹妹和我又有什么区别呢？都是小孩子呀！”小楠哥哥又发问。

妈妈认真地回答：“小楠才 1 岁，除了奶之外，需要添加一些辅食，来培养她的饮食习惯，保持营养均衡。但是小楠的牙齿还没有长全，所以要做得软软的。”

然后妈妈点了点小楠哥哥的鼻子说：“而你都 6 岁啦！正是长身体的时候，要多补充一点维生素、蛋白质和膳食纤维等，对骨骼发育和换牙有好处。”

不等小楠哥哥继续发问，妈妈直接回答：“另外，爷爷奶奶年纪大了，戴着活动假牙，所以额外准备了一些比较软的、容易消化的粥和羹。这就叫‘膳食均衡’，你明白了吗？”

小楠哥哥点点头：“我明白啦！不过我今天能吃一点生日蛋糕吗？”

爸爸笑着刮了一下小楠哥哥的鼻子：“小馋鬼，今天可以吃，吃完要好好刷牙哦！”

专家建议

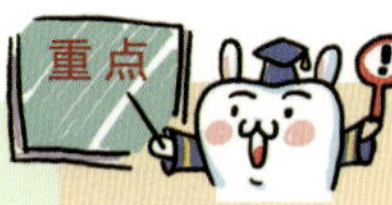

小北医生建议：

√ 准妈妈吃得好，宝宝才长得好；

√ 膳食平衡又规律，助力骨骼牙发育；

√ 均衡营养牙齿棒，戒烟限酒拒槟榔。

小楠妈妈继续向小北医生咨询了一些关于家庭健康膳食的细节问题。

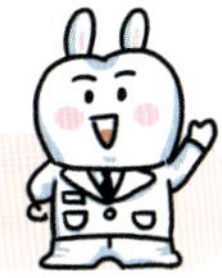

（1）小楠妈妈：

为什么准妈妈怀孕期间的饮食会影响宝宝的牙发育？

小北医生：

因为宝宝的乳牙胚是从母亲怀孕第 2 个月左右开始发育的，到怀孕第 4 ~ 5 个月时，恒牙胚随即开始发育。所以，准妈妈怀孕期间的健康和营养状况，与宝宝牙齿的形成和质地好坏有着密切的关系。

推荐摄入富含有益于牙齿发育营养物质的食物，如钙、磷、蛋白质、维生素 A、维生素 C、维生素 D 等。而过多进食富含碳水化合物的零食，会对孕妇的牙齿产生负面影响，因此推荐以瓜果蔬菜和未添加调味剂及精制糖的乳制品替代。

（2）小楠妈妈：

儿童的饮食应该额外注意些什么呢？

小北医生：

成长期的儿童应注意平衡膳食，规律饮食，同时要多吃营养丰富、含糖量少、对牙齿有益的食物，例如鸡蛋、瘦肉以及新鲜的蔬菜、水果等纤维性食物（图 26-1）。

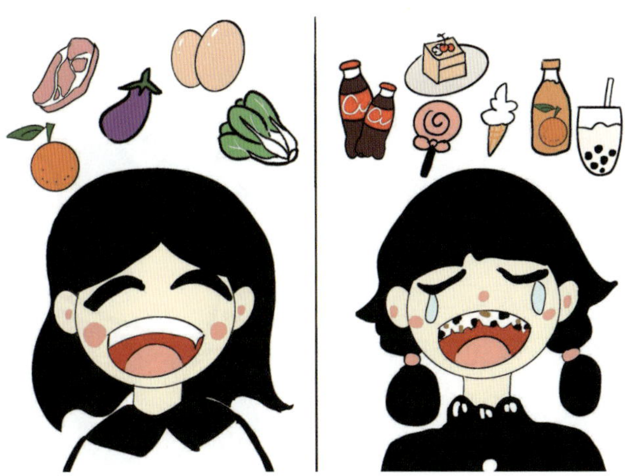

图 26-1　健康饮食和高糖饮食的对比

咀嚼过程既有利于牙齿的自洁作用，还能促进口腔颌面部生长发育和牙齿的整齐排列。

少吃对牙齿有害的食物，如各类较黏稠的、富含糖的甜食和碳酸饮料，预防龋病或牙齿敏感。此外，儿童应尽量减少食用餐间零食的次数，零食对儿童生长发育并无益处，反而会增加牙齿健康负担。

（3）小楠妈妈：

成年人的饮食又需要着重注意哪方面呢？

小北医生：

对于成年人来说，营养不足、不均是多种口腔疾病的重要诱因，需充分认识各类营养成分及其作用。

a）碳水化合物具有直接致龋作用，过多且频繁地摄入含游离糖的食品会大大提高龋病发生率；

b）各类维生素的缺乏，如维生素 A、B、C、D 等，与牙周疾病和口腔黏膜病的发生密切相关；

c）食物中的矿物质，如钙、磷、氟对牙齿的发育和矿化极为重要；

d）食用富含膳食纤维的食物可减少菌斑聚集，降低龋病和牙周病患病风险；

e）吸烟、饮酒和嚼槟榔是引起口腔癌的重要危险因素，成年人应戒烟、限酒、远离槟榔，预防口腔癌；

f）最后，如若发现口腔问题，应及时就医，以免妨碍食物咀嚼和消化，影响正常的营养摄取。

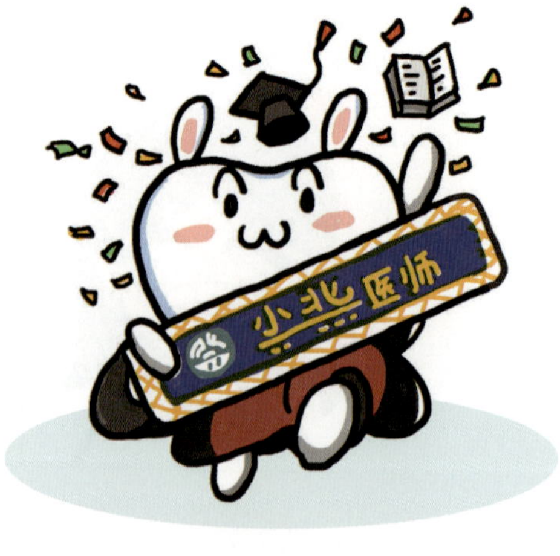

健康口腔词解

◆ 平衡膳食

平衡膳食指通过科学搭配食物种类和数量，确保人体摄入的能量及各类营养素既能满足生理需求，又能保持合理比例。

平衡膳食重点在于食物种类的丰富性、摄入量的合理性以及各类营养素的协同作用，需结合个体身体状态和需求进行灵活调整。

通过健康饮食的科学搭配和长期坚持，可有效提升自身免疫力、预防慢性病，促进身心健康。

专家云解惑

◆ 专家照片和介绍

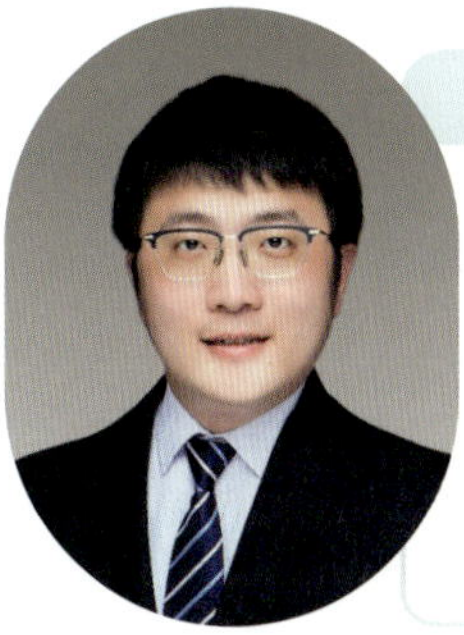

孙翔宇

北京大学口腔医院预防科副教授、副主任医师，北京口腔医学会口腔预防专委会常务委员、学术秘书，北京口腔医学会口腔生物医学专委会委员。

特色工作：各年龄段人群口腔疾病综合管理，口腔疾病精准诊疗与早期防治策略研究。

（孙翔宇）

27 科学认知糖摄入，辨别是否游离糖

关键词 游离糖 非游离糖 饮料 甜食

预防故事

问题场景

午餐时间，幼儿园的红烧排骨香气扑鼻，小楠吃了几口后却托着腮帮不再动勺子。

“老师，肉肉卡在这里了……”他皱着眉指了指右侧后牙，手指在嘴边来回摩挲。

李老师蹲下身用手机电筒一照，发现他的牙缝间塞着好多暗红的肉渣。

当晚接孩子时，李老师轻声提醒：“小楠妈妈，孩子门牙最近越来越黑了，而且午饭时候老是抱怨塞牙，你看是不是带他去医院检查检查。”

妈妈心头一紧，想起最近小楠确实越来越不爱吃肉了，以为是夏天了食欲不好呢。

妈妈带小楠来到口腔科检查，医生发现小楠的上颌前牙和双侧上颌后牙的牙缝都发生了龋损。

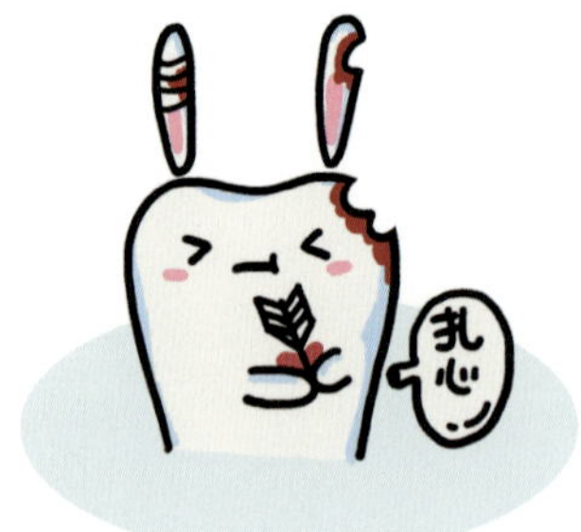

口腔表现

小楠妈妈介绍说，“孩子平常完成一些任务后，家长会奖励一些小蛋糕、果汁、饼干、乳酸菌饮料、酸奶、奶酪等食物。孩子基本每天都会获得奖励。不过，孩子从来也没抱怨过牙疼啊。”

小北医生说：“这主要是因为上述这些饮品和食物都含有大量的游离糖。游离糖对身体的危害较大，很容易被口腔中的细菌利用分解产酸，如果不及时清洁牙齿，在一定时间作用后会导致牙齿出现龋损。”

小楠妈妈说：“我其实每天会督促小楠早晚刷牙，但是确实没有对他的饮食进行严格限制。”

小北医生对小楠进行口腔检查发现，小楠牙齿表面牙龈边缘存留部分食物残渣和软垢，上颌前牙和双侧上后牙的牙缝处都有变黑或者出现龋洞（图 27-1）。

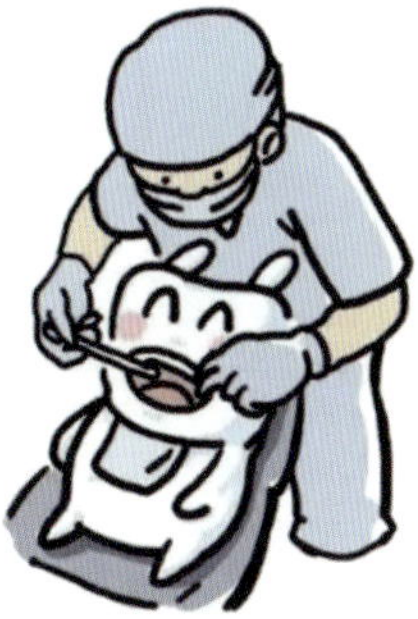

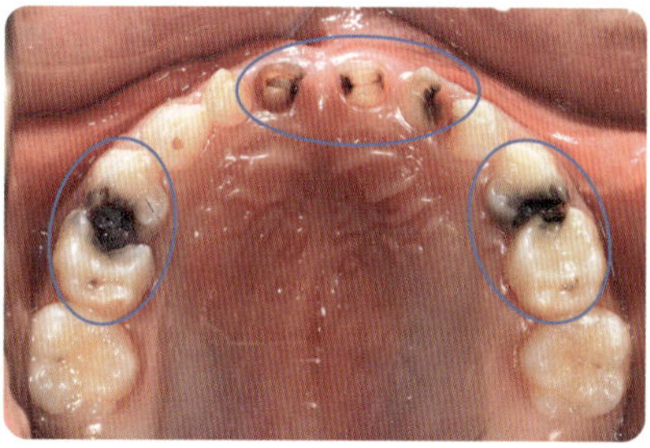

图 27-1　上颌前牙和双侧上后牙的牙缝处变黑出现龋洞

专家建议

小北医生建议：

√ 辨别食品中的游离糖；

√ 减少游离糖的摄入；

√ 合理选择糖替代品；

√ 可以优先食用非游离糖。

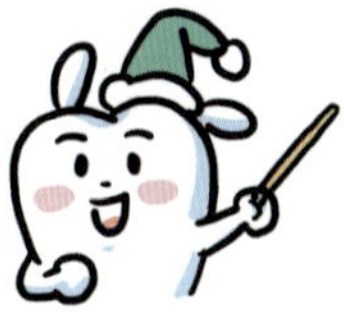

小楠妈妈还有一些困惑，小北医生进行了一一解答。

（1）小楠妈妈：

游离糖对身体都有什么危害呢？

小北医生：

游离糖能够被口腔中的细菌利用，是龋病发生的重要因素。

游离糖并不含有营养成分且能量很高。摄入后会被人体快速吸收，导致血糖和胰岛素剧烈波动，长期过量摄入可能引发代谢综合征，增加肥胖、高血脂、糖尿病、高血压等慢性病风险。

（2）小楠妈妈：

如何辨别食品中的游离糖呢？

小北医生：

食品配料表中常见的蔗糖、红糖、果糖、冰糖、乳糖、葡萄糖、白砂糖、麦芽糖、麦芽糊精、果葡糖浆均为游离糖（图 27-2）。

配料：白砂糖，植物油，脱脂乳粉，低脂可可粉4%，小麦粉，小麦淀粉，固体麦精（大麦，麦芽），磷脂，乳清蛋白粉，食用香精香料，碳酸氢铵，碳酸氢钠，食用盐。奶制品：20%

A

配料：青梅、水、白砂糖、食用盐、食用香料、食品添加剂【柠檬酸、DL-苹果酸、甜蜜素、甜菊糖苷、阿斯巴甜（含苯丙氨酸）、苯甲酸钠、山梨酸钾、糖精钠、焦亚硫酸钠、日落黄、柠檬黄、靛蓝、亮蓝】

B

配料：水、果葡萄浆、橙肉、白砂糖、浓缩橙汁、食物添加剂（柠檬酸、柠檬酸钠、β-胡萝卜素）、食用香精、维生素C
橙肉平均含量：5克/100毫升
果汁含量不少于10%

C

配料：水，果葡糖浆，鸭屎香茶叶（乌龙茶），木糖醇，浓缩青柠檬汁，柠檬酸钠，柠檬酸，三氯蔗糖，D-异抗坏血酸钠，食用香精香料。鸭屎香茶叶（乌龙茶）添加量≥0.5%，浓缩青柠檬汁添加量≥0.2%。

D

配料：植物油、鸡蛋黄、水、食醋、食用盐、白砂糖、食品添加剂（谷氨酸钠、黄原胶、乙二胺四乙酸二钠）、香辛料

E

配料：蓝莓、白砂糖、麦芽糖浆（食用玉米淀粉、水）、水、食品添加剂（木糖醇、果胶、柠檬酸、柠檬酸钠）

F

图 27-2　不同食品、饮料配料表示例
A. 巧克力糖果；B. 青梅果脯；C. 果汁饮料；D. 果茶饮料；E. 沙拉酱；F. 果酱。

（3）小楠妈妈：

那么，不甜的食品就没有游离糖了吧？

小北医生：

通常带有明显甜味的食品大家会非常警惕其中的高糖含量，但是那些“不甜”的加工食品中的游离糖就非常容易被忽视。

为了提升口感、迎合消费者的口味，很多食品加工时往往添加了不少糖，比如番茄酱、辣椒酱等酱料，酸奶、奶酪、咖啡等饮品，牛肉干、薯片、膨化食品、话梅等零食，甚至芝麻糊、核桃粉、麦片等看似非常健康的食品等。

（4）小楠妈妈：

通常标识了“无糖食品”的那些，总应该没有游离糖了吧？

小北医生：

选购食品时不仅要看包装上是否标注了“无糖食品”的字样，还要关注配料表。

有些食品虽然标注了“无蔗糖”，但配料表上标有葡萄糖、白砂糖、麦芽糖、果糖，还有的标注有麦芽糊精、果葡糖浆、淀粉糖浆等。

还有些食品会标注“不额外添加糖”，但其原材料本身就含有大量糖分，比如各种浓缩果汁，这些其实仍然是游离糖。

大家要擦亮眼睛，不要受商家的文字游戏迷惑和误导。

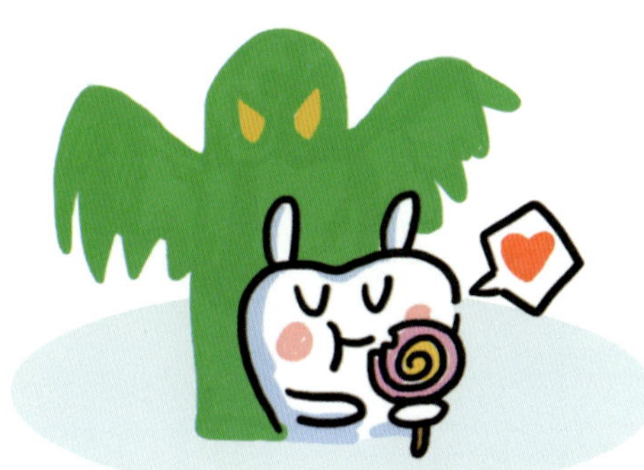

健康口腔词解

◆ 游离糖

世界卫生组织把食物中的糖分为游离糖和非游离糖。游离糖是指在食品生产、制备、加工中添加的蔗糖、葡萄糖和果糖及糖浆，以及天然存在于蜂蜜、糖浆、果汁和浓缩果汁中的糖。

◆ 非游离糖

非游离糖是指整个新鲜水果和蔬菜中的内源性糖、奶类中的乳糖以及谷薯类中的淀粉。

这些糖分因与膳食纤维、蛋白质等结合，消化吸收较慢，对健康影响较小。

专家云解惑

◆ 专家照片和介绍

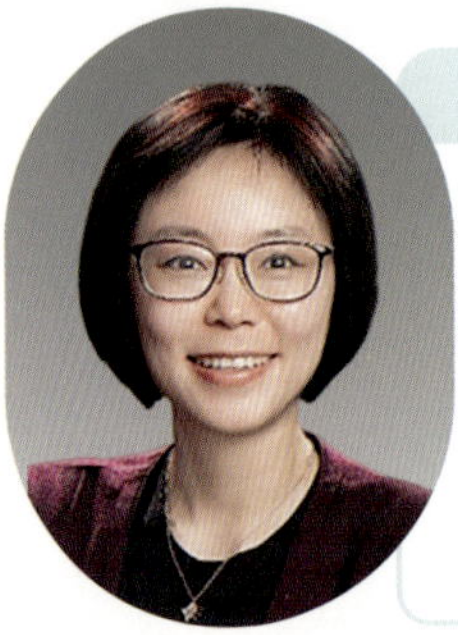

王笑喆

北京大学口腔医院预防科副主任医师，北京市第四批健康科普专家，中国优生优育协会母婴口腔健康专委会执行主任。

特色工作：儿童及成人龋病综合防治，错𬌗畸形早期干预，口腔颌面部发育性疾病及组织再生研究。

（王笑喆）

28 鲜水果和榨果汁，健康影响有异同

关键词 鲜榨果汁 新鲜水果 游离糖摄入量

预防故事

问题场景

一个阳光明媚的周末，一家人在公园里度过亲子时光。

“小楠看这里！笑一个呀！”

妈妈举着相机，镜头里的小女孩却抿着嘴，手指紧张地绞着衣角。

爸爸蹲下身轻声问：“宝贝最近怎么不爱笑了？”

小楠捂住嘴，委屈地说：“小朋友说我牙齿像……像小狗牙，坑坑洼洼的。呜呜……”

妈妈心头一紧，轻轻托起女儿的下巴：“让妈妈看看？”

阳光下小楠上边几颗大门牙黄黄的，还变短了。爸爸猛然想起：“最近连刷牙都闹脾气，不让碰呢！”

“咱们赶快带孩子去医院吧！可千万别耽误了！”妈妈带孩子找小北医生检查后，发现小楠果然是患龋了。

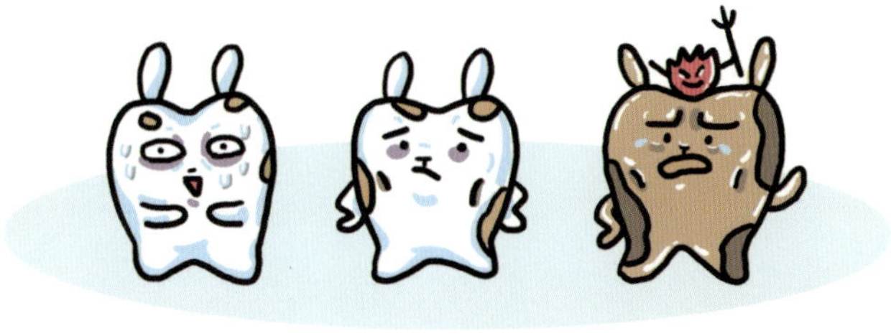

口腔表现

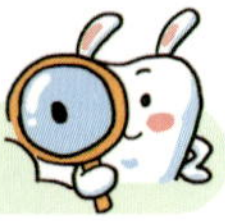

小北医生检查发现小楠牙齿表面存留了一些黄白色的软垢，上颌门牙和后牙贴近嘴唇一侧的牙齿都变成了黄褐色，并且有明显缺损，用探针轻触感觉质地发软，上颌所有牙齿都已经发生了不同程度的龋损（图 28-1）。

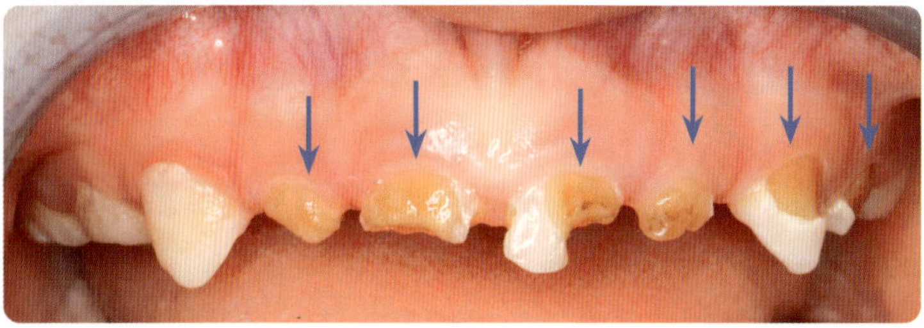

图 28-1　上颌牙发生龋损，表现为变色和缺损等

小楠妈妈说："这孩子从小就不爱吃水果蔬菜，为了保证维生素和其他营养的摄入，我每天早、晚都给她鲜榨各种果蔬汁，中午还会带瓶装果汁加餐。本来觉得是健康饮品，怎么还会坏牙呢？"

小北医生："果汁里含有大量游离糖，如果不及时清洁牙齿，很快就会龋坏。"

小楠妈妈表现得很苦恼："可是……孩子一刷牙就闹别扭，我和小楠爸爸每天都跟她因为刷牙做斗争。"

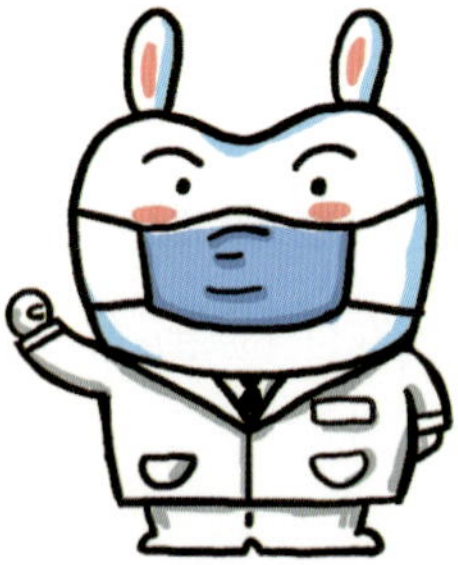

小北医生说："孩子抗拒刷牙可能是因为出现龋损后牙齿敏感，但越是逃避清洁，龋损就会发展得越快。"

专家建议

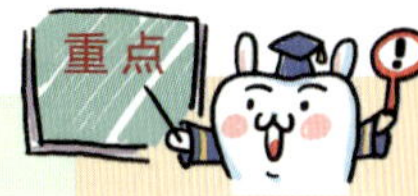

小北医生建议：

√ 及时治疗已经出现龋损的牙齿；

√ 尽量多吃新鲜的水果蔬菜，少喝果汁，尤其是加糖的果汁；

√ 饮用果汁后及时漱口或喝点白开水，半小时后再刷牙；

√ 做好牙齿清洁最重要。

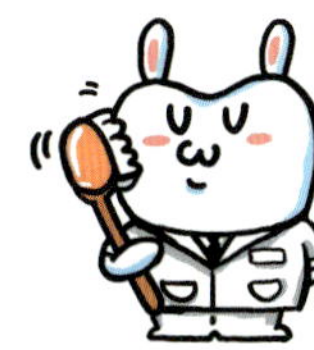

小楠妈妈还有些困惑，小北医生进行了一一解答。

（1）小楠妈妈：

同样的水果，为什么变成果汁后里面的糖就不健康了？

小北医生：

完整水果中的糖，与膳食纤维、蛋白质等结合并且由一层植物细胞壁包裹，是我们之前提到的非游离糖，消化吸收慢也不容易致龋。

但水果榨成果汁后，植物细胞壁破碎，糖游离出来就成为游离糖，不光致龋性增加还会提高肥胖、糖尿病等风险（图 28-2）。

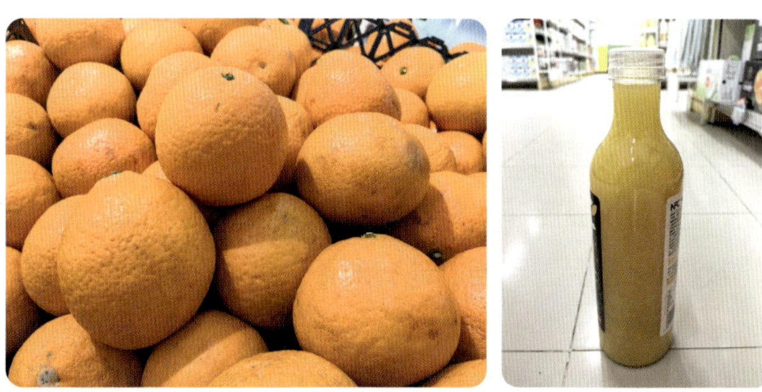

A　　B

图 28-2　水果和果汁
A. 橙子；B. 橙汁。

《中国居民膳食指南（2022）》中建议：天天吃水果，保证每天摄入 200～350g 的新鲜水果，果汁不能代替鲜果。

（2）小楠妈妈：

果汁毕竟是天然食品，适量饮用也不会增加太多游离糖的摄入吧？

小北医生：

一杯果汁的游离糖含量甚至超过一罐可乐，远超出大家的想象。

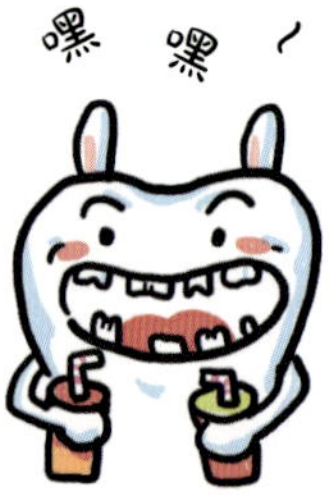

水果榨成汁后糖分浓缩，糖含量骤升。比如每 100g 鲜榨橙汁、葡萄汁、苹果汁中的含糖量分别约为 10.0g、12.3g、12.8g，而每 100g 可乐中为 10.6g。

另外通常 2～3 个苹果才能榨出一杯苹果汁，一口气吃完这么多苹果可能有些困难，但是喝完一杯果汁对小朋友来说都很轻松。

早晚一杯果汁，游离糖摄入量轻轻松松超过中国居民膳食指南的推荐标准。

（3）小楠妈妈：

果汁虽然含糖量高，但是更利于营养吸收吧？

小北医生：

鲜榨果汁和水果之间的营养成分存在着巨大差异。

新鲜水果在被榨成果汁的瞬间，膳食纤维几乎全部损失。而膳食纤维可以增加饱腹感、促进肠道蠕动，对于促进消化、控制体重等都有很重要作用。

另外榨汁过程中，维生素 C、多酚、β－胡萝卜素等抗氧化物质与空气中的氧气充分接触，也会有很大程度的流失。所以，以果汁代替水果来摄取营养并不是一个好选择。

健康口腔词解

◆ 游离糖摄入量标准

世界卫生组织以及《中国居民膳食指南（2022）》建议：成年人和儿童（≥ 4 岁）应将其每天的游离糖摄入量控制在全天总能量的 10%（约 50 克）以下，最好在 5%（约 25 克）以下。

专家云解惑

◆ 专家照片和介绍

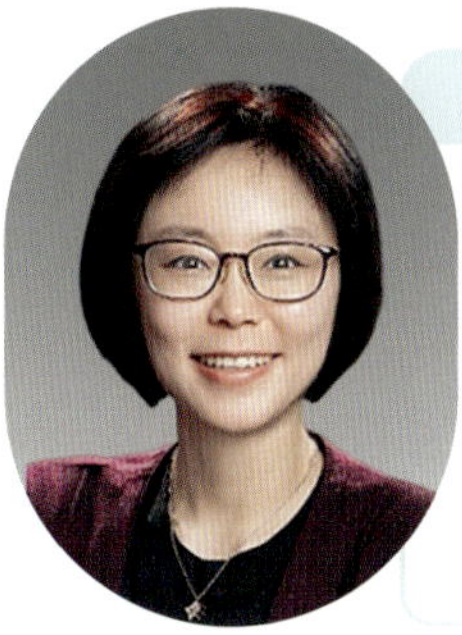

王笑喆

北京大学口腔医院预防科副主任医师，北京市第四批健康科普专家，中国优生优育协会母婴口腔健康专委会执行主任。

特色工作：儿童及成人龋病综合防治，错殆畸形早期干预，口腔颌面部发育性疾病及组织再生研究。

◆ 短视频

短视频 10

鲜水果和榨果汁，健康营养大不同

①扫描二维码　②用户登录

③激活增值服务　④观看视频

（王笑喆）

29 饮料对牙危害性，水杯吸管要区别

关键词 饮料 牙齿脱矿 再矿化 吸管

预防故事

问题场景

“小王，中午又吃了什么大餐，快照镜子弄一下，门牙卡了个肉丝。”闺蜜聊着天，突然开心地乐了起来。

“诶不对，好像不是肉丝，是你门牙的牙缝变黑了！”

“是吗？”小王连忙跑进洗手间的镜子前仔细地看了看。果然发现上边门牙牙缝中间黑乎乎的一小片，旁边牙齿挨着牙龈的地方也有一条条不自然的黄白相间的条纹，手指摸上去粗糙不平。小王想起来最近喝冰可乐的时候牙齿嗖嗖酸疼。

“怕不是又有龋了吧？”小王一阵紧张，赶忙到口腔科就诊。

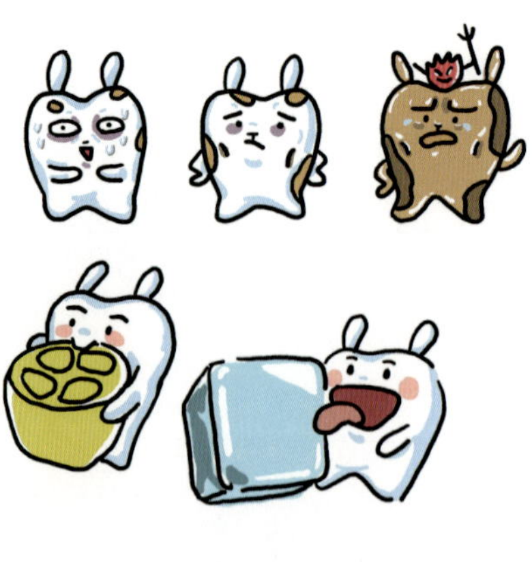

口腔表现

小北医生发现小王在靠近脸颊一侧的上下牙齿表面覆盖了一层薄薄的软垢，探针刮除后，在几乎每颗牙靠近牙龈边缘的牙釉质上都发现白垩色脱矿，有些部位甚至有缺损，两颗大门牙有墨浸状的龋洞（图 29-1）。

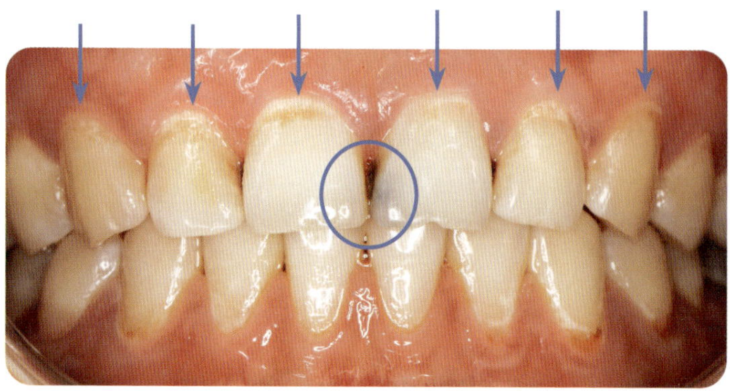

图 29-1　上颌牙发生龋损及牙齿脱矿

小北医生问："你是不是挺爱喝饮料啊？"

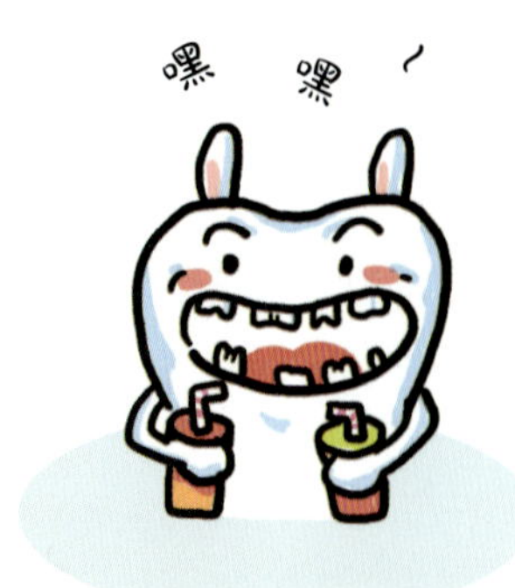

小王承认，自己不爱喝白开水，一般早上一杯特调咖啡，中午一杯奶茶，工作时更是喜欢一边敲电脑一边享用可乐或者果汁。而且习惯含在嘴里，细细品尝每款饮品的味道。但她表示，"虽然我饮料喝得确实不少，但都选的减糖版本呢！"

小北医生答道："你最爱的这些饮料都是酸上加糖，长期饮用必然会造成牙齿脱矿和龋损。所幸龋损都不太深，树脂充填治疗后一定要配合良好的饮食习惯才能保证长期疗效。"

专家建议

关于饮料，小北医生建议：

√ 降低饮用频率；

√ 饮用时使用吸管；

√ 随餐或餐后 2 小时内饮用，避免餐间和睡前饮用；

√ 鼓励以白开水、茶（或不含糖茶饮料）、牛奶、苏打水等替代含糖饮料。

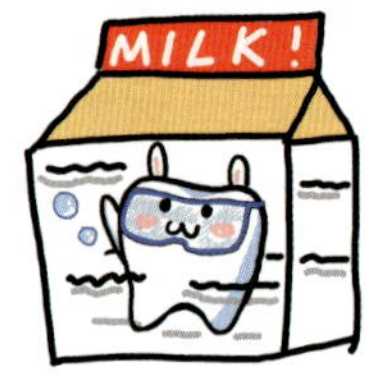

小王非常想弄清楚饮料导致龋病的原理，小北医生进行了一一解答。

（1）小王：

饮料是如何腐蚀牙齿的呢？

小北医生：

牙釉质是覆盖在牙冠最外层的坚硬“盔甲”，它是由 95% 至 97% 的无机物（含钙磷的羟基磷灰石）和少量水及有机物组成。

当口腔内 pH 小于临界值 5.5 时，牙面钙磷流失速度大于再矿化速度，牙釉质溶解出现脱矿。

大家日常最喜爱的碳酸饮料、果汁、冰红茶、乳酸菌饮料等都是酸性饮料。

另外除了自身酸性外，很多饮料还添加了大量糖，对牙釉质产生双重暴击。

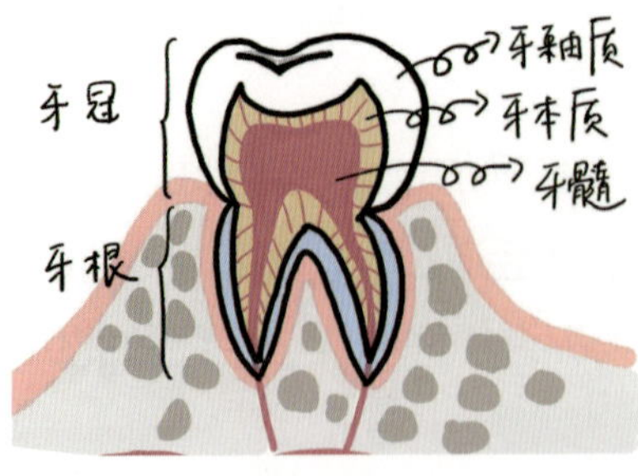

（2）小王：

喝饮料太快乐了根本戒不掉，有什么方法能减少饮料对牙齿的腐蚀？

小北医生：

牙齿在酸、糖和细菌的长期作用下会导致龋病。所以缩短牙齿处于低于临界 pH 环境的时间和频率至关重要。

一方面推荐使用吸管，饮料经过舌头很快进入食管，明显减少酸性饮料在口腔内的存留时间和与牙面的接触范围。

另一方面降低饮用频率且尽量随餐，能避免牙齿反复处于酸性环境，为唾液的缓冲和再矿化提供时间，维持牙面脱矿—再矿化的动态平衡。

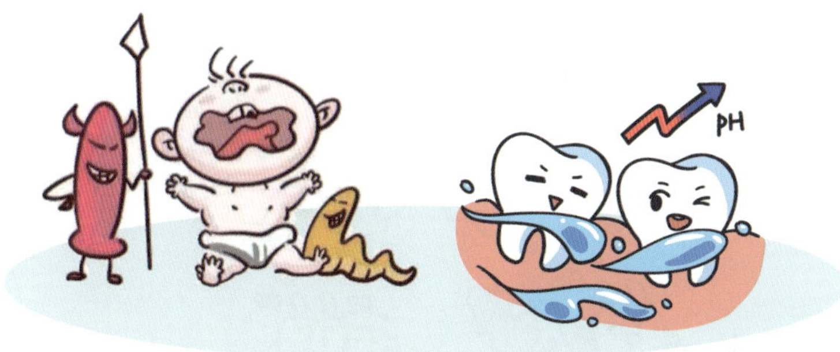

（3）小王：

哪种饮料对牙齿危害最大呢？

小北医生：

对牙齿危害最大的必然是 pH 低至 2 且含大量游离糖的碳酸饮料，其次是各种果汁饮料以及看似天然健康的鲜榨果汁，酸而高糖。

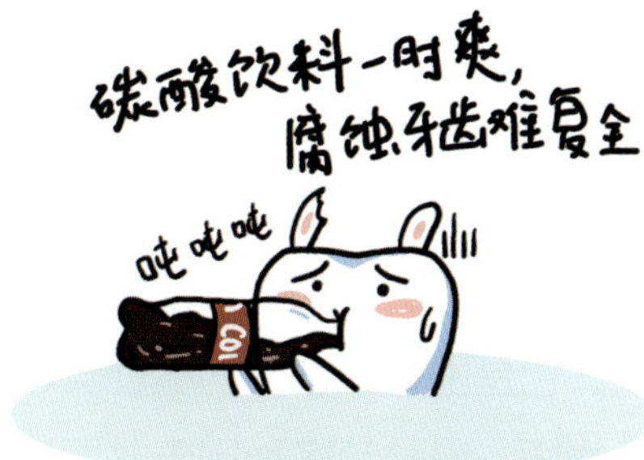

咖啡、奶茶、酸奶、运动饮料等本身是弱酸性对牙齿影响不大，但很多情况下添加了大量糖，长期

饮用同样会损害牙齿。

另外，啤酒、葡萄酒等虽然不甜但仍然是酸性，大量饮用也能对牙釉质造成腐蚀。

（4）小王：

脱矿后是不是就无法挽救了？

小北医生：

脱矿并不会直接造成龋损。但随着致龋菌乘虚而入，不断代谢产酸，牙齿结构被破坏而形成龋损。

因此做好牙齿清洁、控制牙面菌斑才是阻止脱矿发展到龋病的关键。

另外可以配合使用含氟牙膏、含氟涂料等氟化物促进牙齿的再矿化。

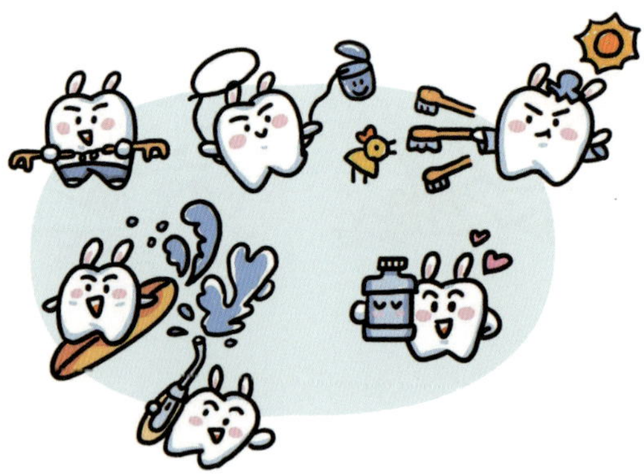

健康口腔词解

◆ 脱矿

脱矿是指牙齿表面的钙、磷等矿物质在酸性环境影响下逐渐流失，导致牙齿硬组织损失，使牙齿色泽改变，出现微小的呈白色或微黄的斑点。它是由如饮食中的酸性食物或饮料，或口腔内的细菌代谢产生的酸性物质、胃酸等多种因素共同作用的结果。

◆ 再矿化

再矿化是指唾液中的钙磷等沉积到牙面上，牙的脱矿与再矿化通常是一个动态平衡的过程。

专家云解惑

◆ 专家照片和介绍

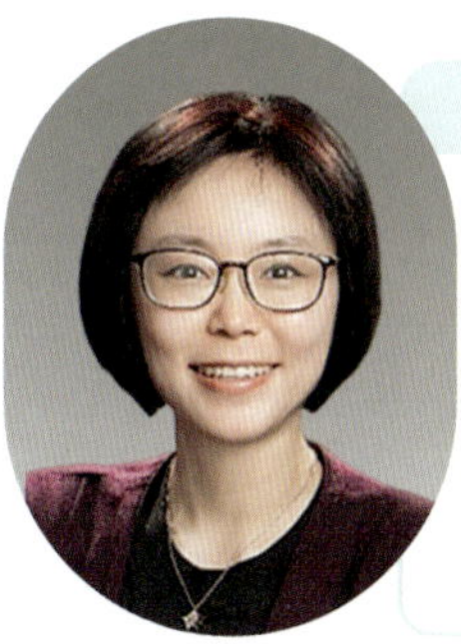

王笑喆

北京大学口腔医院预防科副主任医师，北京市第四批健康科普专家，中国优生优育协会母婴口腔健康专委会执行主任。

特色工作：儿童及成人龋病综合防治，错殆畸形早期干预，口腔颌面部发育性疾病及组织再生研究。

◆ 短视频

短视频 11

饮料戒不掉？让我们一起健康享用！

①扫描二维码　②用户登录

③激活增值服务　④观看视频

（王笑喆）

30 日常饮食重健康，习惯养成抓要点

关键词 饮食习惯 口腔健康食谱 牙齿再矿化

预防故事

问题场景

“妈妈，我又牙疼了！”小楠捂着腮帮子直跳脚，手里还攥着半袋小熊软糖。妈妈掰开她的嘴一看，后牙上赫然一个黑色小洞。“每天都刷牙，怎么还会患龋？”

第二天，口腔诊室里，医生指着X线片上牙齿“龋之隧道”已经连通到了牙神经：“这颗乳磨牙已经波及牙髓了，得做根管治疗。”小楠妈妈懊悔不已：“孩子爱吃糖，我们也没太管……”

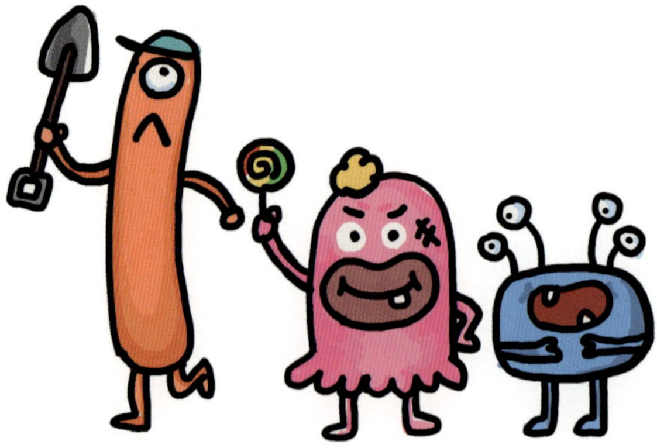

口腔表现

接诊的小北医生一边检查一边说：“您看这些黑褐色的龋损，都是‘隐形杀手’碳水化合物的杰作。”口腔内的发现令妈妈震惊：乳牙列可见多颗牙存在龋损（图 30-1）；牙齿上肉眼可见“细菌狂欢派对”，牙表面堆积黄色软垢，后牙窝沟里还塞着刚吃过的巧克力和软糖残渣。

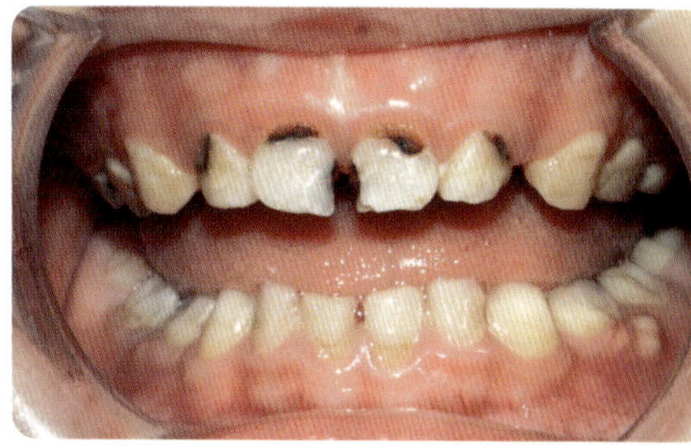

图 30-1　乳牙多颗牙龋坏

小北医生接着说：“小楠的饮食习惯让牙齿长期泡在‘糖酸浴’里——细菌不间断地发动酸蚀攻击！”而且“每天超过三次甜食，等于给细菌开全天候自助餐厅。”

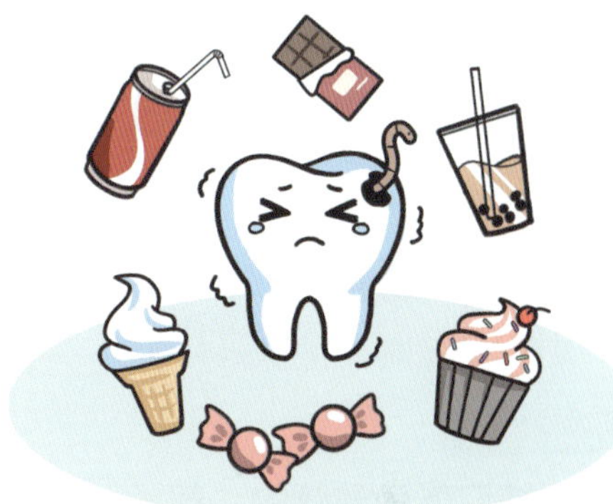

专家建议

小北医生建议：

√ 及时对疼痛及存在龋损的牙齿进行治疗；

√ 除了注意口腔卫生，还需要养成良好的饮食习惯。

牙齿是身体最勤奋的器官，每天经历 600 次以上的咀嚼考验——选择食物，就是选择为它们穿上铠甲还是软肋。

关于饮食习惯，小楠妈妈还有些困惑，比如如何“吃出一口好牙”呢？她向小北医生一一咨询了这些问题。

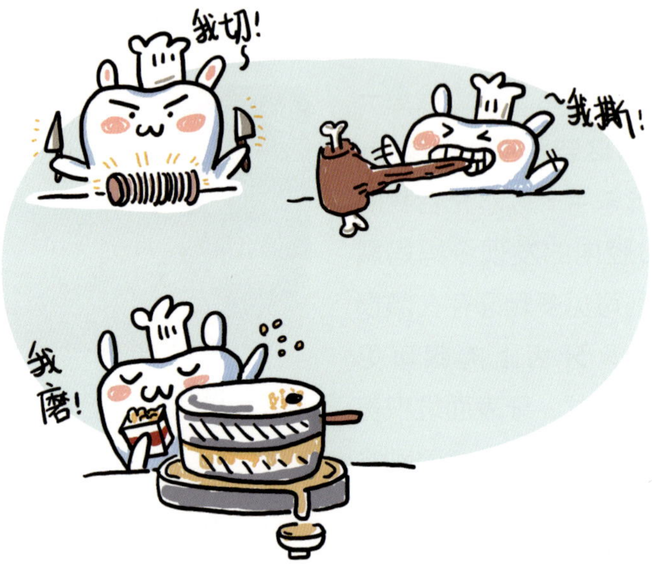

（1）小楠妈妈：
不吃糖就不会患龋吗？

小北医生：

糖只是导致龋的“帮凶”，真正的“凶手”是病原微生物！它们能把任何含碳水化合物的食物（包括米饭、面包）转化为酸。关键注意这几点：

a）进食频率：减少甜食频率，每天吃 5 次饼干比一次吃 5 块更危险；

b）食物形态：黏牙的葡萄干比巧克力危害大 2 倍；

c）清洁时效：吃完东西后 30 分钟内漱口，可大大减少酸蚀损伤。

根据食物的含糖量、黏附性、酸度及口腔滞留时间，常见食物被分为三级致龋风险：高风险、中风险和低风险（表 30-1）。

表 30-1 常见食物的致龋风险

等级	核心特征	典型食物举例
高风险	高糖、高黏性、低 pH、长时间滞留	软糖、葡萄干、碳酸饮料
中风险	中高糖、中等黏性、中性 pH、中等滞留时间	饼干、白面包、香蕉
低风险	低糖 / 无糖、高纤维 / 高钙磷、短滞留时间	苹果、奶酪、坚果

（2）小楠妈妈：

哪些食物有助于保护牙齿呢?

小北医生：

确实有一些食物有助于口腔健康，例如新鲜的水果蔬菜、肉类、蛋类等（图 30-2）：

钙磷有助于牙齿再矿化，牛奶及无糖奶制品含钙高，杏仁等坚果磷含量高。

高纤维的食物可以如同毛刷般清洁牙齿，建议多食用苹果、西芹等“纤维清道夫”。

无糖酸奶等益生菌等还具有抑制口腔致病菌的作用。

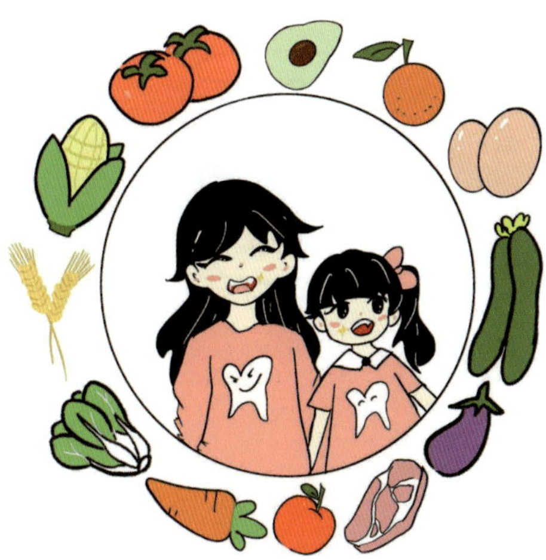

图 30-2 均衡营养饮食

（3）小楠妈妈：

孩子每天时不时吃东西是不是对牙齿也不好？

小北医生：

建议养成规律进食节奏，单次进食控制在 20 分钟内，避免频繁刺激唾液腺。

两餐之间至少间隔 3 小时，给牙齿自我修复时间。

睡前 2～3 小时禁食，防止“夜间酸蚀”。

健康口腔词解

◆ 口腔健康食谱

以维护牙齿、牙龈及口腔整体健康为目标，通过科学选择食材与烹饪方式，形成营养均衡且具有预防口腔疾病功能的膳食体系。

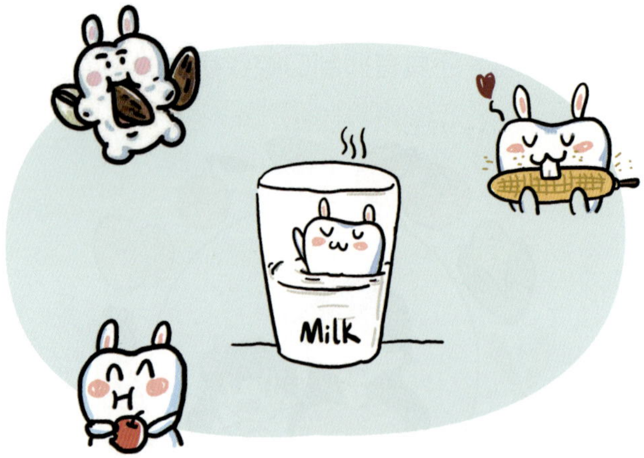

（刘　阳　孙翔宇）

第五章

其他口腔疾病的预防措施

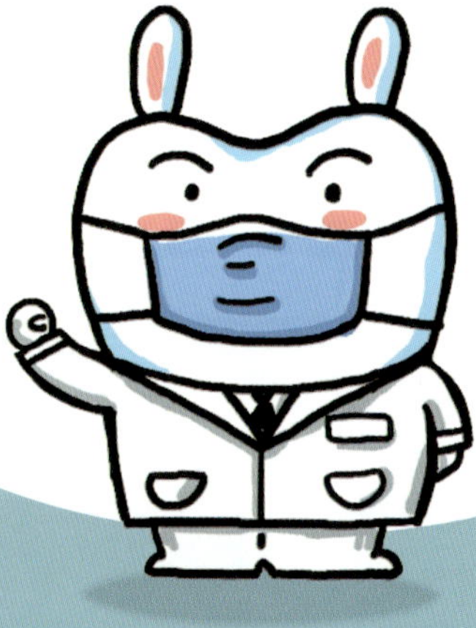

31 科学认知氟化物，健康利弊应知晓

关键词 含氟牙膏 局部用氟 氟牙症

预防故事

问题场景

周末的一天，8 岁的小楠照着镜子，问妈妈："为什么我的门牙不像别的牙齿那么白而且门牙上还有坑呢？"

小楠妈妈也不太清楚，于是带小楠来到口腔医院检查。

小楠妈妈焦虑地说："孩子从小用含氟牙膏，还定期涂氟，怎么牙齿还是出问题？我听说氟化物会'腐蚀'牙齿，是不是用多了反而有害？"

小北医生回答道："我们需要科学认识氟化物。"

口腔表现

小北医生检查发现，小楠的上门牙牙釉质出现中度氟牙症的表现：牙面有云雾状黄褐色斑块，局部牙釉质发育不全形成微小凹坑，质地坚硬（图 31-1）。

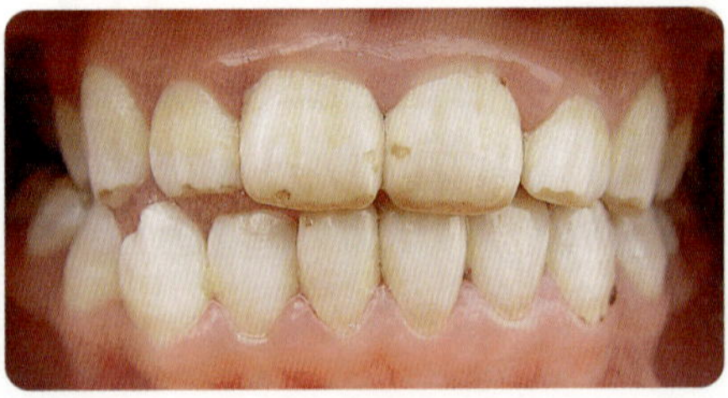

图 31-1 上颌前牙氟牙症

小北医生："小楠小时候住在哪里呢？当地居民的牙齿白吗？"

小楠妈妈："小楠 5 岁以前居住于某农村地区，当地都是饮用井水，很多村里人都是一口黄牙，后来当地改水后，在那以后出生的孩子就没有这些问题了。"

专家建议

小北医生建议：

√ 氟对人体的效应与剂量有关：剂量过低无作用，适宜的剂量有生理作用，剂量过高有一定的毒性作用；

√ 低浓度高频率使用氟化物可预防龋病；

√ 控制总摄氟量在一定范围内，过量摄入氟化物会对人体健康产生危害。

小楠妈妈仍有一些困惑，小北医生一一解答。

（1）小楠妈妈：

氟化物主要通过什么方式预防龋病呢？

小北医生：

氟化物防龋主要通过以下机制：

a）增强牙齿抗酸性：氟离子与牙釉质中的羟基磷灰石结合，形成更耐酸的结构，降低龋齿发生风险；

b）抑制致龋菌代谢：减少口腔中变形链球菌等产酸菌的黏附与繁殖；

c）促进再矿化：在早期龋损阶段，氟化物可加速钙、磷沉积，修复牙齿表面的微小损伤。

（2）小楠妈妈：
过量摄入氟化物有哪些危害呢？

小北医生：

a）氟牙症：儿童恒牙发育期（6岁前）长期摄入过量氟，可导致牙齿表面出现白垩色或黄褐色斑块，严重者牙面缺损。

b）氟骨症（骨骼病变）：长期高氟暴露（如饮用水氟超标）可引起骨密度增加、关节疼痛，甚至骨骼畸形。

c）急性中毒风险：短期内误服高浓度氟化物可能导致恶心、呕吐、腹痛，需立即就医。

（3）小楠妈妈：
如何正确利用氟化物的防龋功效？

小北医生：

a）选择适宜的含氟产品：

含氟牙膏／漱口水：根据年龄控制用量，避免吞咽。

局部用氟：定期评估患龋风险，动态调整用氟方案。

b）控制总摄氟量：

饮水氟浓度较高地区需减少其他氟源摄入。

健康口腔词解

◆ 氟牙症

是地区性慢性氟中毒的口腔临床病症。氟牙症在临床上主要表现为牙釉质出现白垩样变、着色斑块和缺损，所以又被称作“氟斑牙”或“斑釉牙”。

（杜　硕　荣文笙）

32 含氟牙膏日常用，牙齿保护作用多

关键词 含氟牙膏 预防龋病 剂量

预防故事

问题场景

小楠今年 3 岁了，最近，爸爸妈妈围绕“小楠是否需要使用含氟牙膏刷牙”产生了分歧。

妈妈坚持认为，孩子还小，吞咽反射尚未完全成熟，担心含氟牙膏被误吞后引发氟斑牙或氟中毒，主张不用牙膏或者使用不含氟的牙膏。

而爸爸则认为含氟牙膏能够预防龋齿，尤其小楠爱吃甜食，睡前偶尔喝夜奶，若不用含氟牙膏，乳牙患龋风险很高。

小楠爸爸妈妈争执不下，找小北医生来评理。

口腔表现

小楠妈妈说小楠每天刷牙一至两次，有时候她也会帮小楠刷牙。

小北医生检查后发现小楠所有乳牙都已经完全萌出，上颌前牙唇面见龋损，邻面呈黑褐色龋损，牙缝处见黑色腐质（图 32-1），近牙龈处有白垩色的脱矿区域；下颌后牙咬合面窝沟点隙可见明显龋洞，探针可钩入洞底，触之发软。

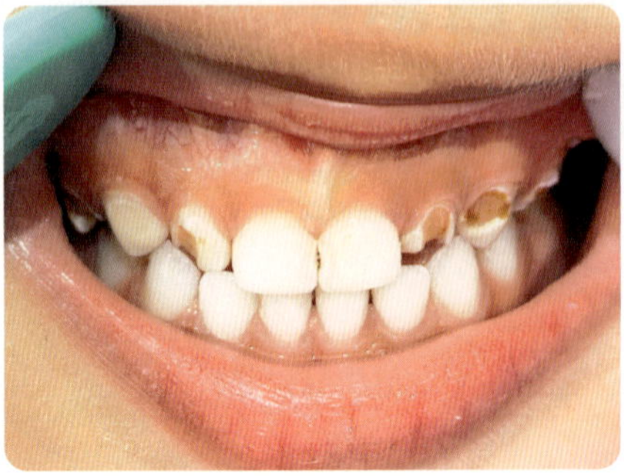

图 32-1　乳牙邻面龋

专家建议

小北医生建议：

√ 含氟牙膏可以有效预防龋齿的发生；

√ 各年龄组人群建议使用含氟牙膏；

√ 3 岁以下的儿童含氟牙膏用量控制在大米粒样大小；3～6 岁的儿童含氟牙膏用量约为“豌豆”大小（约 0.5g）；6 岁以上的儿童和成人每次用量约 1g。

小楠妈妈仍存疑虑，小北医生针对其担忧逐一释疑。

（1）小楠妈妈：所有的小孩都要使用含氟牙膏吗？

小北医生：

使用含氟牙膏是世界上应用最广泛的局部用氟防龋方法，也是容易学习和掌握的自我口腔保健方法与公共卫生措施。

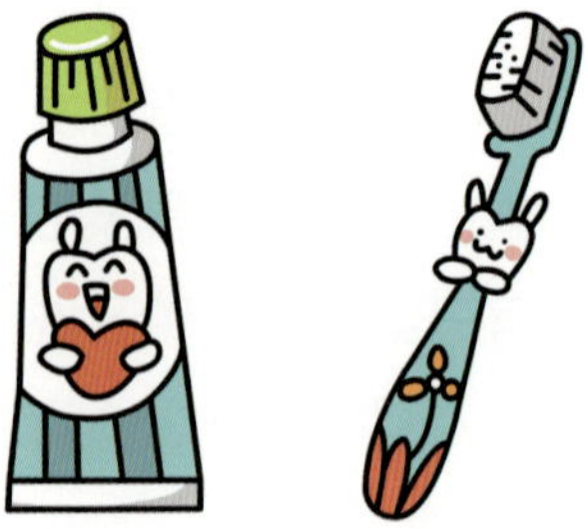

含氟牙膏适用于低氟和适氟地区的各年龄组人群。对于高氟地区的儿童，牙齿处于发育期间，可以不使用。

（2）小楠妈妈：小朋友一长牙就可以使用含氟牙膏吗？

小北医生：

推荐儿童使用儿童含氟牙膏刷牙，以预防龋病。

出生 6 个月到 3 岁的婴幼儿，第一颗乳牙萌出后，家长应使用含氟牙膏为他们每日刷牙两次。

3 ~ 6 岁的儿童，应在家长监督与指导下使用，以免儿童过多地吞咽牙膏。

牙膏是辅助刷牙的制剂，家长应当坚持帮助儿童刷牙。

（3）小楠妈妈：含氟牙膏用量越多越好吗？

小北医生：

不是的。

为确保安全性和有效性，建议 0 ~ 3 岁婴幼儿使用氟浓度为 500 ~ 1 100mg/kg（即总氟量为 0.05% ~ 0.11% 的含氟牙膏，每次刷牙牙膏使用量为大米粒样大小 15 ~ 20mg）。

3 ~ 6 岁的儿童，每次牙膏用量约为“豌豆”大小（约 0.5g）。

6 岁以上的儿童和成人每日用含氟浓度高于 1 000mg/kg 的牙膏刷牙两次，每次用量约 1g。

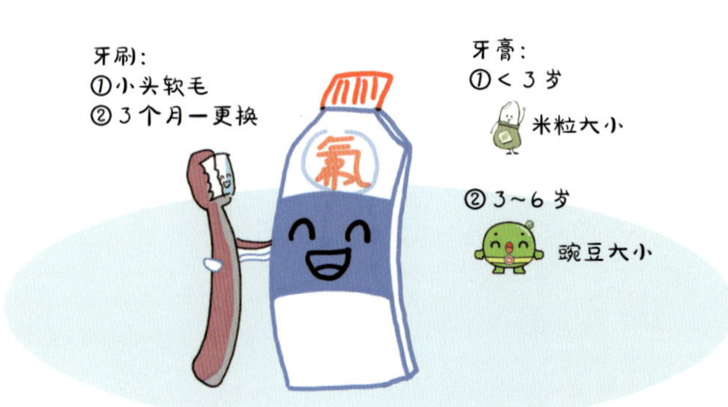
牙刷：
①小头软毛
②3个月一更换
氟
牙膏：
①< 3岁
米粒大小
②3~6岁
豌豆大小

（4）小楠妈妈：
使用含氟牙膏会得氟牙症吗？

小北医生：

含氟牙膏本身不会导致氟牙症，患氟牙症的风险源于过量摄入或不当使用。

氟牙症多因儿童牙齿矿化期（0～7岁）长期暴露于高氟环境（如饮用水氟超标），而非每日牙膏中存在的微量氟。

健康口腔词解

◆ 含氟牙膏

是指含有氟化物的牙膏。用于含氟牙膏的氟化物有氟化钠、单氟磷酸钠、氟化亚锡及氟化胺等。

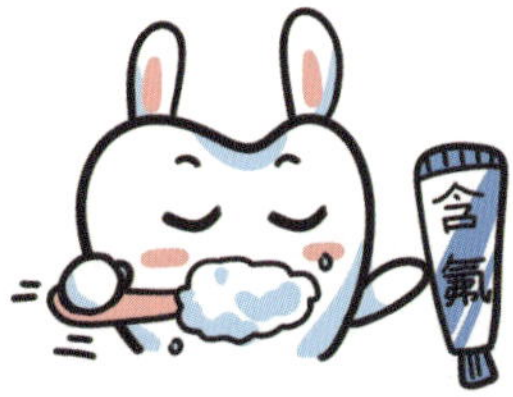

（杜　硕　荣文笙）

33 应用氟化物防龋，专业方式知几条

关键词 氟化物 专业局部用氟 龋病预防

预防故事

问题场景

“妈妈，学校里发通知了，说口腔医院的医生要来给我们涂氟，要家长在这个单子上签字。”小楠放学一进家门就拿出书包里的 1 张纸递给了妈妈。

小楠妈妈接过来一边认真看着一边读，“局部用氟知情同意书”。

坐在旁边的小楠爸爸接口说道:“小楠天天都用含氟牙膏刷牙，不用涂氟了吧。”

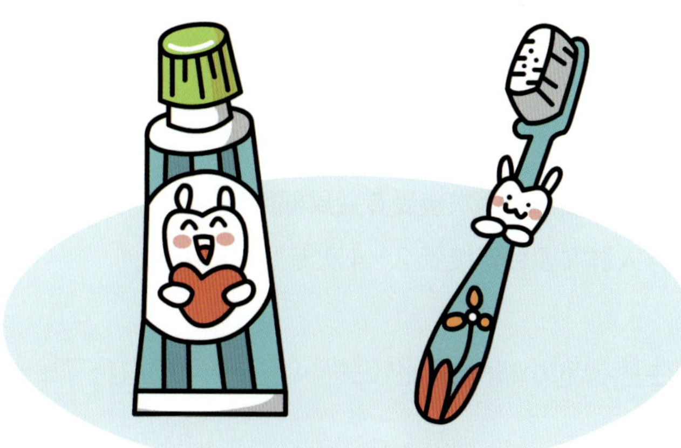

“不知道口腔医生的涂氟和自己用含氟牙膏有什么不同，还是跟上次给小楠看牙的小北医生咨询一下吧。”妈妈仔细读完局部用氟知情同意书后说。

口腔表现

小楠妈妈介绍说她每天早晚两次为小楠刷牙，一直坚持每次刷牙都使用含氟牙膏，也根据上次医生的建议开始使用牙线清洁牙间隙。

小北医生给小楠进行了全面的口腔检查，发现虽然牙齿表面和牙齿缝隙都清洁得较为干净，但是上颌双侧后牙有两颗已经补过的牙。小北医生还了解到小楠妈妈也有患龋的经历。

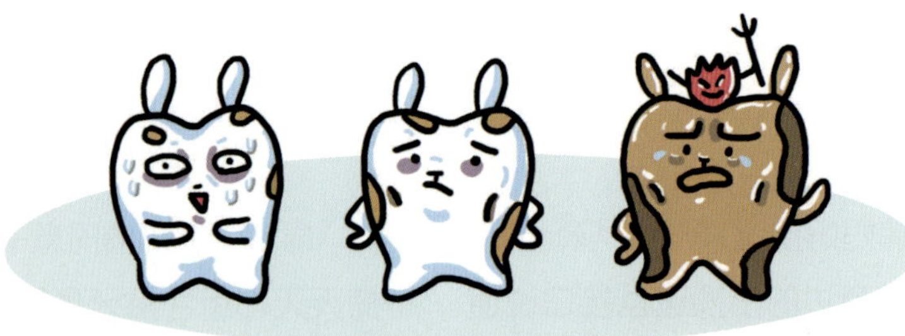

专家建议

小北医生建议：

√ 一般人群需要每年两次接受专业局部用氟；

√ 龋易感人群需要每年接受 2 ~ 4 次专业局部用氟。

小北医生还针对小楠妈妈比较关心的几个问题进行了一一解答。

（1）小楠妈妈：

氟化物预防龋病都可以采取哪些方法呢？

小北医生：

应用氟化物预防龋病的方式包括全身用氟及局部用氟。

全身用氟包括食盐、饮用水、牛奶等中加入氟化物。

局部用氟防龋主要是通过不同的方法，使氟化物直接作用于牙齿表面，增强牙齿对致龋因素的抵抗能力，从而达到预防龋齿发生的目的。

由于局部用氟短时间作用于牙齿局部，具有更加安全有效的特点，更适合在学校等人群龋病预防项目中使用。

（2）小楠妈妈：

局部用氟预防龋病的方法都有哪些？

小北医生：

局部用氟的方式主要包括个人使用和专业人员使用两种。

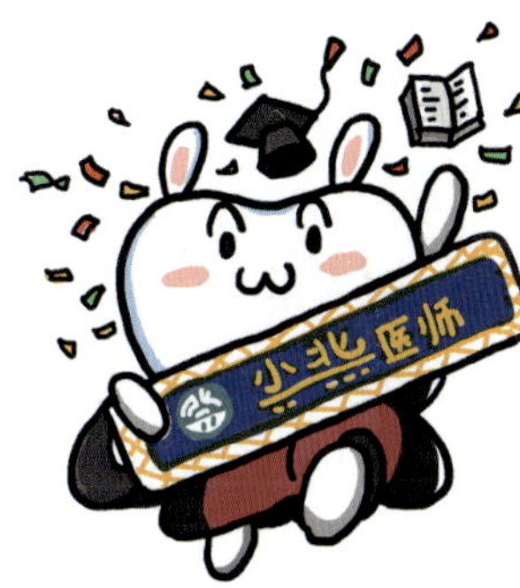

小楠在家里使用的含氟牙膏及含氟漱口水都属于这种个人使用。

口腔专业人员使用的局部用氟防龋方式包括含氟涂料、含氟凝胶及含氟泡沫等。学校通知做的局部用氟就是其中之一。

（3）小楠妈妈：

每天使用含氟牙膏，还需要接受专业局部用氟吗？

小北医生：

小楠和妈妈口腔中都曾有龋齿，因此，小楠属于龋病易感人群。

除个人使用含氟牙膏外，每年由口腔专业人员实施 2～4 次涂氟可以达到更好预防龋病的效果。

（4）小楠妈妈：专业局部用氟安全吗？

小北医生：

专业局部用氟治疗需由经过培训的口腔医生操作。医生会先为儿童进行口腔健康检查，对符合适应证的患儿，根据年龄严格控制氟剂量，确保治疗安全。

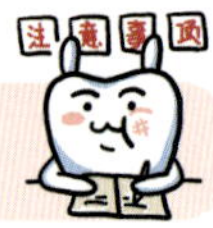

（5）小楠妈妈：接受专业局部用氟前后应注意些什么？

小北医生：

局部用氟前，家长要关注孩子是否有以下情况：不能配合或呕吐反射强烈，有哮喘病史和过敏体质，处于感冒、发烧、腹泻等患病期间，有口腔溃疡、疱疹性口炎等口腔黏膜破损。有以上情况的孩子不能使用或暂缓使用。处于地方性氟中毒病区的儿童也不能使用。

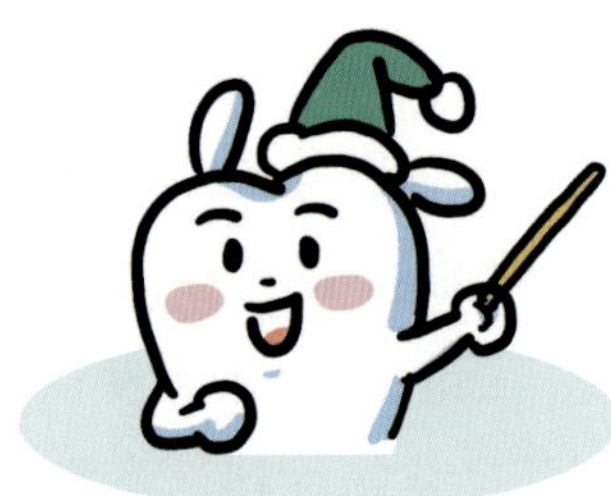

含氟涂料涂布后要求患者最好在 2～4 小时内不进食，当晚不刷牙，以保证涂料与牙面的最大接触。使用含氟泡沫后注意 30 分钟内不漱口、不进食、不喝水。

健康口腔词解

◆ 专业局部用氟

由经过培训的专业人员采用不同方法将氟化物直接用于牙的表面，目的是抑制牙齿表面的溶解脱矿和促进再矿化，以提高牙齿的抗龋能力。

专家云解惑

◆ 专家照片和介绍

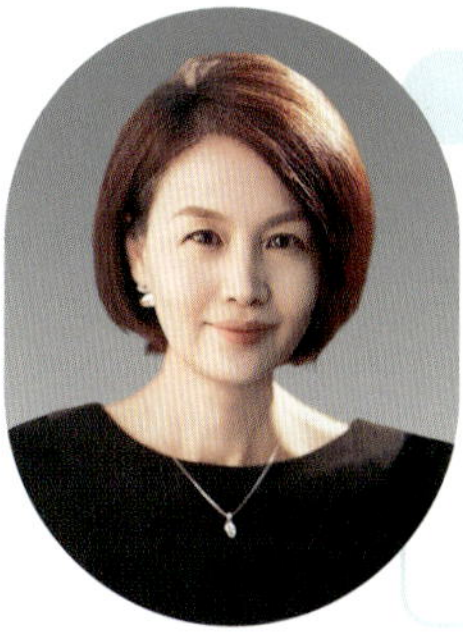

刘雪楠

北京大学口腔医院口腔预防科副研究员，兼任中华口腔医学会口腔医疗事业部主任。

特色工作：口腔流行病学调查，临床试验研究，口腔卫生项目管理，口腔卫生政策研究。

◆ 短视频

短视频 12

局部用氟，防龋无忧

①扫描二维码　②用户登录

③激活增值服务　④观看视频

（刘雪楠）

34 窝沟封闭防龋好，定期复查别大意

关键词 窝沟封闭 龋齿 定期检查

预防故事

问题场景

“小楠，你过来，我看看你的牙齿。”

小楠刷完牙在看电视，因为妹妹前几天去看牙医发现了龋齿，妈妈担心哥哥的牙齿也有龋病。

“我不是做过窝沟封闭了吗？我不会有龋齿了！”小楠不太乐意。

妈妈不放心，还是捧着小楠的脑袋，让他张开嘴巴，仔细观察他的牙齿：“哎呀，你的最后那颗牙上有一块黑了！”

“可能是我没刷干净！”小楠噔噔跑去照镜子。

妈妈找来自己的那盒牙线棒，牙线棒的手持端呈弧形，妈妈就用弧形的尖尖抠了抠小楠牙齿的黑斑块，发现根本去不掉。

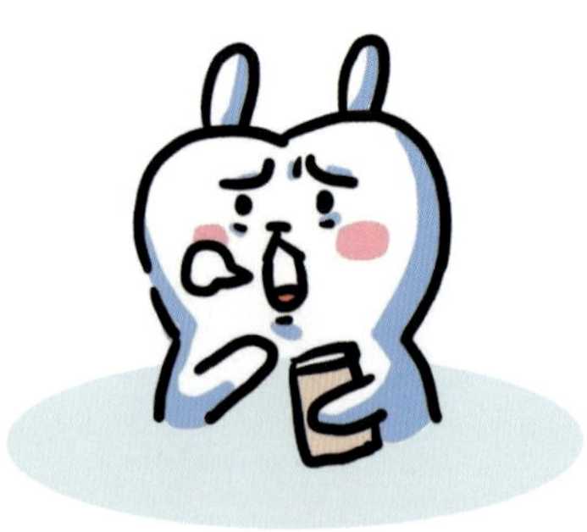

妈妈带小楠来口腔医院检查，医生发现他双侧下颌的六龄齿发生了龋坏，而且上面的六龄齿窝沟封闭有部分脱落。

口腔表现

小楠妈妈介绍说小楠在 8 岁的时候去口腔医院给 4 颗六龄齿做了窝沟封闭，他现在 9 岁多了，牙齿没有什么不舒服，也没再去医院复查。

小北医生：“窝沟封闭可以预防窝沟龋坏，但封闭剂容易脱落，儿童刷牙清洁不彻底，仍然会发生龋病。”

小楠妈妈说，做完窝沟封闭后，确实没有定期复查，而且小楠上学后都是自己刷牙，有时晚上睡得晚了，不刷牙就睡觉了。

随后小北医生给小楠进行了全面的口腔检查，他的前牙清洁得较为干净，但后牙清洁不彻底，有较多软垢。双侧下颌六龄齿的颊侧窝沟封闭剂已脱落并有龋坏发生，上颌后牙六龄齿的窝沟封闭也有脱落，但尚未发生龋坏。

专家建议

小北医生建议：

√ 及时对有深窝沟、易发生龋坏的磨牙进行窝沟封闭，尤其是第一恒磨牙；

√ 定期复查窝沟封闭情况；

√ 对窝沟封闭剂已脱落但仍是深窝沟的牙齿重新行窝沟封闭；

√ 及时对已经发生龋坏的牙进行充填治疗。

小楠妈妈还有些困惑，小北医生进行了一一解答。

（1）小楠妈妈：

窝沟封闭能够起到什么作用呢？

小北医生：

牙齿刚萌出时，牙齿表面分布着深而细窄的窝沟点隙，主要存在于磨牙咬合面，部分在上颌磨牙腭侧、下颌磨牙颊侧和上颌前牙舌侧面。这些窝沟点隙容易滞留食物残渣和细菌，若不及时清除，可能很快发生龋病。

窝沟封闭的方法是不去除牙齿组织，在窝沟点隙填充入窝沟封闭剂，变成光滑易清洁的表面，隔绝食物残留和细菌，达到预防窝沟龋病的作用（图 34-1）。

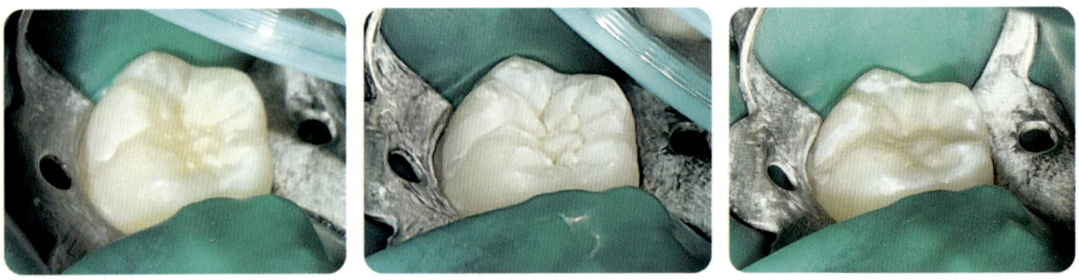

A　　B　　C

图 34-1　窝沟封闭治疗
A. 治疗前牙齿窝沟内易滞留食物；B. 清洁并酸蚀牙面后可见深窝沟；C. 窝沟封闭治疗后。

（2）小楠妈妈：

已经做了窝沟封闭，为什么还会有龋齿呢？

小北医生：

窝沟封闭能够预防窝沟龋病，但封闭剂容易脱落。儿童越小，口腔中越靠后的牙齿，封闭剂的固位效果越差。

如果孩子没有定期复查，没有对封闭剂脱落的牙齿深窝沟进行重新封闭，而刷牙清洁又不彻底，仍然容易发生龋病。

另外，窝沟封闭只能预防窝沟龋，对于没有窝沟的牙齿表面不能起到保护作用，如牙缝位置的牙齿邻面，需要每天使用牙线才能预防牙齿邻面龋坏（图 34-2）。

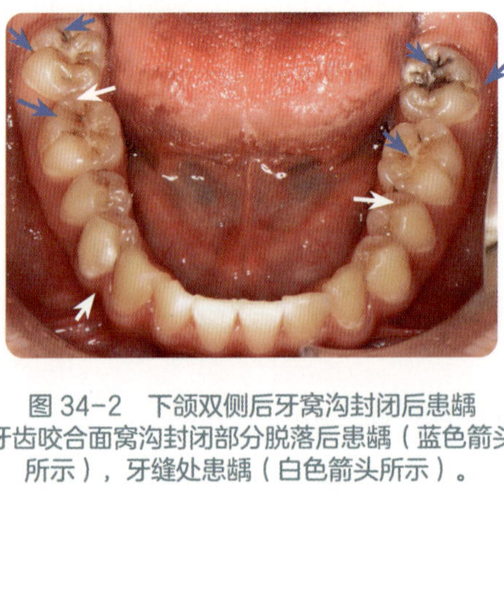

图 34-2　下颌双侧后牙窝沟封闭后患龋
牙齿咬合面窝沟封闭部分脱落后患龋（蓝色箭头所示），牙缝处患龋（白色箭头所示）。

（3）小楠妈妈：

多大的孩子需要做窝沟封闭呢？成年人为什么不做窝沟封闭呢？

小北医生：

一般是牙齿萌出后 4 年之内可以做窝沟封闭。乳磨牙 3 ~ 4 岁时，第一恒磨牙 6 ~ 7 岁时，第二恒磨牙 11 ~ 13 岁时是最适宜封闭的年龄。

成年人的牙齿经过长时间磨耗，通常窝沟已经磨成开放状态，做好日常清洁即可，不需要再做窝沟封闭了。

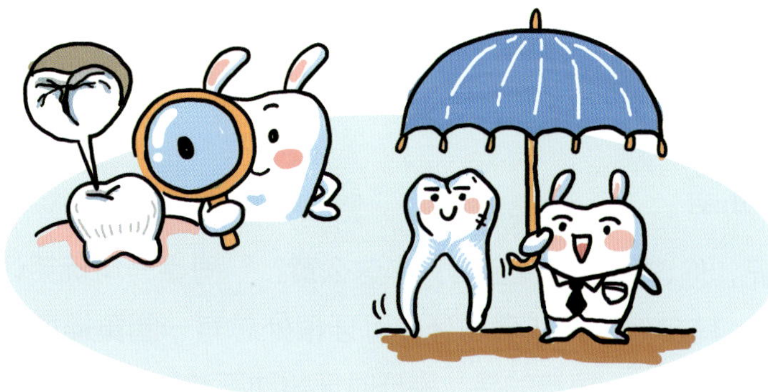

健康口腔词解

◆ 窝沟封闭

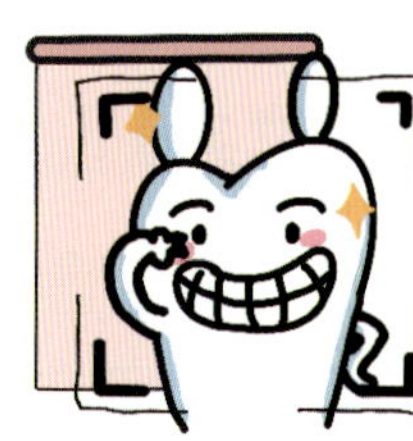

窝沟封闭是指不去除牙体组织，在牙齿窝沟点隙上涂布一层黏性高分子材料，保护其不受细菌及代谢产物侵蚀，达到预防窝沟龋病的一种方法。

当牙齿的窝沟被封闭之后，窝沟内细菌的营养来源被断绝，起到预防龋病发生的作用，如果窝沟内已存在早期龋，也可阻止其进一步发展。

（施相如　王笑喆）

35 口腔洁治定期做，这些益处需了解

关键词 牙结石 超声波洁牙 牙龈出血 牙龈萎缩

预防故事

问题场景

“老兄，你这牙缝里镶金啦？咋这么黄？”同事一句玩笑让小楠姥爷红了脸。其实他每天认真刷牙，可牙根处总有一圈黄褐色“水泥”，用指甲抠都抠不掉。更糟的是，刷牙时牙龈动不动就冒血，吃个苹果都能印出“血月牙”。

小楠妈妈看不过去，硬拉着他去口腔医院：“爸，您这是该洁牙了！”

“洁牙？听说会把牙洗松！”小楠姥爷头摇得像拨浪鼓。直到医生说：“您这牙结石都快把牙龈挤下岗了”，他才慌了神。

口腔表现

接诊的小北医生指着 X 线片说：“看这些像石头一样的钙化物，就是您牙龈出血罪魁祸首，叫作牙结石！”目前，牙龈边缘堆积大量黄褐色牙结石，像给牙齿戴了“脏项圈”；检查器械轻轻一碰，牙龈就出血（图 35-1）；牙龈退缩并且牙龈和牙齿分离形成了“小口袋”叫作牙周袋，里面装着许多细菌。

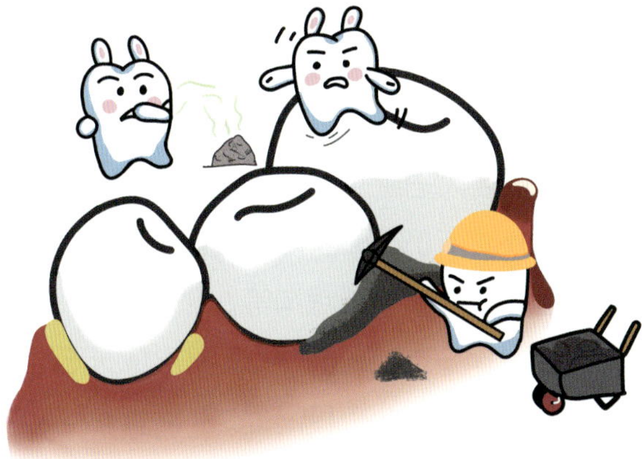

图 35-1　重度牙结石导致牙龈红肿出血

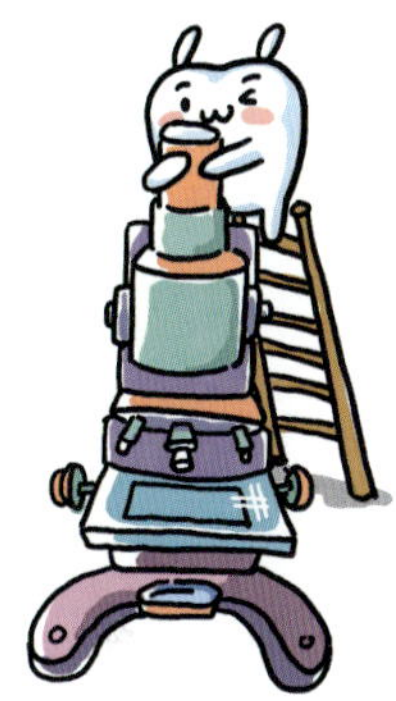

小北医生拿起牙齿模型继续解释道："龈上结石像晒干的泥块，龈下结石就像水泥灌进牙龈缝。它们不仅压迫牙龈，还是细菌的碉堡！"更让小楠姥爷吃惊的是，牙结石表面放大后像珊瑚礁，上面含有上亿细菌。"这些细菌毒素会悄悄溶解牙槽骨，很可怕的！"

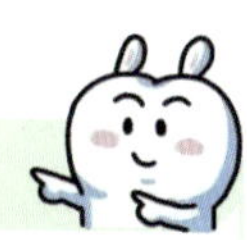

专家建议

小北医生建议：

√ 定期口腔检查并进行龈上洁治，清除牙齿表面的牙结石。

√ 牙周炎需要进一步行龈下刮治，去除牙周袋内的龈下牙石。

√ 强化口腔卫生，每天早晚以水平颤动拂刷法刷牙，使用牙线或牙间隙刷清洁牙缝；可配合漱口水清洁口腔。

长期以来，小楠姥爷对于定期"洁牙"还有一些疑惑。

（1）小楠姥爷：为什么每天刷牙还要定期洁牙？

小北医生：

就像天天擦桌子也要大扫除！

刷牙只能清洁 60%～70% 牙面，即使配合使用牙线、冲牙器等也还会存在一些清洁盲区如牙缝、牙龈沟等。

残留的牙菌斑 1～14 天就开始矿化逐渐形成牙石，仅仅通过刷牙无法清除牙石，必须定期用专业工具清理。

（2）小楠姥爷：洁牙会损伤牙齿或让牙齿变松吗？

小北医生：

洁牙一般使用超声波洁牙机，通过高频震动震碎结石不伤牙釉质（图 35-2）。

洁牙如同拆除牙齿周围的“定时炸弹”，是保护而非伤害。长期堆积的牙结石像“水泥”一样包裹牙齿，洁牙后去除这些“伪支撑”，暴露出牙齿真实状态。

牙齿松动是牙周病进展的结果，及时洁治能阻止疾病恶化。若因害怕“变松”拒绝洁牙，相当于放任细菌继续破坏牙槽骨，最终导致不可逆的牙齿脱落！

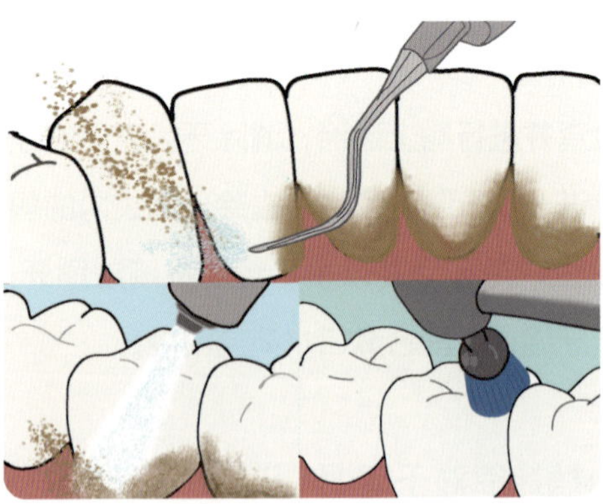

图 35-2　超声波洁牙机工作模式

（3）小楠姥爷：多久洁牙一次合适？

小北医生：

洁牙频率不是“一刀切”，就像汽车保养——新车每年检，老车勤维护。

一般建议：健康人群，每年1次洁治；牙周病高风险人群（吸烟、糖尿病患者、固定矫正牙齿患者等），每半年1次；牙周病患者，还需配合龈下刮治，每3~4月复查。

及时清除牙结石，相当于给牙齿买“健康保险”。临床研究10年随访显示，定期洁牙者牙齿脱落率降低60%！

健康口腔词解

◆ 龈上洁治

通过专业器械清除牙龈以上部位的牙结石、菌斑及色素沉积，并对牙面进行抛光处理，从而延缓菌斑和牙石的再次形成。该操作是牙周病治疗的基础步骤，主要目的是消除局部刺激因素，促进牙龈炎症的消退或显著缓解。

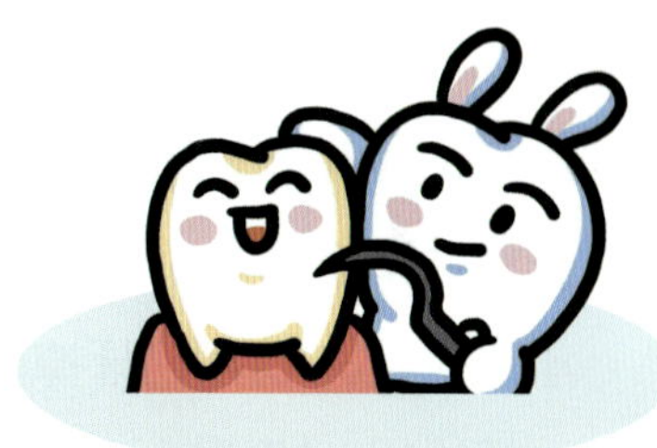

（刘　阳　王笑喆）

36 如何避免牙外伤，做到这些很重要

关键词 牙外伤 防护牙托 牙全脱出 现场急救

预防故事

问题场景

暑假的第一天，北大口腔医院急诊科来了一位酷酷的小患者，他戴着头盔，身背滑板，嘴唇有些肿胀，还有些血迹。

小北医生让小楠张嘴，发现他的 1 颗上门牙不见了，小楠妈妈赶紧拿出用干纸巾包着的门牙。

小楠妈妈焦急地说道："小楠是滑板爱好者，刚放假就去参加集训了，结果在学高难度动作时不小心摔倒，把 1 颗门牙摔掉了。"

小北医生："这颗门牙掉出来多长时间了？"

小楠妈妈："将近 1 个小时了。"

口腔表现

小北医生为小楠做了详细的口腔检查后表示小楠的情况属于牙外伤中的牙齿全脱出，是比较严重的一种外伤类型。

小楠妈妈非常焦急，连忙问道"小楠的这颗牙齿还能存活吗？"

小北医生解释道："这颗牙齿脱落有 1 个小时了，您看整个表面都干了，因此牙根表面的牙周膜细胞可能已经坏死，这会导致牙根出现吸

收破坏等情况，后续需要定期检查来观察这颗牙的愈合情况。”

小北医生通过适当的处理，为小楠把脱落的门牙重新植了回去并进行了固定（图 36-1，图 36-2）。

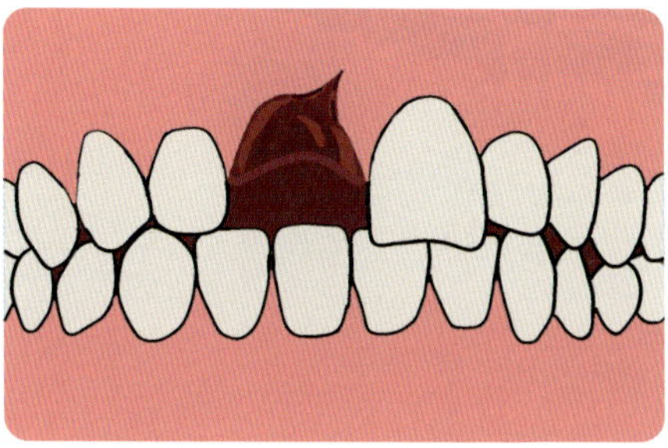

图 36-1 右上颌前牙全脱出

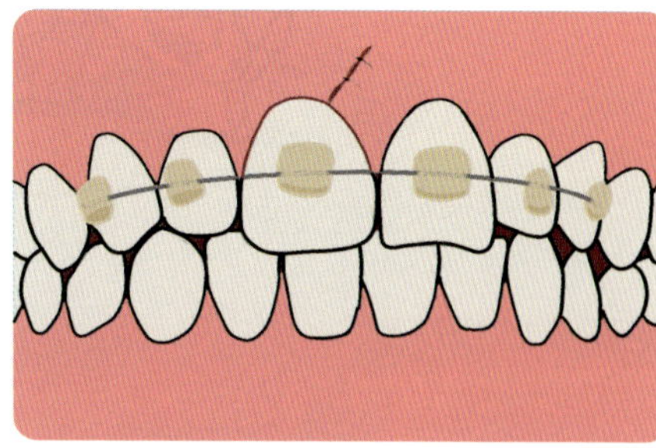

图 36-2 全脱出牙复位固定后

专家建议

小北医生建议：

√ 牙外伤最重要的在于预防；

√ 发生牙外伤后及时就诊。

小楠妈妈还有些困惑，小北医生进行了一一解答。

（1）小楠妈妈：小楠在以后运动中要注意哪些方面才能预防牙外伤？

小北医生：

a）首先要提高孩子、家长以及老师的安全意识。

b）儿童在进行激烈、对抗性较强的体育运动或游戏时，除了要佩戴头盔、护肘、护腕、护膝等专业护具外，还要学会评估环境的安全性，同时要佩戴防护牙托。

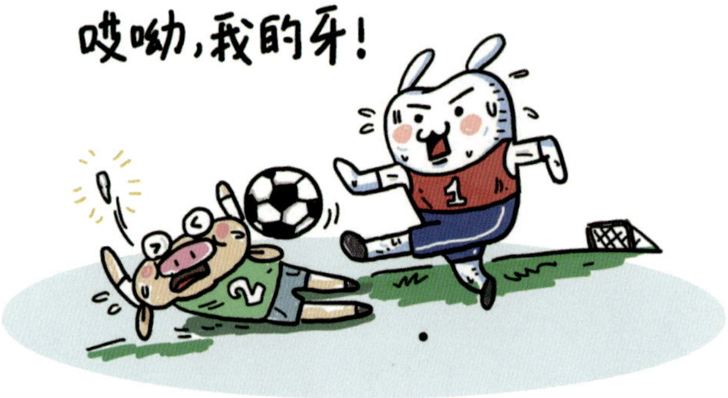

（2）小楠妈妈：

防护牙托有哪些品类呢？哪种防护效果比较好呢？

小北医生：

防护牙托主要有 3 类：预成类、口内成型类和个别制作类。个别制作类是根据每个人的牙齿定制的，固位及防护效果最佳，是使用最广泛并最推荐使用的防护牙托（图 36-3）。

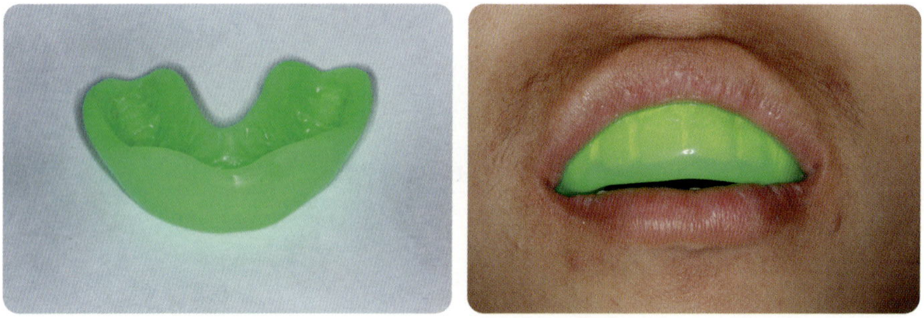

图 36-3　个别制作类防护牙托

（3）小楠妈妈：

像小楠这样牙齿全脱出现场应该怎么处理会好一点呢？

小北医生：

全脱出牙再植的时间与预后密切相关，再植越及时，预后越好。如果发生牙全脱出，现场自救很重要。

a）应找到脱落牙，手握牙冠部，用洁净的自来水或矿泉水冲洗净牙根污物10 秒左右，如有条件可使用生理盐水冲洗更佳，及时植入牙槽窝，尽快就医。

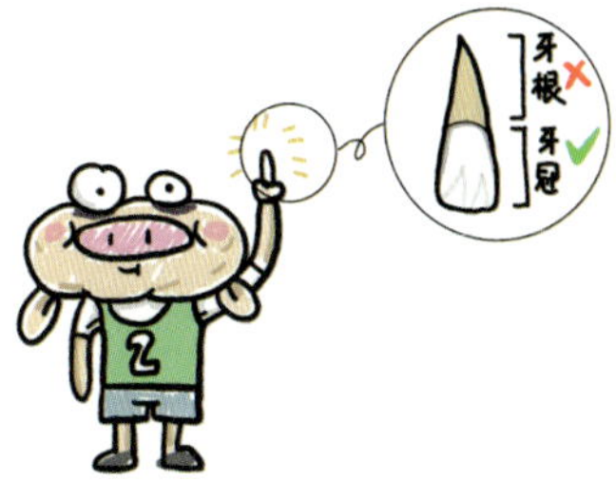

牙根
牙冠

b）若不敢再植或者不具备再植条件，应立刻将脱落牙放入生理盐水、冷藏鲜牛奶、常温鲜牛奶中，或者含于舌下（要防止误吞误吸），千万不要干燥保存，因为干燥会使牙根表面的牙周膜细胞坏死，影响再植后牙齿的愈合，尽快就医，以提高脱落牙存活的成功率。

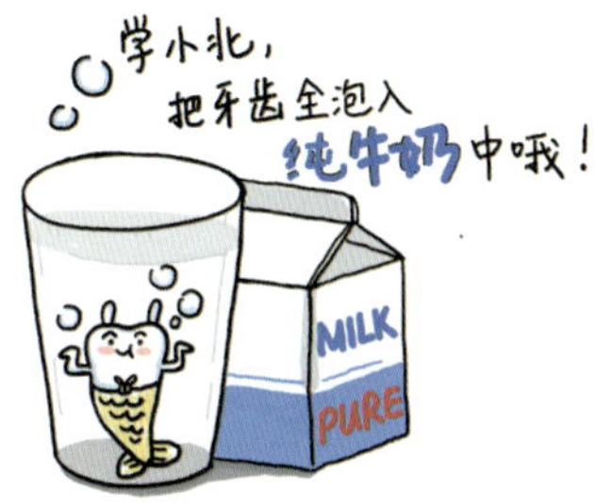

学小北，
把牙齿全泡入纯牛奶中哦！
MILK
PURE

小北医生还介绍：

如果是牙冠折断，也要尽可能找到断冠，最好是在非干燥条件下保存，可参考全脱出牙齿保存条件，但没有全脱出牙那么要求严格，尽快就医。

上颌前牙前突与牙外伤发生密切相关，因此要积极矫正错殆畸形，降低牙外伤发生的风险。

健康口腔词解

◆ 防护牙托

是一种类似于夹板且富有弹性的减震装置，多用乙烯 - 乙酸乙烯酯共聚物制作而成。主要功能包括：保护牙齿及周围组织；防止颌骨骨折，特别是保护颞下颌关节；预防外力对颅脑的冲击伤害。

（权俊康　郑树国）

37 预防牙齿排不齐，不良习惯要戒除

关键词　口腔不良习惯　吮指　口呼吸

预防故事

问题场景

小北医生的门诊接诊了一位可爱的小姑娘小楠，她的妈妈最近比较焦虑，她感觉小楠嘴巴越来越突，不想让孩子输在起跑线上，想给她做一下矫正。

小北医生仔细检查了小楠的牙齿，发现她的上颌门牙已经明显前突。同时小北医生还关注到小楠的左手示指和中指的皮肤有点粗糙。

小北医生询问:“小楠有吃手指的习惯吗？”

小楠妈妈:“确实是。”

小北医生:“小楠吃手的习惯有多久了？”

小楠妈妈:“从小就吃，她每天都会吃手。”

小北医生:“小楠的门牙前突是她吃手指导致的，属于吮指不良习惯”（图 37-1，图 37-2）。

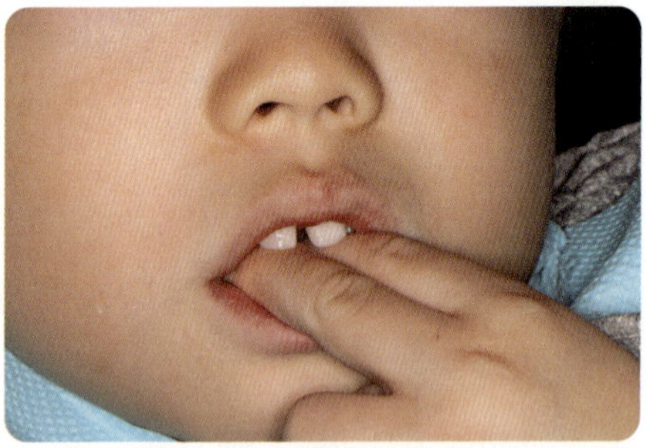

图 37-1　小楠吮吸示指和中指不良习惯

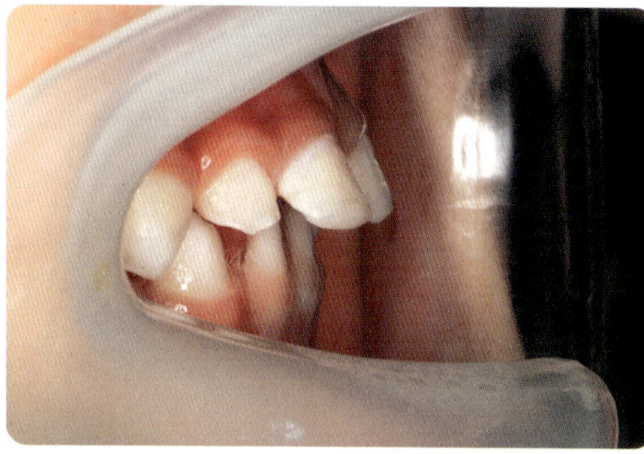

图 37-2　长期吮指习惯导致小楠上颌门牙前突

口腔表现

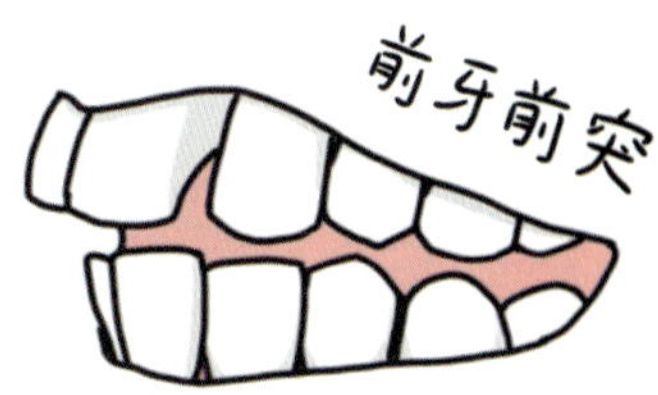

小北医生介绍说吮指习惯是一种较常见的口腔不良习惯，吮指的方式各不相同，有的是吮大拇指，有的是吮示指、中指，甚至拳头。吮指的时间也各不相同，有的是醒着吮，有的是在入睡前才吮，还有睡眠中也吮。长期吮指会导致错𬌗畸形，例如出现开𬌗、深覆盖以及反𬌗等表现。

小楠妈妈回忆道：小楠是吃示指和中指。醒着睡着都吮，尤其是睡觉的时候更多，难怪嘴巴这么突呢。

专家建议

小北医生建议：

√ 长期的口腔不良习惯会导致错𬌗畸形的发生；

√ 要积极寻找不良习惯的原因，预防及纠正不良习惯，防止或阻断错𬌗畸形的发生。

小楠妈妈还有些困惑，小北医生进行了一一解答。

（1）小楠妈妈：
出现吮指习惯什么时间干预比较好？

小北医生：

a）2～3岁前的幼儿有吮指习惯尚不属于口腔不良习惯，一般在4岁前不加干预。

b）吮指习惯通常会在4～6岁逐渐减少至消失，此阶段主要以语言沟通教育和提醒为主。

c）若6岁以后此习惯持续存在则可形成不良习惯。吮吸拇指可造成前牙开骀，更为严重者会导致上颌门牙前突及开唇露齿，拇指可能因长期吮吸出现变形，这种情况应及时就诊寻求专业医生的帮助。

（2）小楠妈妈：
小楠的弟弟有过敏性鼻炎，不知道是不是有口呼吸，什么时候矫正比较合适呢？

小北医生：

口呼吸的患儿常因腺样体肥大、扁桃体肥大、慢性鼻炎等鼻咽部疾病导致，也有鼻道正常而习惯性口呼吸者。

因此，对于口呼吸患儿，应先于耳鼻咽喉科检查有无鼻通气异常的情况，如有相关疾病应积极治疗，待鼻通气正常后，再行错骀畸形的矫治。

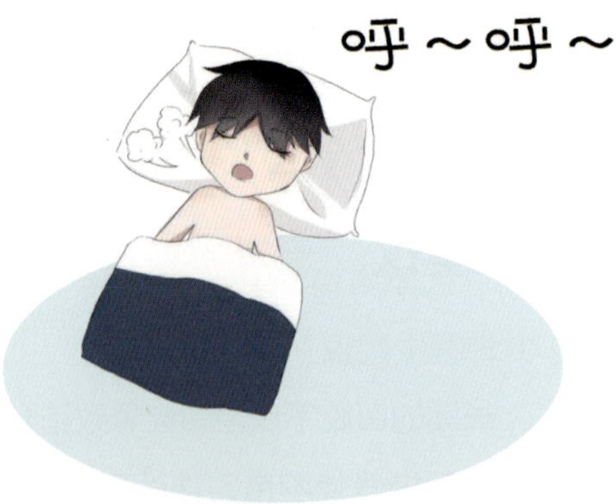

（3）小楠妈妈：

这么多不良习惯，家长怎么样做才能早期发现呢？

小北医生：

口腔不良习惯类型较多，例如咬唇习惯、吐舌习惯、偏侧咀嚼等，应养成定期口腔检查的好习惯，做到早期发现，早期干预，及时引导孩子予以纠正或专业矫治，莫让不良习惯成为孩子的颜值“杀手”。

小北医生还介绍：

还有一些儿童由于心理的压力或情绪的焦虑等，需要借助一些行为来缓解自己的压力，因此可能会表现出咬物、咬指甲等不良习惯。

这类因心理问题出现的不良习惯，不能硬性要求儿童改变这些习惯或者责备他们，而应关心他们的心理问题或需求，必要时应求助专业的心理医生。

健康口腔词解

◆ 口腔不良习惯

习惯是指在一定间隔时间内有意识或无意识地反复作一相同的动作，并持续下去。发生在口腔并对口腔健康产生不良影响的习惯称为口腔不良习惯。口腔不良习惯产生的异常压力可破坏口颌系统肌力平衡，干扰颌面部正常发育，是导致错𬌗畸形发生发展重要原因之一。

（权俊康　郑树国）

38 口腔维护有法宝，定期检查意义大

关键词 口腔维护 口腔清洁 定期口腔检查

预防故事

问题场景

“阿姨好！”“石榴你好啊！听说你长新牙，去医院拔牙了？真勇敢！”

幼儿园放学了，石榴和她的好朋友小楠一起出门，两位妈妈在门口接到她俩，正在打招呼。

“不只是拔牙，石榴还在医院补了几颗坏牙，她哥哥石头也去检查，六龄齿都坏了！”石榴妈妈有点无奈。

“哎？他俩牙疼了？”小楠妈妈很奇怪。

“没疼过，但确实是坏了。她吃东西塞牙也没用过牙线，牙缝坏了。哥哥是 2 年前做的窝沟封闭掉了一点，牙就坏了，这要是不做窝沟封闭，坏的牙更多。幸亏他俩都发现得早，补牙就行，不用杀神经！”石榴妈妈详细地说明事情经过。

“这么多问题啊？那我也得赶紧带小楠去检查一下。”小楠妈妈感慨完毕，立即拿出手机开始帮小楠预约口腔医院的号。

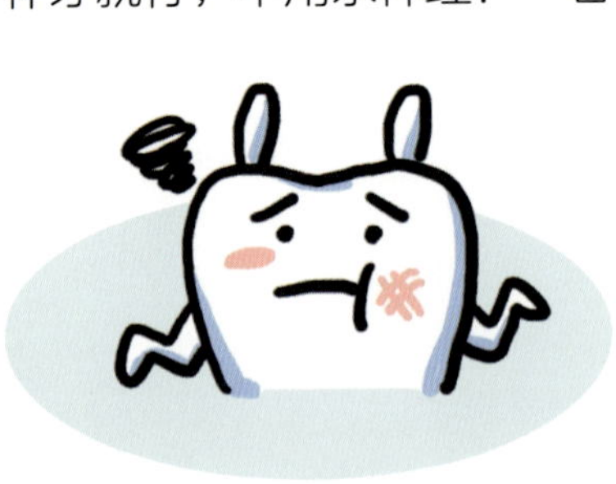

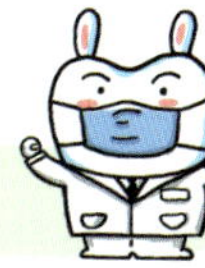

口腔表现

小楠妈妈带小楠去看口腔医生，她介绍说小楠平时没有什么不舒服，就是想做常规检查。

小北医生给小楠进行了全面的口腔检查，小楠的牙齿排列比较整齐，前牙表面清洁得较为干净，但前牙的舌侧面及后牙表面有很多软垢，清理掉软垢之后，很多牙齿靠近牙龈的位置可见牙齿表面白垩色变色；另外牙齿缝隙也有食物残留，下颌一侧后牙的牙缝处，相邻的两颗牙都患有龋病。

小北医生："这主要是跟孩子年龄小，牙齿清洁不彻底有关。"

小楠妈妈承认，为了锻炼小楠的动手能力，上大班之后都是孩子自己刷牙，也没有使用其他工具清洁牙齿缝隙。

专家建议

小北医生建议：

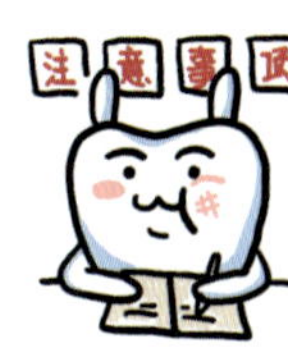

√ 定期口腔检查，根据孩子情况确定治疗计划及复查间隔时间；

√ 及时对已经发生龋坏的牙进行充填治疗，为全口牙齿涂氟；

√ 孩子上学前，每天由家长为其刷牙，并每天使用牙线清洁牙齿缝隙。

小楠妈妈还有些困惑，小北医生进行了一一解答。

（1）小楠妈妈：

定期检查要检查什么呢？

小北医生：

定期检查的内容主要包括以下几点：

a）孩子全身健康状况、生长发育情况、颌面部发育情况、颞下颌关节运动情况、口腔不良习惯等；

b）口腔内的牙齿、牙周、黏膜、口唇软组织、牙列咬合情况等；

c）必要时需要做影像学检查、模型分析、龋病风险评估等辅助检查。

d）还要询问孩子的口腔卫生习惯、饮食习惯、口腔不良习惯、既往牙科治疗经历、家族史等信息。

这样口腔医生才能为每个孩子制订个性化的口腔治疗方案，包括主诉疾病的治疗、其他口腔问题的治疗和预防、口腔卫生指导和合理的饮食指导等。

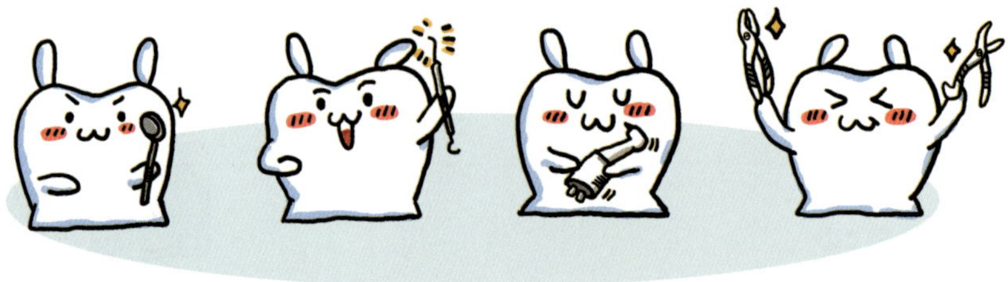

（2）小楠妈妈：

平时好好刷牙，还有必要做定期检查吗？

小北医生：

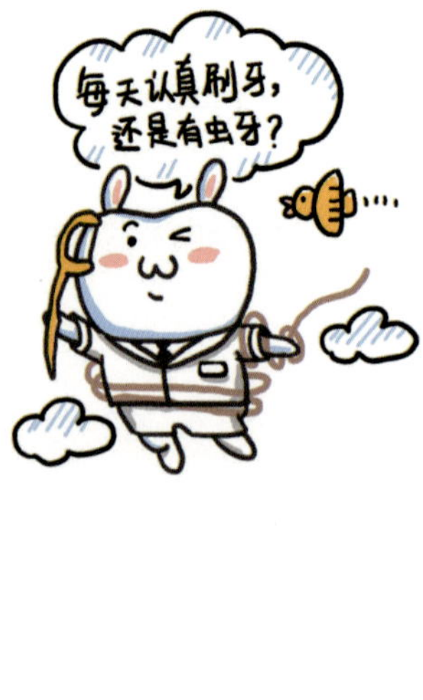

“好好刷牙”可以在很大程度上降低龋病、牙周炎等口腔常见病的发生概率，但很难做到完全不发生，因为“好好刷牙”和“刷牙干净”还是有区别的，彻底清洁干净牙齿是讲究一定的方法，并需要持之以恒的自律；另外，不是所有的口腔问题都可以依靠“好好刷牙”来避免。

定期口腔检查的益处在于：

a）对口腔问题早发现、早诊断、早治疗；

b）某些全身性疾病的早期表现为口腔症状，定期口腔检查有助于发现这些疾病；

c）定期口腔检查有助于医生根据患者的情况给予个性化的口腔健康指导。

（3）小楠妈妈：

多长时间进行一次定期检查呢？

小北医生：

儿童一般每 3 个月到半年进行口腔检查，成人一般半年到 1 年进行口腔检查。

根据检查情况，如口腔卫生习惯和饮食习惯是否纠正，口腔卫生状况是否改善，有无新发的口腔问题，调整定期检查的间隔时间。

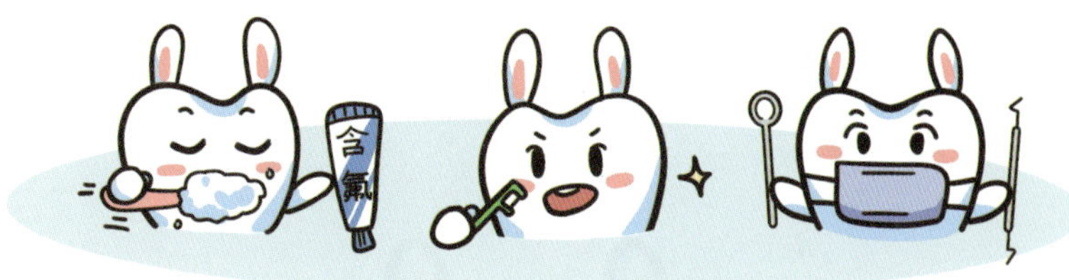

健康口腔词解

◆ 定期口腔检查

定期口腔检查是指有规律地按照一定时间间隔于口腔专科就诊，进行全面的口腔检查。即使没有自我感觉的口腔问题，也应定期进行口腔检查。

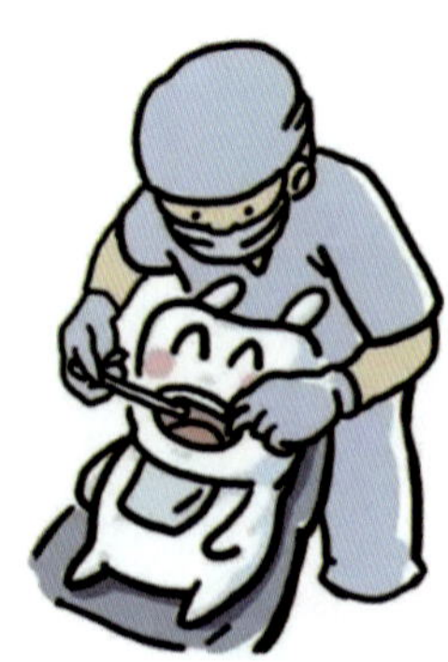

（施相如　王笑喆）

第六章

不同年龄人群口腔健康状况面面观

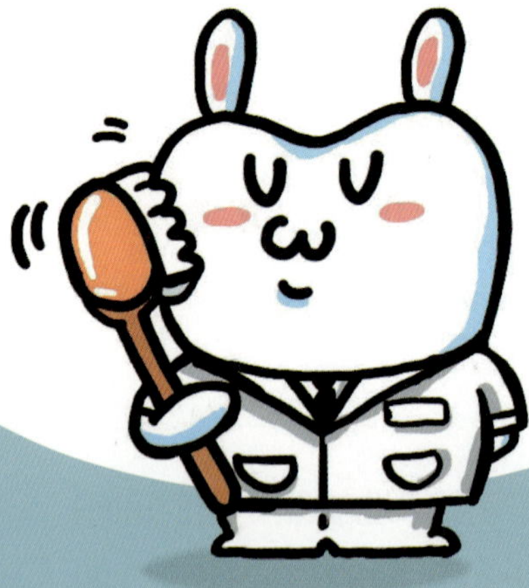

39 儿童家长：对口腔保健的认知关乎孩子的口腔健康

关键词 儿童 口腔健康 第一责任人

预防故事

问题场景

大一班老师："小楠妈妈，这是今天幼儿园查牙的结果，小楠有好几颗龋齿。"

小楠妈妈："小楠有龋齿？我们家很少买糖果，也不买甜饮料，怎么回事？"

因为有疑惑，小楠妈妈带小楠来到了口腔医院。

口腔表现

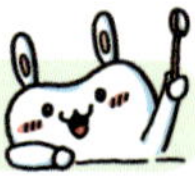

检查发现，小楠前牙的唇面和舌面的大部分比较干净、但是后牙和牙齿邻面都有牙菌斑（图 39-1）。为了让家长更清楚牙齿的哪些部位是没有刷干净的，医生进行了牙菌斑染色。

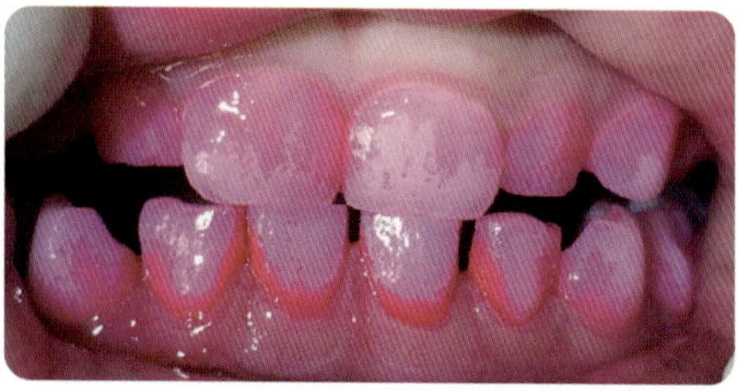

图 39-1　牙面上的牙菌斑（着色的部位）

小北医生："小楠妈妈，这些着色的部位就是有牙菌斑的地方，没有清洁到，小楠虽然上大班了，但她自己还不能刷干净牙，需要家长帮助，每天睡觉前要做好口腔清洁，之后就不能再吃东西了。”

小北医生：“另外，除了有好的口腔卫生习惯，还要养成良好的饮食习惯，少吃零食和甜食，饭后或零食后要漱口、嚼木糖醇口香糖。”

专家建议

重点

小北医生建议：

√ 家长是儿童口腔健康的第一责任人，要担负起保障儿童口腔健康的责任；

√ 从小让孩子养成良好的饮食习惯和口腔卫生习惯。

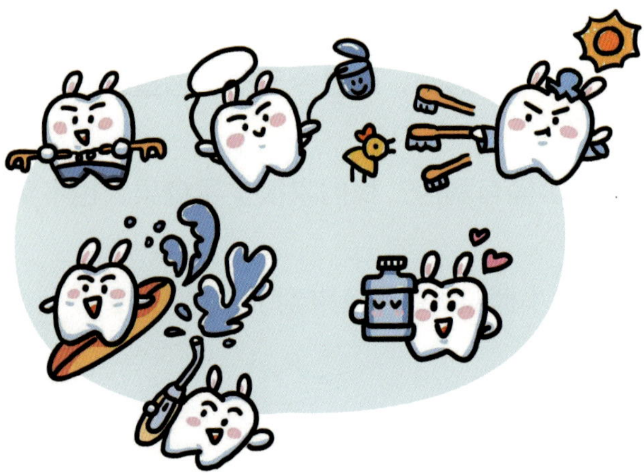

小楠妈妈还有些困惑，小北医生逐一进行了解答。

（1）小楠妈妈：我能为孩子的口腔健康做点什么呢？

小北医生：

家长要主动获取口腔保健知识，许多儿童的口腔问题（如龋病）并非“突然发生”，而是因为家长对口腔保健的忽视或缺乏相应的口腔健康知识。

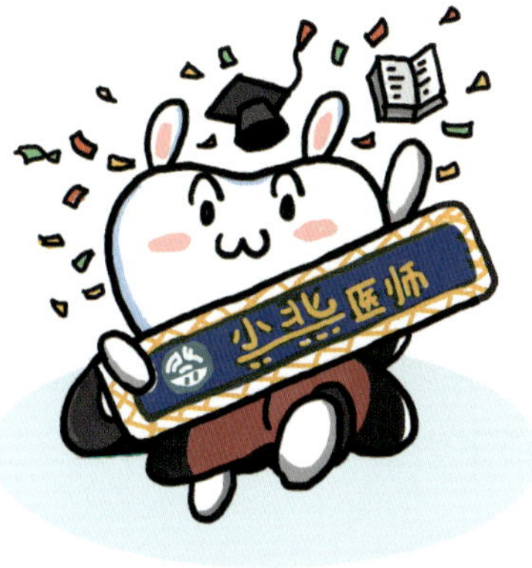

家长可以和适龄的孩子一起学习相关的口腔保健知识，北京大学口腔医院的微信公众号“北大口腔青年说”、中华口腔医学会网站以及科普中国上都有相关的口腔健康的科普内容。

（2）小楠妈妈：平时都不让孩子吃糖、喝甜饮料，为什么牙齿还是坏了？

小北医生：

饮食是龋病发生中的一个重要环节，不能忽视的是糖隐藏在我们日常生活中吃的一些食物中。

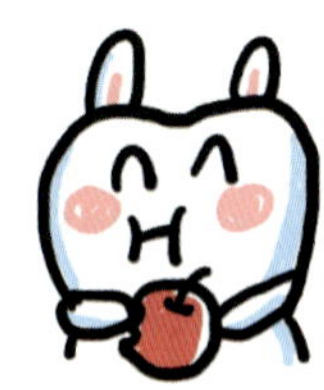

例如小楠虽然不吃糖果、不喝碳酸饮料，但酸奶、乳酸菌饮料或蜂蜜水基本上每天都吃，早餐或者加餐的时候还吃甜面包、饼干或面包抹果酱、蛋糕等食物。糖是这些食物的主要成分，不能低估它们的致龋力。

另外，小楠的口腔卫生也不好，慢慢地，龋病就发生了。

（3）小楠妈妈：孩子已经 5 岁了，需要帮助孩子刷牙吗？

小北医生：

目前，小楠自己还不能刷干净牙齿，家长最好每天晚上帮助刷牙，可以让孩子自己先刷，家长再帮助清洁。除了刷牙，还要用牙线进行清洁。

(4)小楠妈妈：怎么样给孩子选择牙膏？

小北医生：

选择牙膏是口腔清洁的重要一步，要考虑牙膏的口味，有的孩子会因为牙膏的味道不适而不爱刷牙，可以让孩子尝试不同味道的牙膏，从而选出喜欢的。

建议给孩子使用含氟牙膏，需要控制牙膏的用量，只要按照推荐用量使用，含氟牙膏是安全有效的。

3岁以下儿童：如果20颗乳牙全部萌出，每次牙膏用量为大米粒样大小；如果20颗乳牙未长齐，根据孩子的牙数，酌情减量（图39-2）。

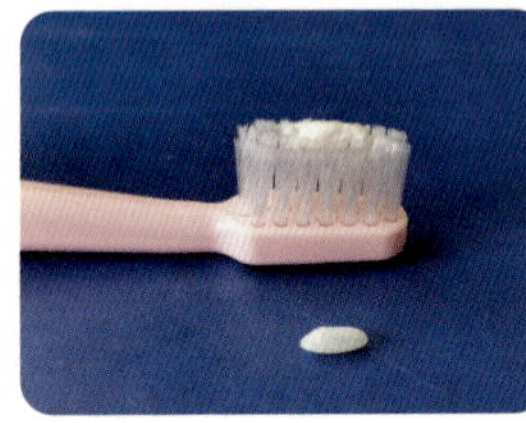

图39-2　婴幼儿（3岁以下）含氟牙膏使用量

3~6岁儿童：每次用量为“豌豆”大小（图39-3）。

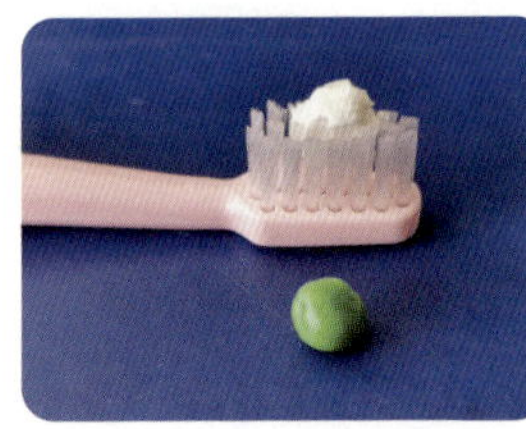

图39-3　学龄前儿童（3~6岁）含氟牙膏使用量

专家云解惑

◆ 专家照片和介绍

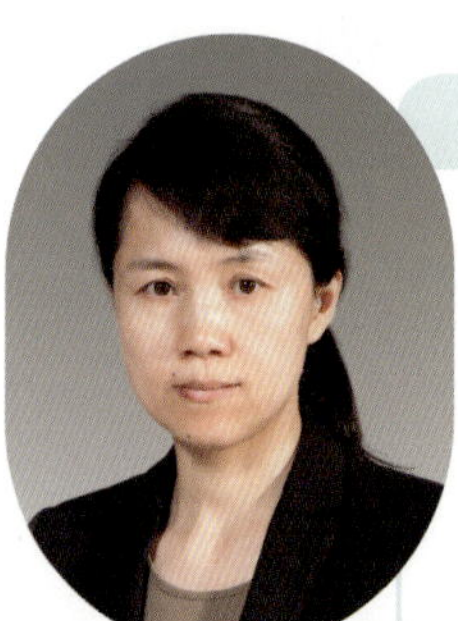

王文辉

北京大学口腔医院预防科主任医师。
特色工作：口腔流行病学调查，应用氟化物防龋，木糖醇防龋，龋病风险评估和防治，临床试验研究。

（王文辉）

40 儿童，小心这些常见的口腔问题

关键词 龋病 牙齿邻面 定期口腔检查 木糖醇口香糖

预防故事

问题场景

小楠妈妈："医生，幼儿园的体检发现孩子有好几颗龋齿，可她从来没说过牙疼呀，是不是弄错了？您给好好检查检查。"

小北医生："有塞牙的情况吗？"

小楠妈妈："偶尔有。"

小北医生："我先查一下。"

口腔表现

小北医生："小楠的双侧上下颌后牙的牙缝处（牙齿邻面）都发生了龋坏（图 40-1），而且龋坏波及了相邻的两颗牙，幸好发现得早，龋坏不深，补一下即可。除此之外，两牙之间的牙龈乳头也有炎症，牙龈炎。"

小楠妈妈："有龋齿的孩子多吗？"

小北医生："超过 2/3 的 5 岁儿童有龋病，但是龋病是完全可以预防的，按照我下面的建议去做，可以预防新的龋齿发生。"

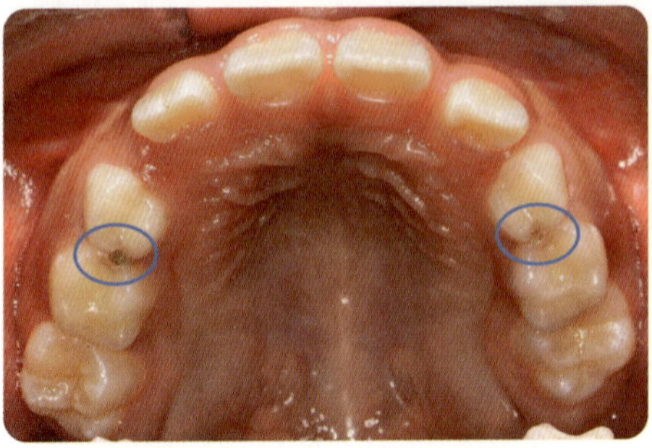

图 40-1　后牙的牙缝处患龋

专家建议

小北医生建议：

√ 养成良好的饮食习惯，餐后及零食后漱口或咀嚼木糖醇口香糖；

√ 养成良好的口腔卫生习惯，每天早晚使用含氟牙膏刷牙，每天清洁 1 次牙齿邻面；

√ 及时治疗龋坏牙；

√ 定期进行口腔检查，至少每半年 1 次；已经患了龋病的，最好每 3 个月检查 1 次。

小楠妈妈还有些困惑，小北医生逐一进行了解答。

（1）小楠妈妈：

为什么牙齿已经龋坏了但是没有疼过呢？

小北医生：

龋病的发生和发展是有一个过程的，早期龋常常表现为牙齿的光泽消失、牙面呈白垩色（像粉笔一样），或者牙齿的窝沟有着色，这个阶段没有任何症状。

早期龋继续发展成波及牙釉质或牙本质浅层的龋坏，也不会有牙疼，但可能会塞牙。

所以，牙没疼过并不意味着牙齿是健康的，要定期进行口腔检查，及时发现问题。如果有塞牙的情况，需要及时看医生。

（2）小楠妈妈：

为什么牙缝处容易龋坏？

小北医生：

牙缝处是我们专业上所说的牙齿邻面，是食物残渣、牙菌斑容易堆积的部位，同时又是口腔清洁时容易被忽视的部位，刷牙时刷不到牙缝，需要用牙线进行清洁。

（3）小楠妈妈：

儿童还有哪些常见的口腔问题？

小北医生：

a）牙龈炎：由牙颈部堆积的牙菌斑引起，表现为牙龈红肿、刷牙或咬食物的时候有出血的情况。

b）乳牙滞留（“双排牙”）：是指乳牙还未脱落，相对应的恒牙大多数在乳牙的舌侧萌出，形成“双排牙”的现象（图 40-2）。

c）牙外伤：因跌倒或碰撞导致的牙齿松动、折断，甚至脱落。

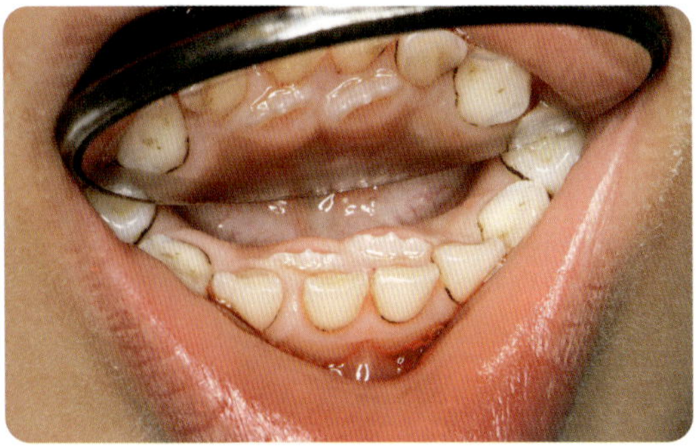

图 40-2　下颌前牙乳牙滞留

健康口腔词解

◆ 牙齿邻面

牙齿邻面是指相邻的两个牙齿互相挨着的牙面，邻面是食物残渣、牙菌斑容易堆积的部位，因此也是容易发生龋病、牙龈炎的部位。

◆ 木糖醇口香糖

木糖醇口香糖是指口香糖中的甜味剂不是蔗糖，而是由木糖醇或者木糖醇和其他糖醇组成。

木糖醇不能被口腔中的致龋菌发酵产酸，因此不会导致龋齿。咀嚼口香糖时，唾液分泌增加，有助于清除食物残渣，同时唾液可以促进牙齿的再矿化。大量研究证明长期吃木糖醇口香糖有助于预防龋病。

专家云解惑

◆ 专家照片和介绍

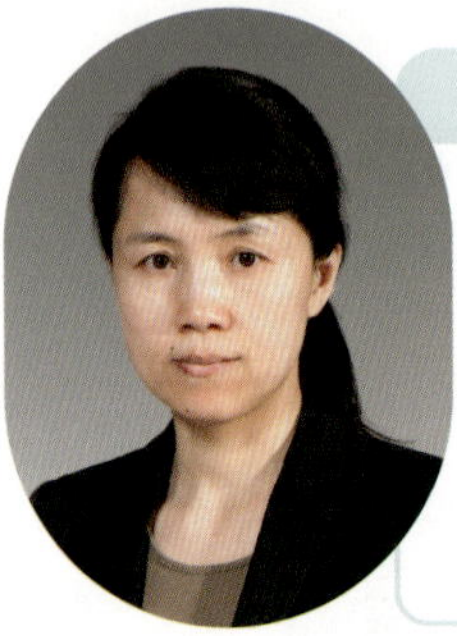

王文辉

北京大学口腔医院预防科主任医师。
特色工作：口腔流行病学调查，应用氟化物防龋，木糖醇防龋，龋病风险评估和防治，临床试验研究。

（王文辉）

41 牙不齐：影响颜值更影响健康

关键词 错𬌗畸形 正畸 咬合关系 口腔功能 颌面发育

预防故事

问题场景

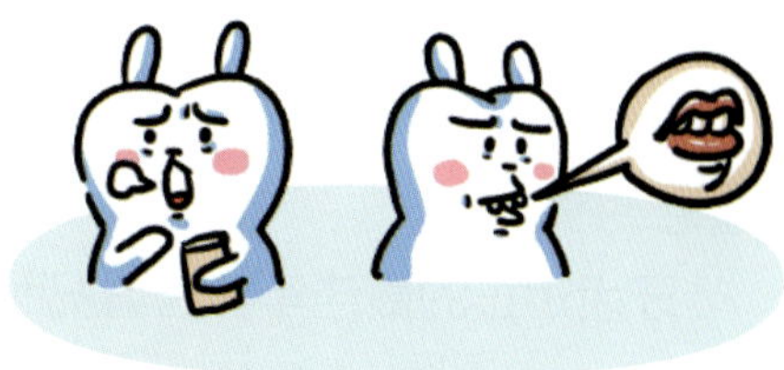

“同学都叫我‘龅牙妹’……”15 岁的小楠红着眼眶对妈妈哭诉，声音里满是委屈。

自从进入青春期，她越来越在意自己明显前突的上前牙和拥挤不齐的下牙。吃饭时总是不小心咬到口腔内壁，疼得直皱眉。

曾经活泼开朗的小楠，现在连微笑都变得小心翼翼，课间宁愿独自待在座位上也不愿与人交流。

看着女儿日渐消沉，妈妈决定带她去看专业的正畸医生。

口腔表现

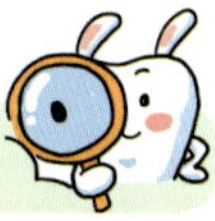

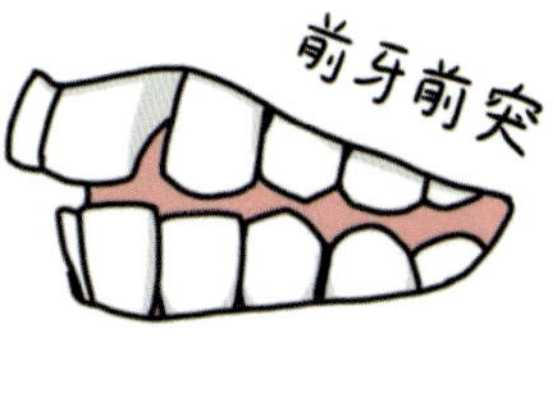

正畸医生检查发现，小楠属于典型的安氏Ⅱ类错𬌗畸形。

上前牙覆盖下牙超过 5mm，下颌后缩，同时伴有深覆𬌗。

X 线片显示她的四颗智齿正在萌出，可能加重拥挤。

“这种情况不仅影响美观，还会导致咀嚼效率下降，甚至引发颞下颌关节问题。”医生强调。

专家建议

小北医生建议：

√ 青少年的牙列不齐需要找专业的正畸医生评估判断何时开始矫正；

√ 青少年矫治期间要注意维护口腔卫生。

小楠妈妈还有些困惑，小北医生逐一进行了解答。

（1）小楠妈妈：

什么年龄矫正最合适？

小北医生：

牙齿矫正的最佳年龄因情况而异。

12～14 岁是黄金期，此时恒牙已基本萌出且颌骨仍有生长潜力，矫正效果最佳；

对于“地包天”等严重骨性问题，建议 6～8 岁就需进行口腔检查，并酌情开始干预；

成年人虽然矫正难度稍大，但通过隐形矫治等技术仍能获得理想效果，只是治疗时间相对较长。

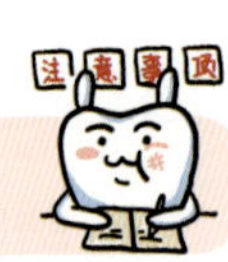

（2）小楠妈妈：

矫正期间需要如何护理？

小北医生：

矫正期间的口腔护理至关重要。

首先，要选用凹形正畸牙刷和牙间隙刷等专用工具，重点清洁托槽周围和钢丝下方，防止牙菌斑堆积引发龋齿或牙龈炎。

其次，要避免食用坚果、硬糖、年糕等硬质或黏性食物，以免造成托槽脱落或钢丝变形。

另外，必须严格按时复诊，一般每 4 ~ 6 周需要调整一次矫治器，医生会根据牙齿移动情况更换相应配件，错过复诊可能影响矫正效果。

最后要特别注意的是，矫正结束后必须坚持佩戴保持器至少 2 年，从全天佩戴逐步过渡到夜间佩戴，这样才能有效防止牙齿反弹。

（3）小楠妈妈：

矫正期间牙齿会松动吗？会不会疼？

小北医生：

牙齿轻微松动是正常现象，这是牙齿移动过程中的暂时反应，矫正完成后会自然恢复稳固。

每次复诊加力后可能会有 1 ~ 3 天的酸痛感，建议这期间选择软质食物，必要时可使用正畸蜡缓解托槽摩擦带来的不适。

但如果出现持续剧烈疼痛或托槽脱落等情况，一定要及时复诊检查。

健康口腔词解

◆ 错殆畸形

指牙齿、颌骨或面部结构的异常发育，导致上下颌牙齿无法正常咬合。它可能影响咀嚼功能、发音、面部美观，甚至引发颞下颌关节紊乱等问题。

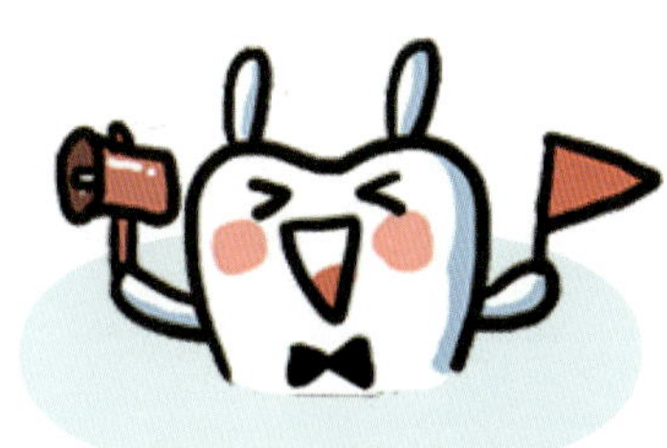

◆ 安氏分类

安氏分类是国际通用的错𬌗畸形分类方法。Ⅰ类为正常咬合关系；Ⅱ类为上颌前突或下颌后缩；Ⅲ类为下颌前突。准确分类对制订正畸方案至关重要。

专家云解惑

◆ 专家照片和介绍

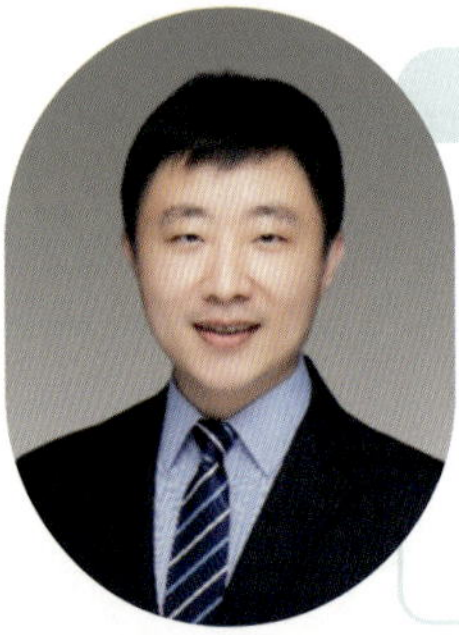

袁　超

北京大学口腔医院口腔预防科主任医师、副教授、新体制副研究员，博士研究生导师，博士后合作导师。

特色工作：牙体牙髓病诊治，显微根管治疗；口腔疾病的综合管理、个性化口腔卫生指导和健康教育。

◆ 短视频

短视频 13

青少年必须知道的口腔秘密

①扫描二维码　②用户登录

③激活增值服务　④观看视频

（袁　超）

42 青少年口腔健康，家长不可忽视的责任

关键词 青少年 家长 牙齿脱矿 青春期龈炎

预防故事

问题场景

这天，林女士带着 15 岁的女儿小楠来到了口腔医院。一进诊室，林女士就焦急地说，“大夫，您快看看我们孩子的牙齿要怎么办啊？”

“孩子的牙齿怎么不舒服呀？”小北医生耐心地问道。

“她半年前才补过一遍牙，现在又变得一块一块白的，感觉她所有牙齿都坏了。”据林女士介绍，小楠平时住校，只有周末才回家，在学校和同学一起爱吃零食、喝饮料，怎么刷的牙家长也看不见。三年前小楠开始做牙齿矫正，现在已经在戴保持器了。“她的牙就是从开始做矫正以后才坏的。”林女士说到这个就很是懊恼。“医生，我们现在该怎么办呢？”

口腔表现

“小楠，平时你每天刷两次牙，还是偶尔会只刷一次呢？”小北医生问。

小楠答道：“偶尔会只刷一次。”

小北医生接着问：“妈妈说你爱喝饮料，你是每天都会喝，还是有时候喝呀？”

“还有，喝的时候是一瓶饮料拿在手里时不时就喝一口，还是吃饭的时候一气儿喝完呢？”

“我不是每天都喝，”小楠辩解道，“是拿在手里一直喝的。”

随后，小北医生给小楠做了一个全面的口腔检查，发现她虽然牙齿整齐，但不少牙齿都补过，而且所有牙齿都有脱矿后形成的白垩色斑块，两颗门牙已经有了明显的缺损，个别位置的牙龈也明显红肿（图 42-1）。

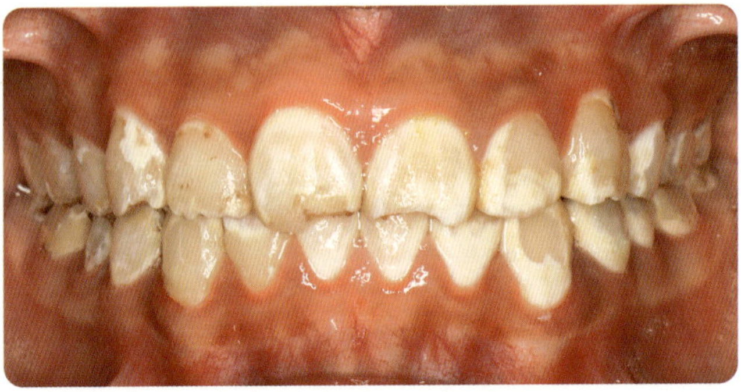

图 42-1　牙齿表面呈白垩色

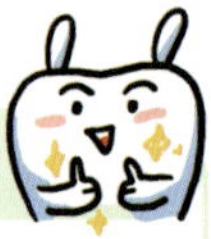

专家建议

小北医生建议：

√ 及时治疗龋齿；对已经脱矿的牙齿，要定期涂氟；

√ 早、晚各刷一次牙，饭后漱口；使用含氟牙膏、含氟漱口水；使用牙线、冲牙器等工具；

√ 限糖、减酸；

√ 至少每半年做一次口腔检查；定期洁牙。

林女士和小楠还有些疑问：

（1）林女士：

我们跟她说了要好好刷牙，可她就是不听我们的啊！

小北医生：

家长既要自己掌握口腔保健知识，亲自践行的同时再指导孩子去实践；也要充当孩子的“健康教练”，采用激励式管理。

比如，家长可以根据孩子刷牙的效果，设置适当的奖励，以鼓励孩子坚持良好的刷牙习惯；同时在家庭内部营造一个保护口腔健康的氛围，家长和孩子一起打卡。

孩子出现口腔健康问题后，不要责怪孩子，而是陪伴孩子一起寻求解决办法，帮助孩子建立受益终身的好习惯。

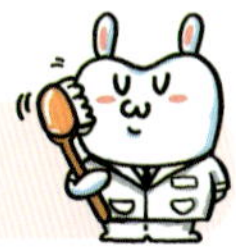

（2）林女士：

需要换个电动牙刷吗？

小北医生：

相比于刷牙工具，孩子刷牙的方法和效果是家长更应该关注的。

刷牙的目的是清除牙齿上的菌斑和软垢，要把所有牙齿的所有牙面都刷到。家长应指导孩子学习正确的刷牙方法，负起监督孩子刷牙的责任。

家长要监督孩子早上起床后、晚上睡觉前各刷一次牙，晚上刷牙后就不能再吃东西或者喝饮料了。

家长还可以使用菌斑显示剂（图 42-2）来检查孩子的刷牙效果。

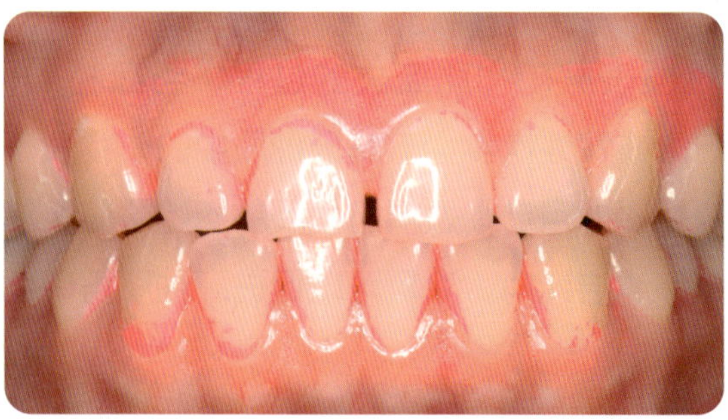

图 42-2　菌斑染色后牙面上残留的菌斑呈粉色

（3）小楠：

医生，我还能吃零食、喝饮料吗？

小北医生：

当然可以，但是要合理、科学地吃。

家长要注意帮孩子选择健康的零食和饮料，也要教会孩子如何去选择。

购买食品时查看配料表中是否额外添加了白砂糖或蔗糖。提防乳酸菌饮料、果蔬汁等看似健康、实则暗含糖分的食品。最好多吃新鲜的水果。

家长要以身作则，为孩子创造一个健康的、有益口腔的饮食环境。零食、饮料等食物最好跟着正餐一起吃，不要放在两次正餐之间多次吃。学会用吸管喝饮料，餐后用清水漱口，还可以给孩子嚼一粒无糖口香糖。

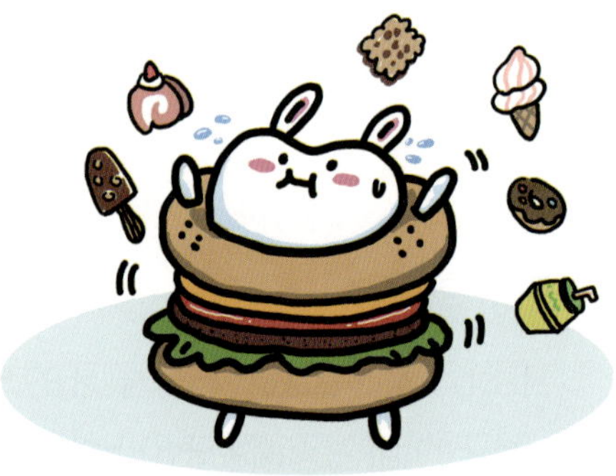

健康口腔词解

◆ 牙齿脱矿

脱矿是牙釉质表层矿物质流失的过程。当口腔 pH 长期低于 5.5 时，细菌代谢产酸或酸性饮食会溶解牙釉质中的矿物质，导致牙齿表面出现白垩色斑块，质地粗糙，是龋齿发展的初始阶段。常见于正畸托槽周围、牙龈边缘等清洁死角。涂氟可以促进牙釉质再矿化。

（王思斯　袁　超）

43 人到中年，别让口腔问题拖累健康

关键词 中年人 龋病 牙周病

预防故事

问题场景

“张哥，你这大冬天的咖啡都不喝热的？”

小楠爸爸捂着腮帮子苦笑：“这两天左边牙疼得厉害，喝点冰的还好受点，热的是一点碰不得。”

“上回团建啃羊排你就龇牙咧嘴的，还没去看牙？”

“之前只是刷牙出血，想着用软毛牙刷对付。后来吃东西使不上劲，以为上火吃了消炎药。谁知三天前疼得整宿睡不着觉。”

小李放下咖啡：“你这症状跟我舅当年一样，牙龈出血是牙周炎的警报，牙疼可能是牙神经发炎了。我舅就是拖着拖着没法治只能拔牙了。”

“这不工作太忙么……”

小李打开手机，火速约了一个号，“张哥，牙病可拖不得，赶紧去看吧！”

口腔表现

小楠爸爸来到口腔医院，小北医生给他做了全面的口腔检查，还拍了一张全口牙片。

他回忆，自己不抽烟、不喝酒，但因为工作繁忙好些年没看过牙了，有点不舒服挺挺就过去了。最近两年好像牙龈变长了似的，牙缝比以前明显了，而且因为怕刷牙会出血，只是随便刷刷就结束了。

经过检查，小楠爸爸的口腔健康不容乐观：

（1）左侧上颌第一前磨牙、第二前磨牙龋病累及牙髓导致了牙髓炎（图 43-1），正是他牙疼的罪魁祸首；

（2）除此以外，下门牙的牙缝处也龋坏了（图 43-2）；

（3）并且他还有牙周炎，牙龈红肿、退缩，从曲面体层片上看牙齿周围的牙槽骨都已经有了明显的吸收（图 43-3）。

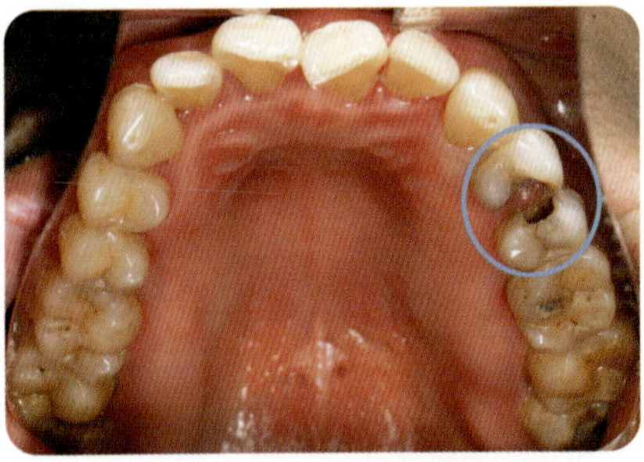

图 43-1　左侧上颌第一前磨牙、第二前磨牙牙髓炎

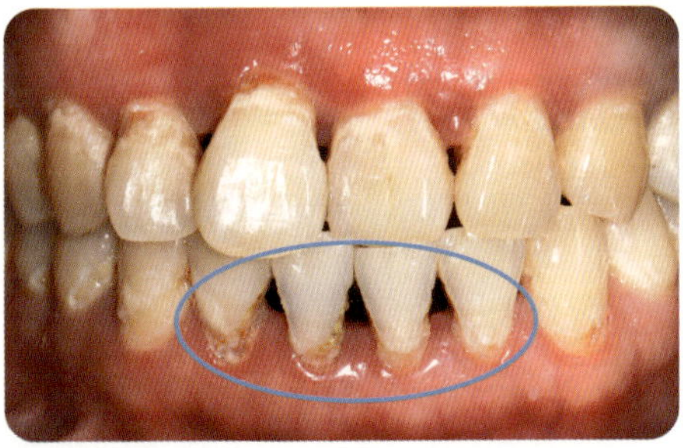

图 43-2　下颌前牙牙缝处患龋

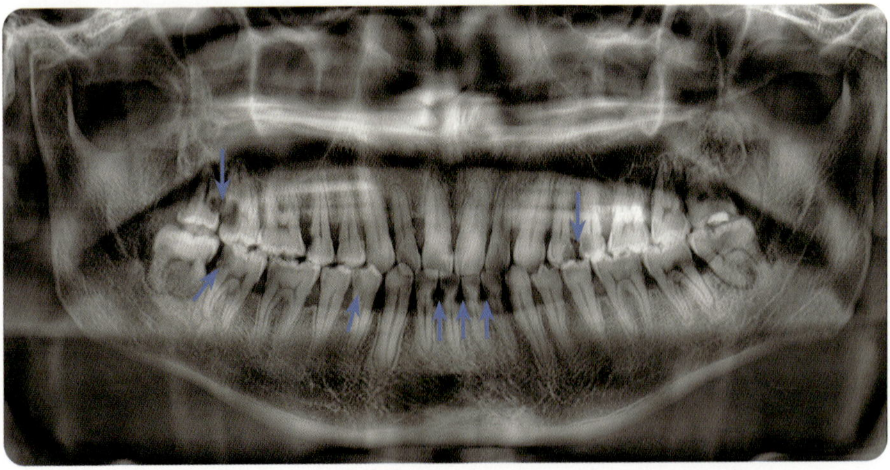

图 43-3　全口牙片：多颗较严重的龋齿（箭头处），全口牙槽骨吸收

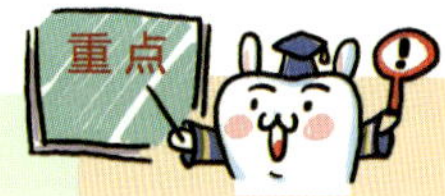

专家建议

小北医生建议：

√ 及时治疗龋齿，已经牙髓炎的牙齿要进行根管治疗；

√ 积极、及时地进行牙周治疗，定期洁牙；

√ 患龋风险较高的人应当定期涂氟；

√ 每半年到一年进行口腔检查。

（1）小楠爸爸：我们中年人的口腔健康状况一般都咋样？

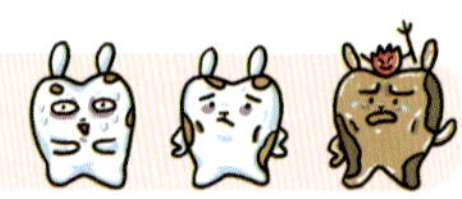

小北医生：

我国中年人患龋率近九成，人均龋齿数为 4.5 颗，其中 1/4 的人牙根面有龋。

仅有一成的龋齿得到了治疗，超过半数的龋齿最终被拔除，而超过三成的龋齿滞留于口中（图 43-4）。

大部分中年人知道糖和细菌是引起龋病的主要原因，但对预防龋病的方法却了解不多，能做到每天刷牙两次的人连一半都不到。超过八成的人知道定期口腔检查很有必要，但却没有付诸行动。

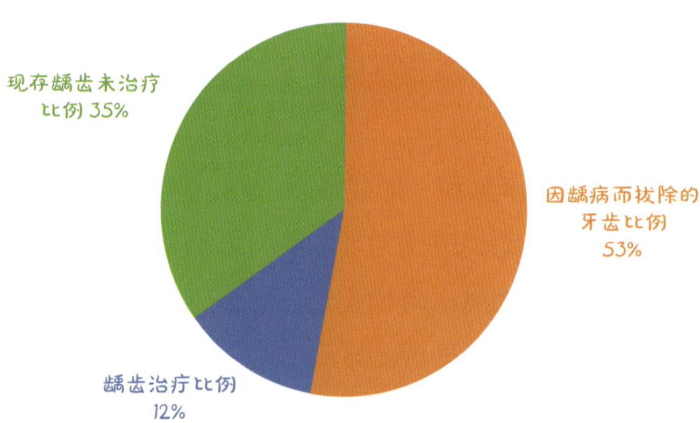

图 43-4 我国中年人龋病治疗情况

（2）小楠爸爸：我这才几年没看牙，牙怎么突然坏这么厉害了？

小北医生：

龋齿在早期阶段没有明显的症状，进展到深龋才会有比较明显的不适症状。很多人因各种原因没有及时就医，等到发展为牙髓炎或根尖周炎，牙疼了、肿了才来看牙，此时往往已经贻误了最佳的治疗时机，需要付出更多的时间和钱。

（3）小楠爸爸：其他中年人也都会有刷牙出血吗？

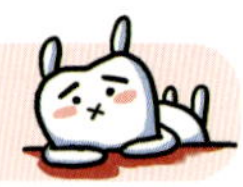

小北医生：

我国中年人的牙周健康率只有 9.1%，牙石检出率高达 96.7%，近九成人有牙龈出血。平均每人有超过 20 颗牙齿有牙结石，近 14 颗牙齿有牙龈出血的现象。

刷牙出血是牙龈炎的常见症状。近七成的人知道刷牙出血是不正常的。

很多人和您一样，因为害怕出血而不敢刷牙。但实际上将牙齿表面的细菌刷干净后，牙龈不再发炎了，刷牙就不会出血了。

（4）小楠爸爸：我只是有时候刷牙出血，怎么就成牙周炎了？

小北医生：

当细菌在牙齿上逐渐累积，形成牙石以后，就无法通过刷牙去除了。

在牙石的刺激下牙龈炎进展为牙周炎，牙槽骨吸收、牙龈萎缩、牙缝变大，继而引起牙根面龋、咬物无力、牙齿松动等一系列问题。

定期洁治可以去除已经形成的牙石（图 43-5，图 43-6），有助于治疗和预防牙龈炎。但大家还没有养成一年洗一次牙的习惯，就医的时候已经到牙周炎的阶段了。

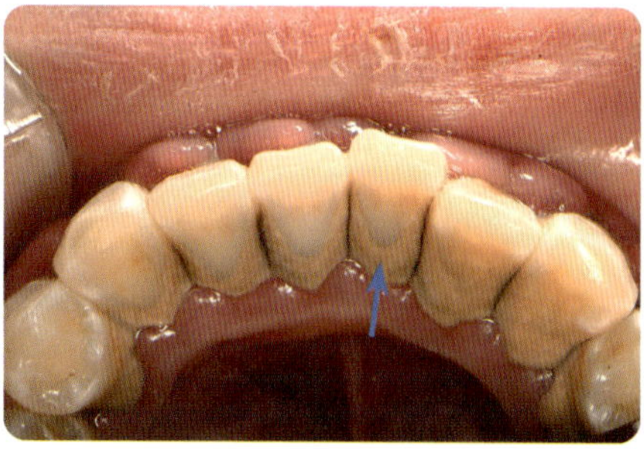

图 43-5　洁治前，箭头所指为牙石

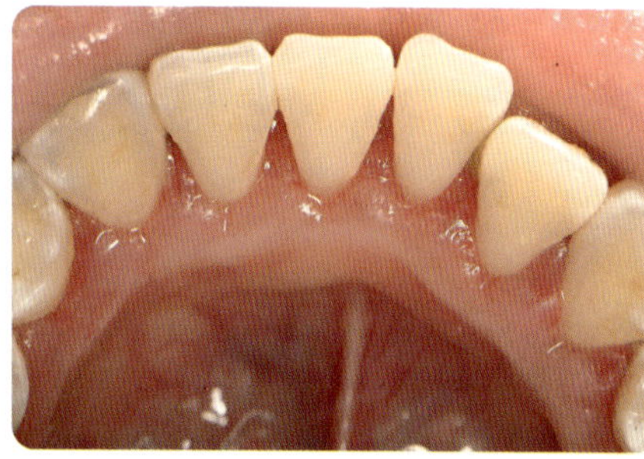

图 43-6　初步洁治后

健康口腔词解

◆ 龋病

龋病是一种由细菌感染引起的破坏牙体硬组织的慢性进行性疾病。致龋菌代谢食物中的糖类产酸，导致牙齿无机物脱矿和有机物分解，形成龋洞。龋病会引起冷热酸甜刺激不适，进展到牙髓炎会引起冷热刺激痛、自发性疼痛、放散性疼痛、咬物疼痛等症状。

◆ 牙周病

牙周病是累及牙周支持组织的慢性感染性疾病，主要由牙菌斑微生物及其代谢产物引发。初期表现为牙龈炎症（如红肿、出血）；发展为牙周炎时，牙周袋形成、牙槽骨吸收，导致牙齿松动甚至脱落，是成年人牙齿丧失的主要原因，也与心血管疾病、糖尿病等全身健康密切相关。

（王思斯　袁　超）

44 牙好才能全身好？老年人口腔健康问题挑战

关键词 老年人 牙周炎 牙结石 根面龋 全身健康 口腔护理

预防故事

问题场景

“你这饭怎么又只吃了两口？”小楠奶奶端着爷爷的餐盘问，发现炖得烂糊的玉米也被吐在了一边。

75 岁的小楠爷爷最近总是抱怨“牙不好，嚼不动”，甚至因为牙齿松动，连说话都开始漏风。家人以为是老年人“自然掉牙”，便买了软烂的米粥和果泥应付，可又有糖尿病，担心吃这些血糖居高不下。直到某天，小楠爷爷因为牙疼一夜未眠，甚至半边脸都肿了起来，奶奶才意识到问题不简单。

“医生，他牙又疼又松了，这血糖也高，消化还不好，还能治吗？”小楠奶奶焦急地问。

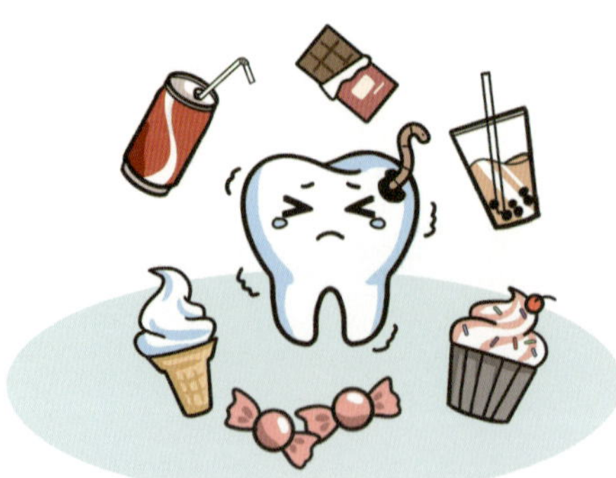

口腔表现

接诊的小北医生检查发现，小楠爷爷的上下牙多处松动，尤其是下颌前牙已经摇摇欲坠，后面的牙齿缺失得较多，右边仅存的一颗牙也有一个深大的牙洞。医生用探针检查、轻叩牙齿，发现牙龈红肿，退缩严重，牙根暴露出来。X 线片显示，小楠爷爷的牙槽骨吸收明显，部分牙齿根部有龋坏阴影。

“小楠爷爷，您这牙周炎已经很严重了，长期炎症导致牙齿松动。而且牙根处的龋坏（根面龋）正在加速牙齿脱落。”小北医生指着片子解释，“更麻烦的是，您还有糖尿病，需要更加关注牙周健康。”

专家建议

小北医生建议：

√ 老年人口腔健康可能影响全身健康，需每半年进行一次口腔检查，及时发现牙周炎、缺失牙、根面龋等问题，及时治疗；

√ 每天正确刷牙两次，配合牙线和牙间隙刷清洁牙缝；

√ 均衡饮食，减少甜食摄入，多吃富含纤维的蔬菜水果。

小楠爷爷还有些困惑，小北医生进行了一一解答。

（1）小楠爷爷：

口腔疾病真的会影响糖尿病等全身疾病吗？

小北医生：

是的！口腔健康与全身健康密切相关。口腔疾病，作为全球最常见的慢性疾病，也被称为第六大慢性疾病，并且可能是多种全身疾病的“信号灯”。

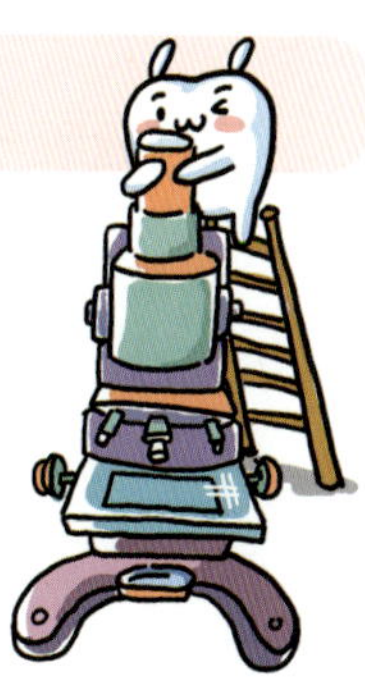

口腔微生物及其引起的慢性炎症状态与心血管疾病、呼吸系统疾病等多种全身重大慢性疾病显著相关，口腔疾病是多种慢性病的危险因素。

例如，糖尿病患者更容易患牙周病，而牙周炎又会加重血糖控制难度，形成恶性循环。

（2）小楠爷爷：消化不好跟牙不好有关系吗？

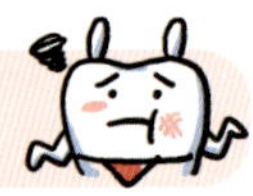

小北医生：

当然啦，老百姓常说，牙好胃口才好，牙齿缺失或咀嚼功能下降，可能加重胃肠负担导致消化问题，也可能导致老年人倾向于选择软食或流食，长期如此容易引发营养不良，进而影响免疫力和整体健康。

因为缺失牙齿没有及时修复而影响老年朋友们聚会、唱歌等社交活动，也会对老年人心理产生影响，从而降低生活质量。

所以口腔健康直接关系老年人的营养摄入、心理健康和生活质量。

（3）小楠爷爷：口腔疾病还会影响哪些全身疾病？

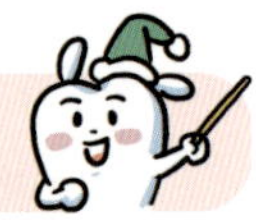

小北医生：

刚才我们说了口腔健康与糖尿病密切相关，除此之外，口腔中的细菌如果不及时清洁，还可能通过多种途径进入呼吸道，进而引发肺部感染。

口腔健康与心血管健康也紧密相连，牙齿的炎症可能导致细菌通过血液进入心血管系统，引起感染性心内膜炎。牙周致病菌如果通过血液循环进入血管，引发炎症反应，还会促进动脉粥样硬化的形成。

有研究发现，口腔健康与认知功能也存在关联，有严重牙周病或者牙齿缺失越多的老年人，罹患阿尔茨海默病的风险显著增加。这可能与炎症因子对大脑的慢性损伤有关。

健康口腔词解

◆ 根面龋

老年人牙龈退缩后，牙根暴露，易发生龋坏。

专家云解惑

◆ 专家照片和介绍

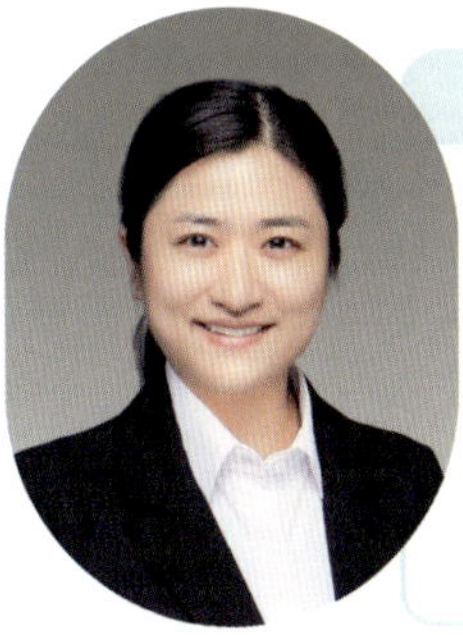

张珊珊

北京大学口腔医院预防科副主任医师，副教授，中国牙病防治基金会健康口腔金牌大使，北京预防医学会口腔保健专委会常务委员。

特色工作：成人牙体疾病防治，儿童龋病综合防治，口腔疾病负担、人工智能口腔科普研究。

（张珊珊）

第七章

不同年龄人群口腔疾病防治策略

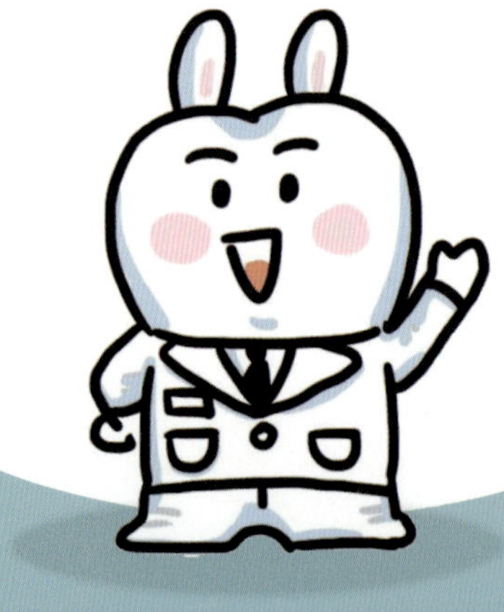

45 孕期护理口腔，母婴幸福安康

关键词 孕期口腔保健 妊娠期龈炎 激素水平

预防故事

问题场景

“哎呀，刷牙怎么总是出血？”怀孕 5 个月的小楠妈妈对着镜子发愁，最近牙龈又红又肿，连吃苹果都留下血印子。

婆婆见状赶紧劝：“怀孕出血正常，少刷几次牙就好了！”

可一周后，小楠妈妈不仅牙龈出血加重，右后牙还开始隐隐作痛。

求助闺蜜，闺蜜发来消息：“我孕期也是这样，医生说这是妊娠期龈炎，得赶紧治！”

小楠妈妈这才来到口腔医院。

口腔表现

小楠妈妈牙龈红肿得像熟透的樱桃。

小北医生检查发现：牙龈边缘呈鲜红色像“火山口”状，轻轻一碰就出血；牙龈与牙齿分离，两者之间出现“牙龈袋”，成为细菌和食物残渣的“藏身之处”；后面牙齿堆积黄褐色软垢，同时还有明显的口臭（图 45-1）。

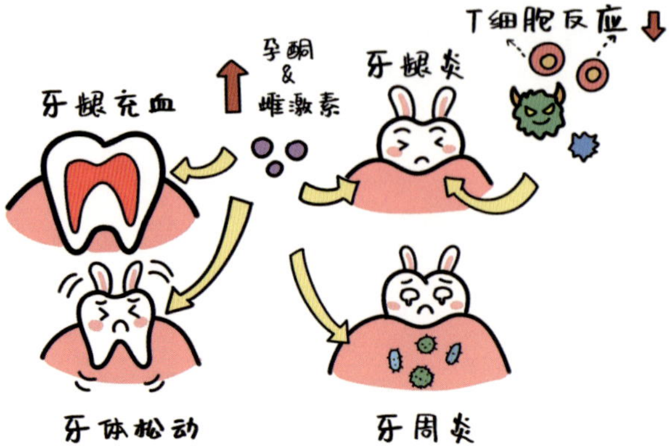

图 45-1　妊娠期雌激素和孕酮作用下牙龈红肿

“这主要是孕期激素水平变化惹的祸。”小北医生指着检查结果说，“孕期雌激素会让牙龈血管扩张，孕酮则会降低免疫反应，两者结合就让牙菌斑更容易作祟。你看这些红肿的牙龈就像海绵，轻轻一碰就出血。”

更让小楠妈妈后怕的是，细菌已经侵入牙龈：“如果不控制，细菌还可能通过血液影响胎儿发育。”

专家建议

重点

小北医生建议：

√ 首先进行口腔洁治，清除无法刷掉的牙结石，缓解牙龈炎症；

√ 维护口腔卫生，每天早晚刷牙，使用牙线或牙间隙刷清洁牙缝；

√ 孕期每三个月定期口腔检查。

小楠妈妈还有些困惑，希望小北医生能够为她解释。

（1）小楠妈妈：

怀孕后牙龈出血是正常的吗？

小北医生：

就像皮肤在孕期会变敏感，牙龈也会“娇气”起来！数据显示，

60%～75% 的孕妇会出现牙龈红肿出血。

但这绝不是“正常现象”，而是身体发出的预警信号——牙菌斑正在攻击你的牙龈！

（2）小楠妈妈：

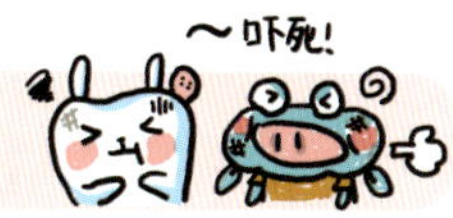

听说洁牙会导致流产，这是真的吗？

小北医生：

这是最大的误区！

孕中期（4～6 个月）是相对安全的治疗期。

我们通过超声波洁牙机进行口腔洁治，清除牙石不会造成流产。

另外，如果孕期出现牙齿剧烈疼痛、智齿发炎等情况也是需要及时处理的（图 45-2）。

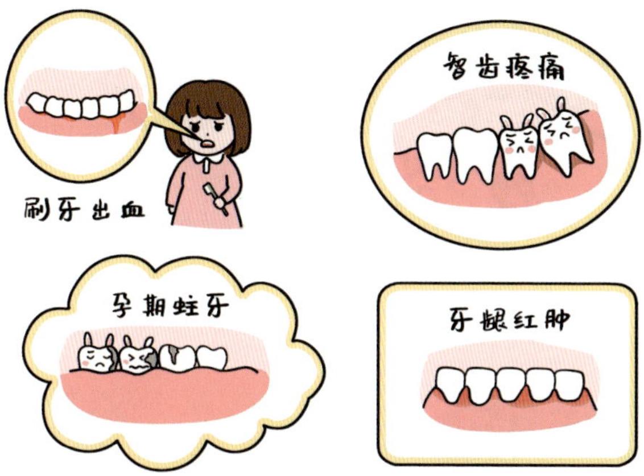

图 45-2　妊娠期常见口腔问题

（3）小楠妈妈：

准备怀孕的姐妹们需要怎样做，才能避免我这问题？

小北医生：

a）在计划怀孕前不可忽视口腔检查，排除口腔隐患（龋齿、智齿、牙周炎等），避免孕期口腔急症；

b）孕期更应特别注意做好口腔卫生，主要包括每天早晚使用含氟牙膏刷牙，使用牙线或牙间隙刷清洁牙缝；

c）在饮食方面，尽量避免酸甜食物，减少零食及碳酸饮料的摄入；

d）孕吐后，建议用清水或淡盐水漱口，减少酸性物质对牙齿的损害；

e）如果出现一些口腔问题，建议孕中期及时解决。

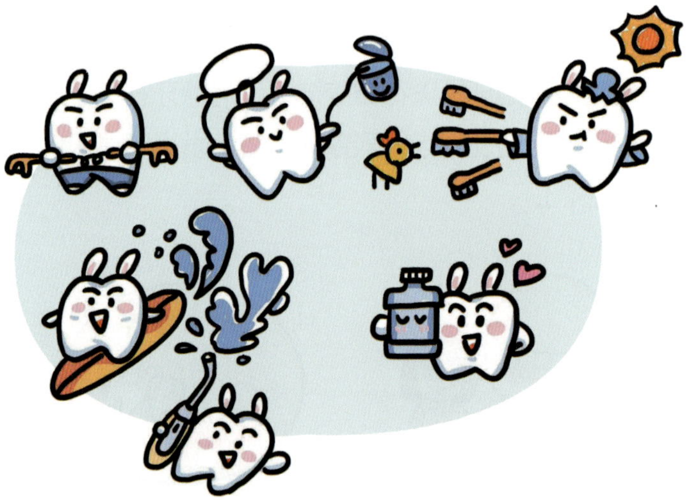

健康口腔词解

◆ 妊娠期龈炎

是指妊娠期间因体内激素水平显著变化，导致牙龈组织对局部刺激物（如牙菌斑）的炎症反应增强，表现为牙龈红肿、出血及增生性改变的特异性牙龈病变。其本质仍属于菌斑诱导性牙龈炎，但受激素影响呈现独特的临床进程。

（刘　阳　王文辉）

46 婴幼儿口腔保健，家长责任大

关键词　第一次口腔检查　清洁口腔　定期口腔检查

预防故事

问题场景

小楠妈妈：“医生，我女儿第一次来看牙，她上面的门牙变黄了，刷不掉，您看看是什么情况？”

小北医生：“孩子多大了？”

小楠妈妈：“一岁两个月。”

小北医生：“夜间还吃奶吗？”

小楠妈妈：“睡前吃奶粉，夜间还要吃一次母乳。”

小北医生：“睡前吃完奶，还刷牙吗？”

小楠妈妈：“很少刷，主要孩子不配合。”

小北医生：“那也需要睡前彻底刷一次牙的。还有，您带她看牙看晚了。”

口腔表现

小北医生给小楠进行了全面的口腔检查。

小北医生：“小楠现在长了 10 颗牙，上面这两颗门牙长出来还不到半年吧，已经龋坏了，口腔卫生也不好，这 10 颗牙的牙面上都有明显的牙菌斑，就是这种黏乎乎的东西，牙菌斑只能通过刷牙刷掉或用牙线、牙签等刮除，从现在开始要给孩子养成清洁牙齿的习惯，也要停止夜间喂奶了。”

专家建议

小北医生建议：

√ 出生后即开始建立清洁口腔的习惯；

√ 从小养成良好的喂养和饮食习惯；

√ 减少致龋菌在家长和孩子间、孩子和孩子间的传播；

√ 最好在孩子长第一颗牙时进行第一次口腔检查，最晚应该在第一颗牙萌出之后 6 个月之内进行第一次口腔检查。

小楠妈妈还有些困惑，小北医生进行了一一解答。

（1）小楠妈妈：应该什么时候开始给孩子刷牙呢？

小北医生：

孩子出生后就要开始建立清洁口腔的习惯，每天至少 1 次。让孩子在一个舒适的体位上接受口腔清洁（图 46-1），家长用柔软的湿纱布或湿巾擦拭婴儿牙床和上腭。有些孩子一开始会拒绝甚至哭闹，但家长不要放弃，随着孩子慢慢地适应，口腔清洁就容易进行了。

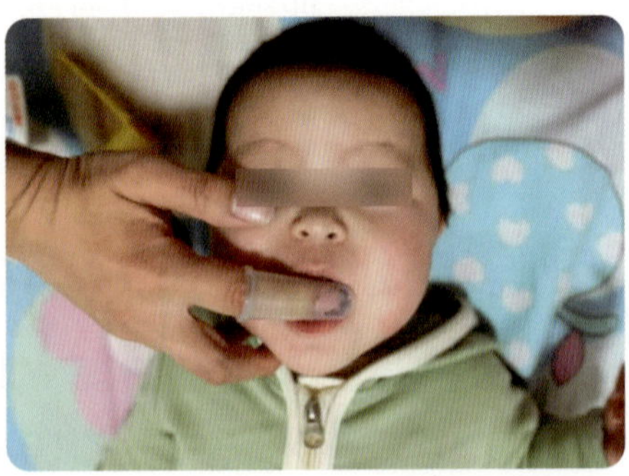

图 46-1 家长用指套牙刷清洁牙齿

乳牙长出来后，用湿纱布或湿巾、指套牙刷清洁牙齿，建议使用含氟牙膏。在牙齿萌出后，睡前一定要进行彻底的牙齿清洁。

（2）小楠妈妈：
吃母乳的孩子也会有龋齿吗？

小北医生：

母乳中含有乳糖，如果孩子的口腔清洁做得不好，牙面上的乳糖会被牙菌斑中的致龋菌利用产生酸性物质，从而腐蚀牙齿形成龋齿。

吃母乳的孩子，如果喂养方法不当，尤其是夜间喂奶，更容易患龋。每日多次的母乳喂养，喂养的时间过长都是龋病的危险因素。

（3）小楠妈妈：
奶瓶可以用到几岁？

小北医生：

1 岁时就应停止用奶瓶，最晚不迟于 1 岁半。

对于奶瓶喂养或混合喂养的孩子，奶瓶中只能装入配方奶、牛奶或白水。

如果孩子需要用奶瓶作为安慰来入睡，奶瓶中只能装白水。

（4）小楠妈妈：
龋齿会传染吗？

小北医生：

龋齿本身不具有传染性。

但引起龋齿的致龋菌却可以通过家庭成员之间或幼儿园小朋友间的亲密接触、共用餐具等行为发生个体之间的传播。

因此，家长要将孩子的食物放在手背上测试其温度，不要和孩子共用餐具，避免和孩子嘴对嘴亲吻。

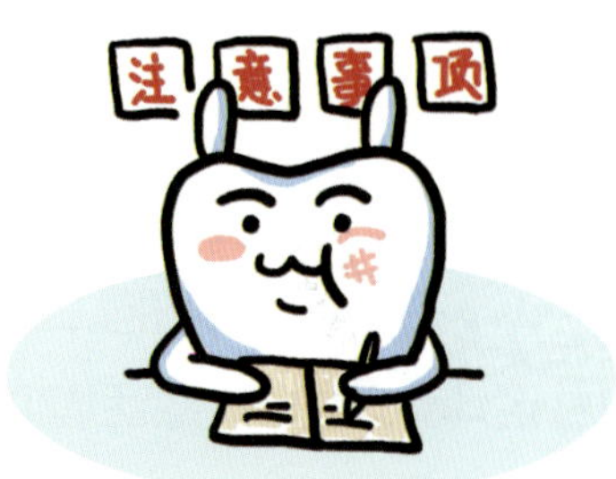

健康口腔词解

◆ 第一次口腔检查

第一颗乳牙长出后，家长要带孩子进行第一次口腔检查，最晚在萌出后 6 个月内检查。

随后应每半年进行一次口腔检查，龋病高危的儿童需要每 3 个月复诊一次。定期进行口腔检查要贯穿一生。

专家云解惑

◆ 专家照片和介绍

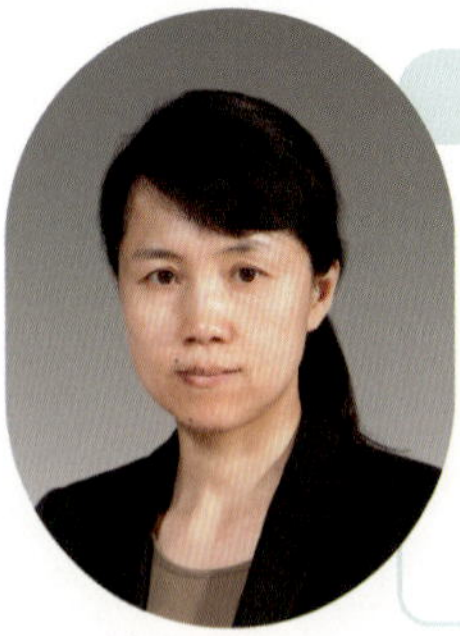

王文辉

北京大学口腔医院预防科主任医师。
特色工作：口腔流行病学调查，应用氟化物防龋，木糖醇防龋，龋病风险评估和防治，临床试验研究。

◆ 短视频

短视频 14

婴幼儿要从小养成口腔清洁的习惯

①扫描二维码　　②用户登录

③激活增值服务　　④观看视频

（王文辉）

47 换牙成长记：从乳牙到恒牙的奇妙旅程

关键词 牙齿替换 换牙 掉牙 长牙

预防故事

问题场景

“妈妈，我下面的牙齿有点晃，咬东西有点疼！”

小楠正在啃排骨，可现在她用手摸着下前牙，说牙齿不舒服。

“妹妹不会是要换牙了吧？”哥哥凑过来说。

“怎么会呢？她差 2 个月才 6 岁，你可是 7 岁多才换牙的！”妈妈拉开哥哥，去看妹妹的牙齿。

妈妈摸了一下小楠的下前牙，的确是有一颗牙比其他牙齿晃动的幅度更大，而这颗牙齿的里面，能看到一点白色的牙尖：“哎？好像里面是要长出来新牙了，你怎么这么早，不会有什么问题吧？”

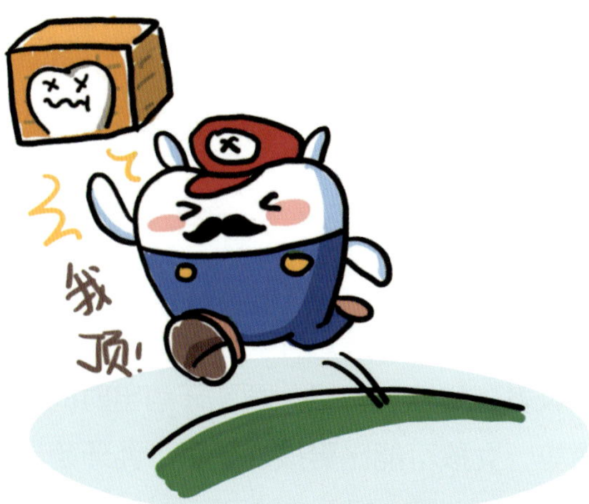

妈妈不放心，带小楠来到口腔医院检查，小北医生建议拔除小楠的下颌前乳牙。

口腔表现

小楠妈妈介绍说她出生 5 个月左右开始长乳牙，而哥哥 8 个月开始长乳牙，7 岁才开始换牙。

小北医生：“换牙年龄会有个体差异。”

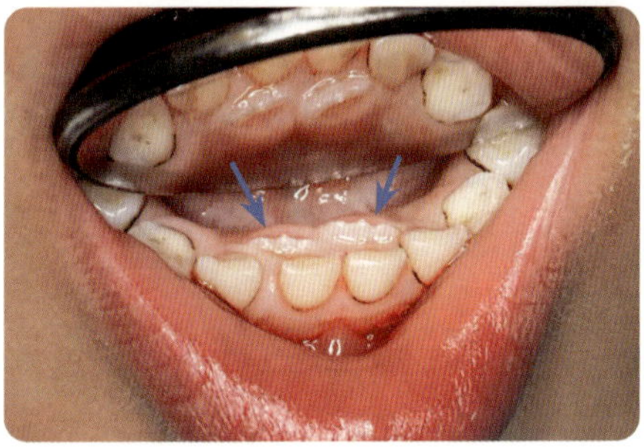

图 47-1　下颌乳前牙舌侧可见恒前牙萌出

随后小北医生给小楠进行了全面的口腔检查，她的两颗下颌乳牙前牙松动度增加，但尚未脱落，其内侧能看到有恒牙开始萌出（图 47-1）；另外小楠下颌第一恒磨牙，即六龄齿，露出一点牙尖，也开始萌出了。

专家建议

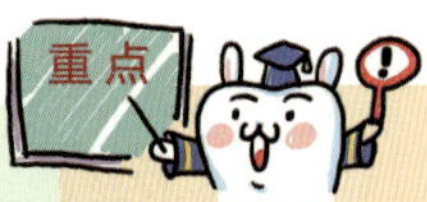

小北医生建议：

√ 恒牙已经萌出或乳牙松动影响进食，应及时拔除滞留的乳牙；

√ 恒磨牙完全萌出后，应及时进行窝沟封闭。

小楠妈妈还有些困惑，小北医生进行了一一解答。

（1）小楠妈妈：

为什么哥哥和妹妹的换牙年龄会不一样呢？

小北医生：

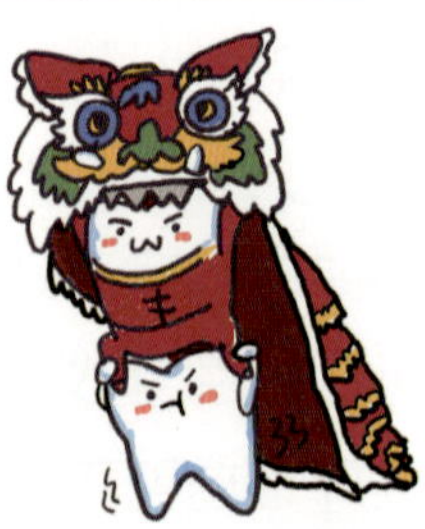

孩子开始换牙的平均年龄是 6～7 岁，影响因素较多，如性别、第一颗乳牙萌出时间、身高、体重等，女孩可能比男孩换牙早，乳牙萌出早的孩子换牙可能也早，超重的孩子可能换牙早等。

（2）小楠妈妈：

要长新牙了，乳牙必须要拔掉吗？

小北医生：

恒牙已经萌出或乳牙松动影响进食，应及时拔除乳牙，否则会影响新牙排列和孩子进食。

但有的孩子非常抗拒拔牙，可以通过让孩子多用前牙啃咬食物、洗干净手后用手晃动乳牙等方式，促进乳牙自行脱落。

家长应帮助孩子做好心理疏导，平稳度过换牙期。

（3）小楠妈妈：

没看到孩子后面有掉牙，也换牙了呀？

小北医生：

六龄齿是孩子 6 岁左右开始萌出的第一恒磨牙，位于所有乳牙的最后面，它的上方没有要替换的乳牙。

家长常常只关注孩子的前牙替换，却忽视了这颗“静悄悄”长出来的恒磨牙，这颗牙齿再也不会替换，将会在孩子进食中承担主要咬合力量。

家长需要在六龄齿萌出后及时进行窝沟封闭。

（4）小楠妈妈：

孩子乳牙可齐了，换后的新牙里出外进的，要做矫正吗？

小北医生：

恒前牙要比乳前牙宽很多，因此前牙替换后，恒前牙会有拥挤的情况发生。

随着孩子生长发育，牙齿能够自行调整，拥挤程度会有改善。

但每个孩子生长发育和遗传情况不同，是否需要早期矫治，应由家长带孩子让正畸专科医生检查后确定。

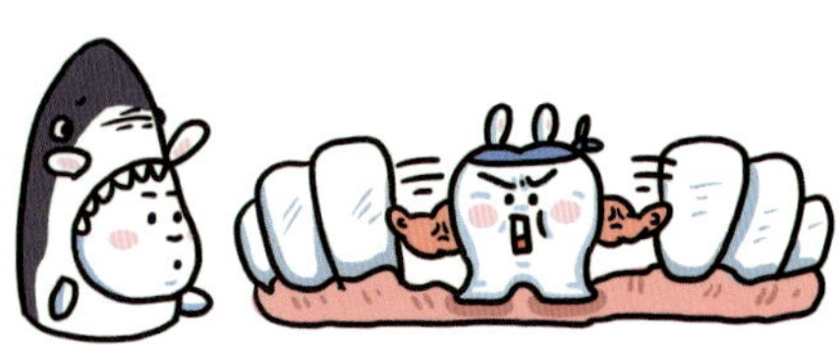

（5）小楠妈妈：

孩子换牙期间需要注意些什么呢？

小北医生：

恒牙萌出过程中可能会出现牙龈发痒、出血、破溃等现象，家长应帮助孩子使用软毛牙刷做好局部口腔清洁，避免进食刺激性食物。如果牙龈红肿疼痛，应及时去医院就诊。

刚萌出的恒牙抗龋能力弱，要多吃蔬菜水果，减少甜食和饮料的摄入；使用含氟牙膏和牙线等清洁措施；及早进行窝沟封闭，治疗口内龋齿。

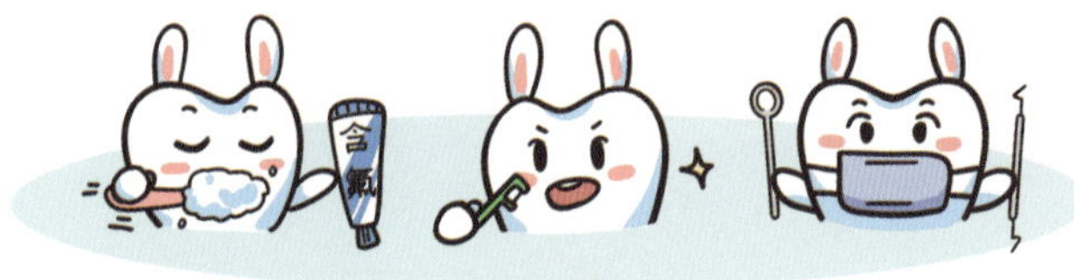

健康口腔词解

◆ 牙齿替换

牙齿替换包括乳牙的脱落和恒牙的萌出，口腔内的牙齿按照一定的时间和顺序、左右对称进行替换。

牙齿自孩子 6 岁左右开始替换，至 12 岁左右替换完成；一般先换下牙再换上牙，先换前牙再换后牙。恒磨牙不经过乳牙脱落而自行萌出。

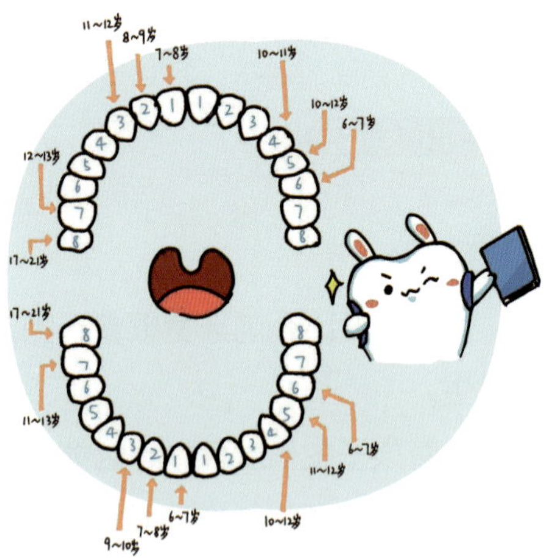

（施相如　王文辉）

48 青少年，居然还能得牙周病

关键词 牙周病 牙龈出血 口腔清洁 牙结石

预防故事

问题场景

“刷牙时牙龈总出血，是不是上火？”15 岁的小楠皱着眉头向同桌抱怨。同桌小美满不在乎地回应：“我也经常这样啊，我妈说是青春期火气旺，喝点凉茶就好啦！”小楠将信将疑，但接下来的几天，她发现牙龈出血越来越严重，甚至吃苹果都会留下血印。

体育课跑完 800 米后，小楠突然感到嘴里一阵腥甜，发现下门牙的牙龈轻轻一碰就渗出鲜血。校医检查后严肃地说：“这不是简单的上火，牙龈红肿出血是牙周疾病的早期信号，要尽快去口腔科检查。”小楠这才意识到，原来牙齿健康问题不能简单归咎于“上火”，需要专业的诊断和治疗。

口腔表现

经过口腔检查，小北医生发现小楠的牙龈边缘呈现明显的暗红色肿胀（图 48-1），探诊时所有牙都有牙龈出血，牙周探诊深度在 3～4mm 之间，全口可见大量软垢和牙结石堆积，特别是下颌前牙舌侧和上颌磨牙颊侧尤为严重。

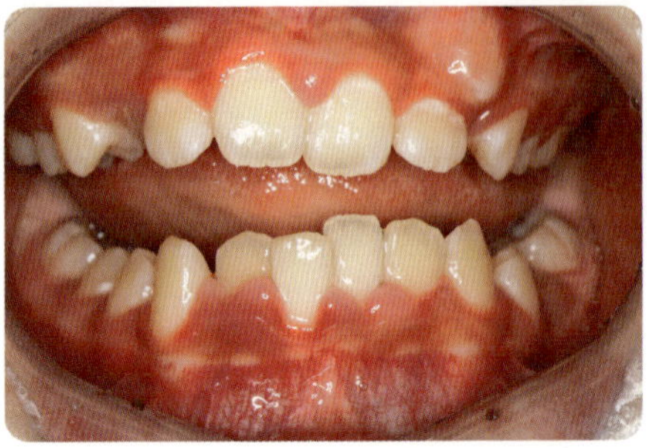

图 48-1　青少年牙周炎早期症状

小北医生指出："青少年牙周病多因菌斑堆积引发，长期忽视会导致牙槽骨吸收。"

专家建议

重点

小北医生建议：

√ 青少年需要注意口腔卫生，每天两次有效刷牙，使用牙线清洁牙齿缝隙；

√ 青少年如果不注意维护口腔卫生，也可能患牙周炎。

小北医生针对小楠妈妈的问题给出专业解答。

（1）小楠妈妈：牙龈出血是牙周病吗？

小北医生：

牙龈出血确实是牙周疾病的早期预警信号。

临床数据显示，70%～90% 的青少年牙龈出血是由菌斑性牙龈炎引起的。

需要特别注意的是，很多孩子在刷牙出血时，会因害怕而减少清洁力度，这反而会加重病情。

（2）小楠妈妈：青少年如果患牙周病最严重会怎样呢？

小北医生：

若青少年牙龈出血同时伴随以下症状，则提示可能已发展为更严重的牙周炎：持续性口臭、牙龈明显红肿或牙齿松动感。

这种情况在青春期由于激素水平变化更容易发生，必须立即就医治疗。

最后要重点区分两种常见情况：单纯青春期牙龈炎（与激素变化相关，可逆），或者慢性牙周炎（可能导致不可逆的牙槽骨吸收）。

建议及时到口腔科就诊，通过专业检查明确诊断，以免延误治疗时机。

（3）小楠妈妈：如何治疗和预防牙周病？

小北医生：

a）专业治疗：定期进行专业护理。每 6 个月接受一次超声波洁牙；深牙周袋需龈下刮治；必要时使用局部缓释抗菌药物。

b）居家护理升级：首先，清洁工具应选择软毛牙刷，并搭配牙线和冲牙器来清洁牙缝；其次，辅助用品可遵医嘱短期使用含氯己定漱口水（不超过 2 周）；最后，在科学方法上，掌握正确有效的刷牙方法，并坚持使用牙线。

c）习惯培养：例如建立“菌斑日记”等。使用菌斑显示剂帮助孩子直观发现清洁盲区。

小北医生特别提醒：预防胜于治疗，建议 3～6 个月定期口腔检查，早发现早干预。

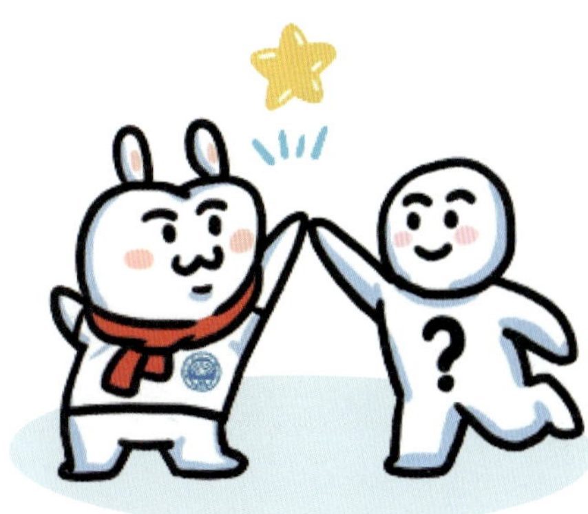

健康口腔词解

◆ 牙周袋

牙周袋是龈沟的病理性加深，是牙周炎最重要的病理改变之一，龈炎和牙周炎均可表现有牙周探诊深度超过 3mm 的深袋且有炎症出血，但龈炎没有附着丧失和骨吸收。

◆ 牙结石

牙齿表面沉积的硬化菌斑和矿物质，主要由食物残渣、细菌、唾液中的钙磷等无机盐长期堆积而成。它通常呈现黄色、棕色甚至黑色，质地坚硬，容易附着在牙龈边缘、牙缝或不易清洁的牙齿表面。

专家云解惑

◆ 专家照片和介绍

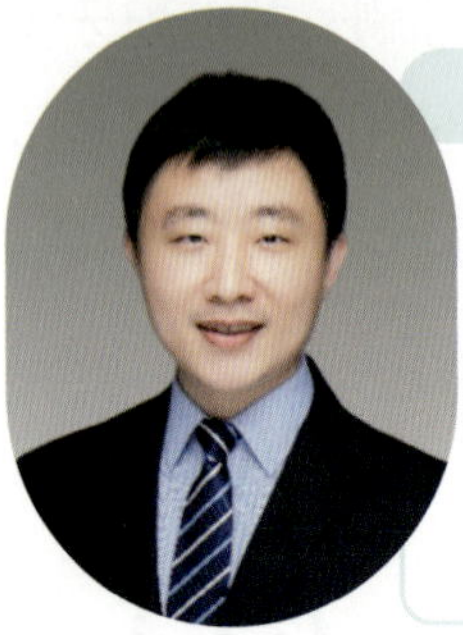

袁　超

北京大学口腔医院口腔预防科主任医师、副教授、新体制副研究员，博士研究生导师，博士后合作导师。

特色工作：牙体牙髓病诊治，显微根管治疗；口腔疾病的综合管理、个性化口腔卫生指导和健康教育。

◆ 短视频

短视频 15

青少年也会得牙周病？——再不注意就晚了！

①扫描二维码　　②用户登录

③激活增值服务　　④观看视频

（袁　超）

49 口腔健康，中年人的必修课

关键词 中年人 口腔健康 定期口腔检查

预防故事

问题场景

王先生是个 20 年烟龄的老烟民了。最近，他感觉家里的氛围很奇怪。妻子要和他分房睡，女儿也不愿意让他接送了，开家长会还要求必须妈妈去。王先生纳闷，自己是怎么惹妻子和女儿不高兴了？

这天晚上，王先生问出了心中的疑惑。妻子为难地看着他：“老王，你这嘴里……有点臭……晚上睡觉一打呼噜熏得慌……你再看看你的牙，都黄成什么样了……”女儿也嘟囔着：“爸爸，您的牙太难看了，门牙还缺了，让同学看到多丢人啊。”

王先生这才知道，原来是牙惹的祸啊！细细回想，近些日子刷牙出血是比以前频繁了，吃东西也不如以前得劲儿了，前阵子大门牙还拔掉了，不得已，王先生来到了口腔医院寻求帮助。

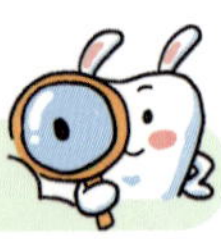

口腔表现

小北医生了解了王先生的情况后，给他做了全面的口腔检查。

王先生的牙齿上有大量的牙石和吸烟留下的烟斑，有几颗牙已经松动了，牙龈红肿、轻探出血，牙龈退缩、牙根暴露，左下颌后牙暴露的牙根表面已经龋坏。除此以外，牙齿还有移位（图 49-1），后牙牙缝处也有早期的龋坏。

经过询问，王先生说右侧上颌前牙也是由于松动严重才拔除的。

经过检查，小北医生确认了王先生患有牙周炎和龋病，刷牙出血、牙齿松动、移位乃至缺牙、口腔异味，都是由牙周炎引起的，吸烟又加重了牙周炎的程度，再加上口腔清洁不到位，还发生了龋病（图 49-2）。

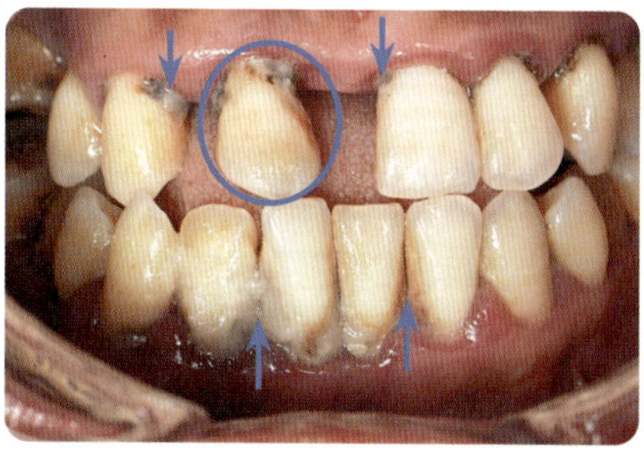

图 49-1　牙石、烟斑、牙齿移位
（箭头：牙石和烟斑；圆圈：移位的牙齿）

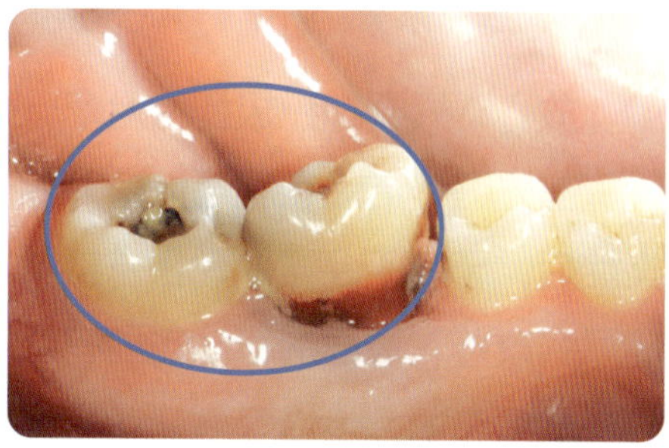

图 49-2　龋齿

专家建议

小北医生建议：

√ 及时进行牙周系统治疗，定期洁治；

√ 积极治疗龋病；

√ 尽早拔除无法保留的松动牙、残根、残冠；

√ 戒烟、限酒、拒绝槟榔；

√ 每天刷牙两次，使用含氟牙膏，使用牙线、牙间隙刷、冲牙器等工具，龋高危者定期涂氟；

√ 定期进行口腔检查，早发现、早诊断、早治疗。

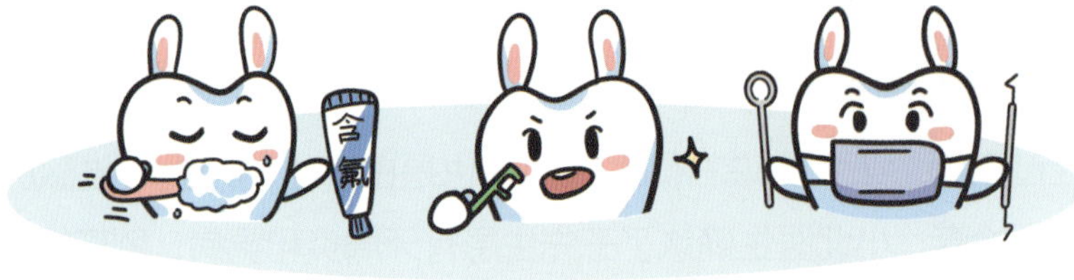

（1）王先生没想到牙齿的问题这么大，心里着实有些慌：

“大夫，我的牙还有救吗？”

小北医生：

放心，只要您积极配合治疗，牙齿还能用很多年呢。

首先进行洁治和刮治治疗牙周炎。去除了牙石、烟斑，消除了牙龈炎症后，牙齿不会再像现在一样发黄，刷牙出血、口腔异味的情况会有明显的改善，牙齿的松动也能有所减轻。

然后充填龋齿治疗龋病，拔掉的门牙也要及时镶上。如果牙周炎控制得好，还能种牙呢，但千万别拖着不管，否则等以后骨头条件不好了就该镶不上了。

除此之外，必须要戒烟。

（2）王先生：

“这烟……我少抽点不行吗？”

小北医生：

不行。

吸烟是有害健康的行为。烟草在燃烧时会形成大量有害的化学物质，这些毒素长期反复地刺激口腔黏膜和牙周组织，大大提高了口腔癌和牙周病的发生概率，也会形成口腔异味和难看的烟斑。

调查结果显示，近三成的中年人有吸烟的习惯，每天吸烟量在 11 ~ 20 支的人占到其中的六成多。

不仅您自己要戒烟，还要劝身边的亲戚、朋友、同事一起戒烟。

（3）王先生：
“松动的牙会不会治完也留不了几年？”

小北医生：

那就需要您自己能够维护好口腔卫生了。

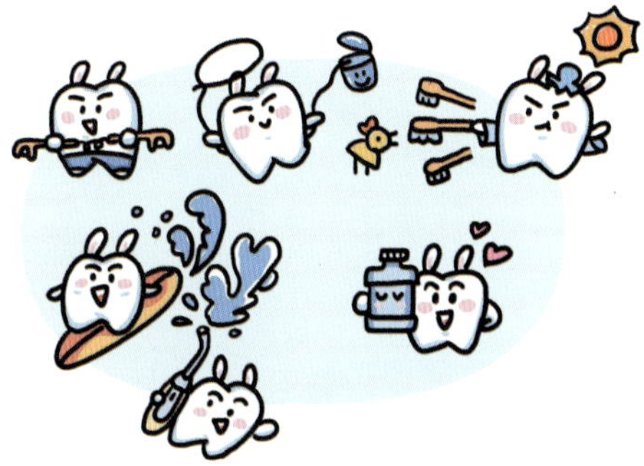

使用正确的刷牙方法，每天早晚各刷一次牙，使用含氟牙膏。饭后要漱口，也可以用冲牙器把牙缝里塞的食物冲干净。每天要使用牙间隙刷把牙缝里面也刷干净，个别位置的牙缝没有那么大，牙间隙刷进不去，就用牙线去清洁。

口腔清洁是预防龋病和牙周病的第一步。经过系统的治疗后，只有自己维护到位，才能有长久的疗效。

同时坚持每年至少洁治一次，由医生定期检查口腔卫生维护的效果，及早发现问题，在疾病初期进行干预和治疗，事半功倍。

健康口腔词解

◆ 定期口腔检查

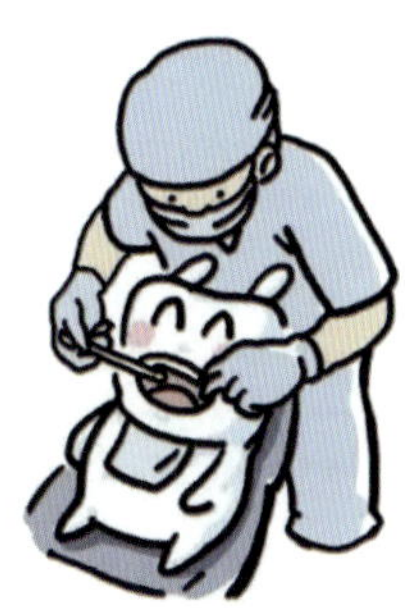

龋病、牙周病、口腔癌等口腔疾病通常发展缓慢，早期没有明显症状，等有不适症状时已经是疾病的中晚期，治疗更复杂，患者要花费数倍的时间和金钱，有时还不能取得满意的效果。

定期口腔检查，可以早发现、早诊断、早治疗，真正预防疾病。

（王思斯　王文辉）

50 老年口腔重保健，多管齐下找原则

关键词 老年口腔保健 牙周维护 假牙护理 义齿性口炎 根面龋

预防故事

问题场景

“奶奶，您这苹果怎么只啃了一小口？”

孙女小楠发现奶奶最近吃水果时总是小心翼翼，还把最爱的花生也收了起来。

80 岁的奶奶戴着一副假牙已经 15 年，最近总觉得假牙“不服帖”，吃饭时总要小心避开硬物，否则假牙就会移位。因此不想摘下来清洗，假牙有点发黄。

“奶奶，假牙用了这么多年，是不是该换了？”小楠提议。

“换啥换，老了牙不好是正常的！”张奶奶固执地摇头。直到某天早晨，张奶奶因为假牙压迫导致口腔黏膜破溃，疼得一夜没睡，这才被家人带到口腔医院。

口腔表现

接诊的小北医生检查发现，小楠奶奶的上下假牙已经严重磨损，因为长久不清洁牙龈红肿，导致义齿性口炎。进一步检查发现，小楠奶奶剩余牙龈退缩，牙根都暴露出来，牙根处有多处根面龋。

“假牙不是一劳永逸的工具。”小北医生指着模型解释，“假牙和真牙一样，都需要及时清洁，老年人的口腔更需要注重保健，龋坏的牙根需要治疗，口腔黏膜的炎症也必须尽快处理。”

专家建议

小北医生建议：

√ 掌握正确刷牙方法，选择合适的刷牙工具和牙膏，每天 2 次，每次 2 分钟，使用水平颤动拂刷法，确保每个牙面都被清洁到；使用含氟牙膏，配合牙线或间隙刷清洁牙缝；

√ 正确清洁义齿（假牙），预防口腔黏膜疾病；

√ 定期口腔检查，每半年到 1 年进行一次检查，及时发现并处理口腔问题。

小楠奶奶还有些困惑，小北医生进行了一一解答。

（1）小楠奶奶：

老年人如何选择合适的牙刷和牙膏？

小北医生：

a）牙刷选择方面：

建议选择中等硬度牙刷，避免刷毛过硬损伤牙齿和牙龈或刷毛过软导致清洁效果不佳。

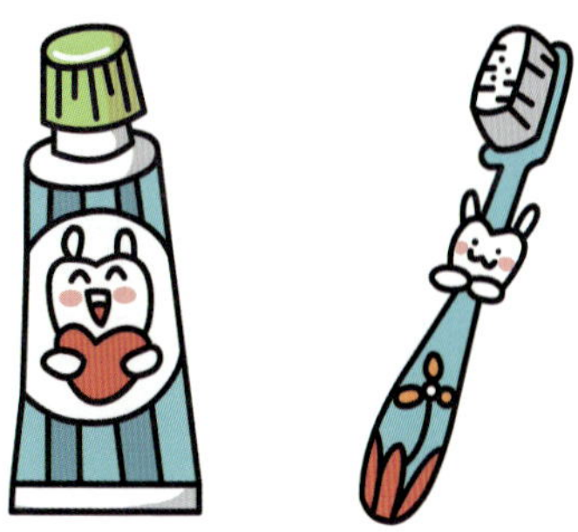

牙刷头应选择中等或小头设计，宽度能覆盖两颗牙，便于清洁口腔后部的难刷部位。

b）牙膏选择方面：

优先选择含氟牙膏，氟化物能有效预防龋病，增强牙齿的抗酸能力。

对于有牙齿敏感问题的老年人，可以选择含有抗敏感成分的牙膏。

避免长时间使用药物牙膏或含有刺激性成分的牙膏，以免对牙齿和口腔黏膜造成不良影响。

（2）小楠奶奶：

刷牙后是否还需要清洁牙缝？

小北医生：

当然啦，刷牙只能清洁牙齿表面的 60%～70%，而牙缝中的食物残渣和牙菌斑需要通过牙线或间隙刷来清除。

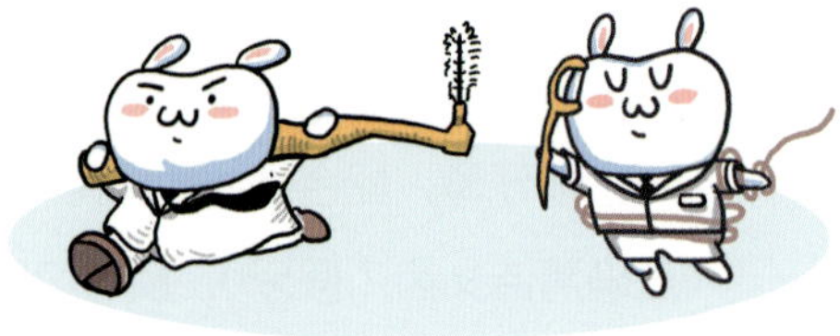

老年人牙龈可能退缩，牙齿间隙变大，普通刷牙难以清洁牙缝。牙线适合牙缝小的情况，牙间隙刷则适合牙齿间隙较大的老年人。

建议老年人每天使用牙间隙刷，轻柔地放置到两牙间，反复刮擦，清除牙缝中的食物残渣和牙菌斑。

（3）小楠奶奶：

我们要怎么护理活动假牙？

小北医生：

活动假牙的清洁和护理直接影响老年人的口腔健康。

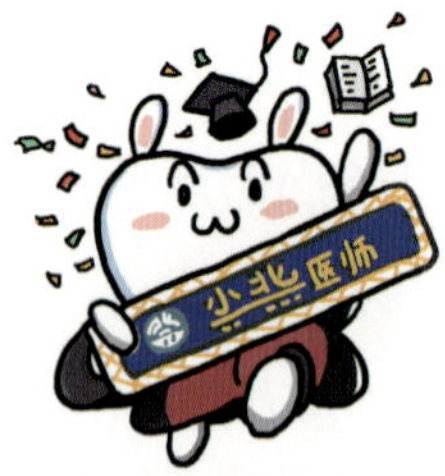

建议每天饭后摘下活动假牙漱口，用软毛刷轻刷假牙表面，睡前将假牙浸泡在专用清洁片中，晨起彻底冲洗后佩戴。

假牙清洁时避免使用热水或粗糙的刷子，以免损坏。

假牙可能导致义齿性口炎，需定期到医院检查假牙的贴合度，如果假牙出现不适或疼痛，应及时就医调整。

健康口腔词解

◆ 义齿性口炎

义齿性口炎是义齿下黏膜的慢性炎症。其临床特征主要表现为义齿下口腔黏膜红斑样变化。常常无明显不适，少数患者可有黏膜的烧灼感和瘙痒感。

义齿性口炎可能与义齿的不良创伤或白念珠菌感染有关。

专家云解惑

◆ 专家照片和介绍

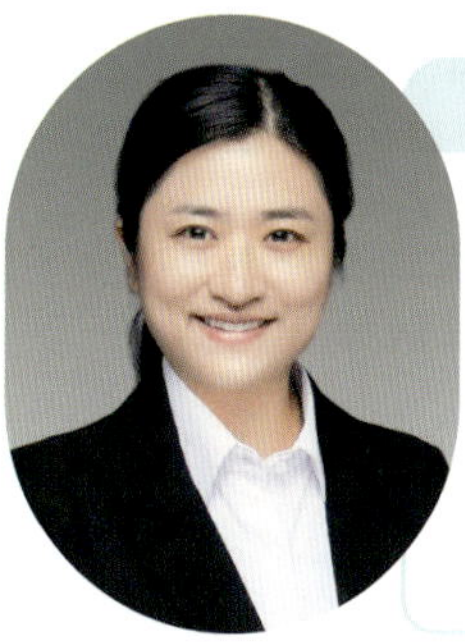

张珊珊

北京大学口腔医院预防科副主任医师，副教授，中国牙病防治基金会健康口腔金牌大使，北京预防医学会口腔保健专委会常务委员。

特色工作：成人牙体疾病防治，儿童龋病综合防治，口腔疾病负担、人工智能口腔科普研究。

◆ 短视频

短视频 16

老年人义齿（假牙）护理的三大误区

①扫描二维码　②用户登录

③激活增值服务　④观看视频

（张珊珊）

附录：专家会客厅

长视频 1

口腔清洁是健康口腔的基石

①扫描二维码　②用户登录

③激活增值服务　④观看视频

主持策划人： 司　燕

访 谈 专 家： 郑树国　刘雪楠　王笑喆

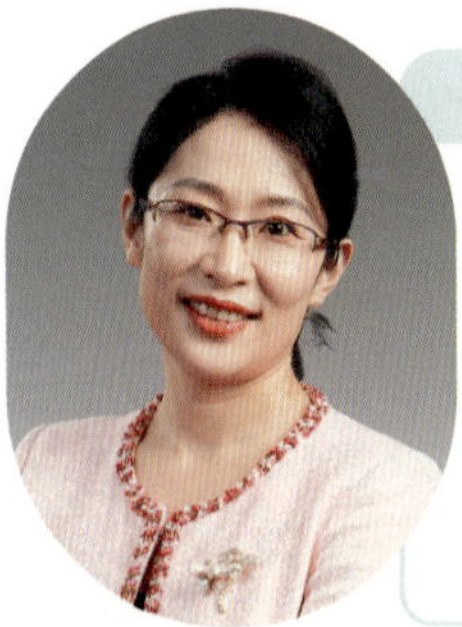

司　燕

北京大学口腔医院预防科主任医师，科普研究员，兼任中华口腔医学会科学普及部主任，北京预防医学会口腔保健专委会主任委员。

特色工作：口腔流行病学调查，儿童龋病综合防治，与口腔健康相关的社会学研究、临床试验研究。

郑树国

北京大学口腔医院教授、主任医师、博士研究生导师。

特色工作：擅长口腔常见病综合防治，咬合诱导、牙外伤序列治疗、疑难儿童口腔疾病诊断及多学科治疗；研究方向为口腔公共卫生、唾液生物学标志物、牙颌发育异常等。

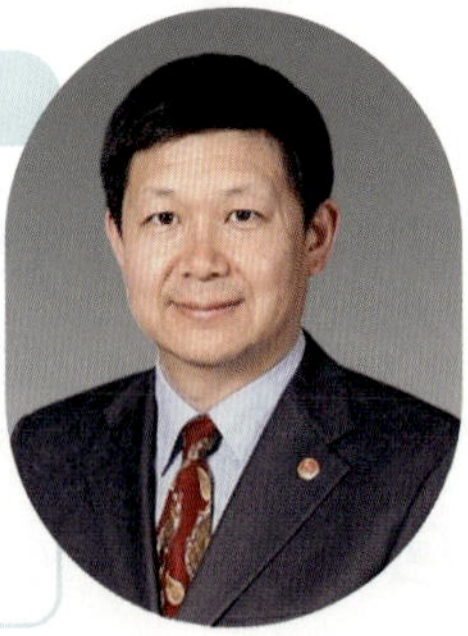

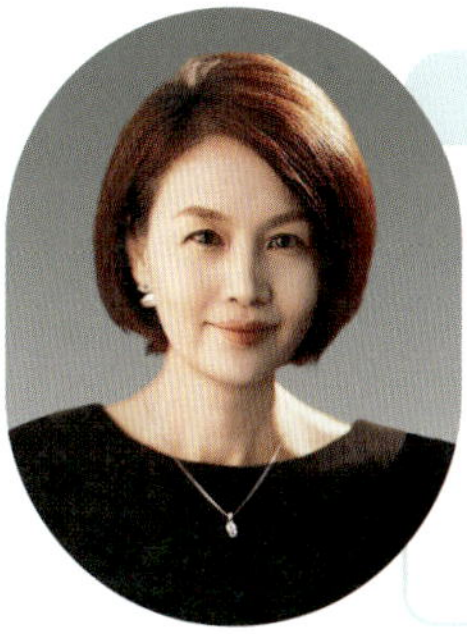

刘雪楠

北京大学口腔医院口腔预防科副研究员，兼任中华口腔医学会口腔医疗事业部主任。

特色工作：口腔流行病学调查，临床试验研究，口腔卫生项目管理，口腔卫生政策研究。

王笑喆

北京大学口腔医院预防科副主任医师，北京市第四批健康科普专家，中国优生优育协会母婴口腔健康专委会执行主任。

特色工作：儿童及成人龋病综合防治，错殆畸形早期干预，口腔颌面部发育性疾病及组织再生研究。

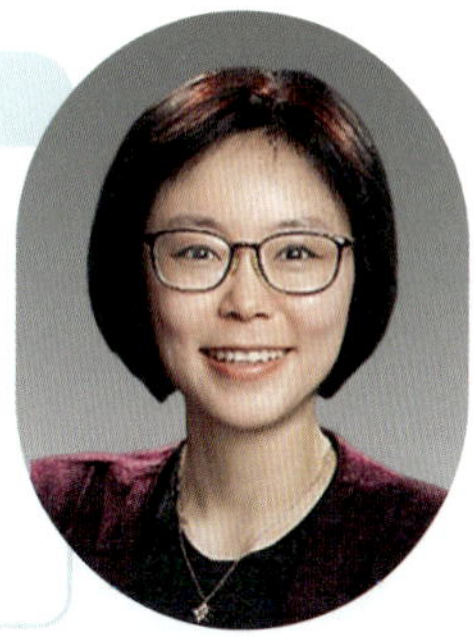

长视频 2

全生命周期口腔健康防治策略

①扫描二维码　②用户登录

③激活增值服务　④观看视频

主持策划人：司　燕

访谈专家：王文辉　袁　超　张珊珊

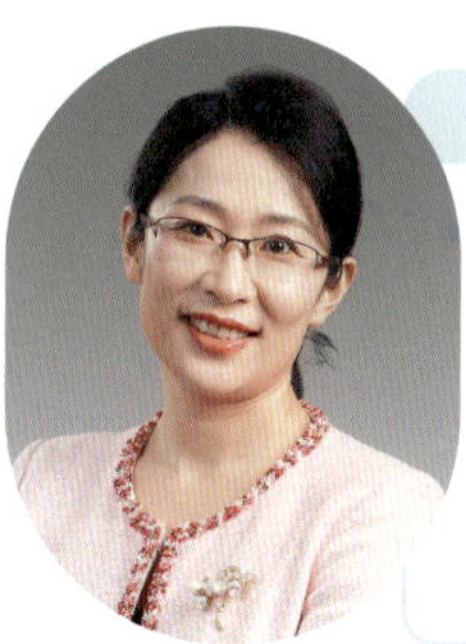

司　燕

北京大学口腔医院预防科主任医师，科普研究员，兼任中华口腔医学会科学普及部主任，北京预防医学会口腔保健专委会主任委员。

特色工作：口腔流行病学调查，儿童龋病综合防治，与口腔健康相关的社会学研究、临床试验研究。

王文辉

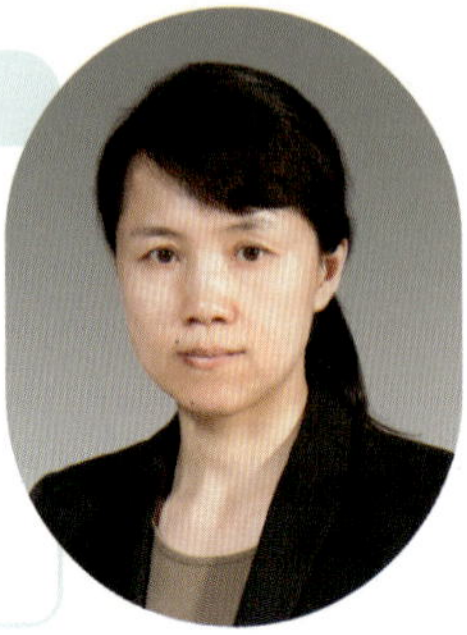

北京大学口腔医院预防科主任医师。
特色工作：口腔流行病学调查，应用氟化物防龋，木糖醇防龋，龋病风险评估和防治，临床试验研究。

袁　超

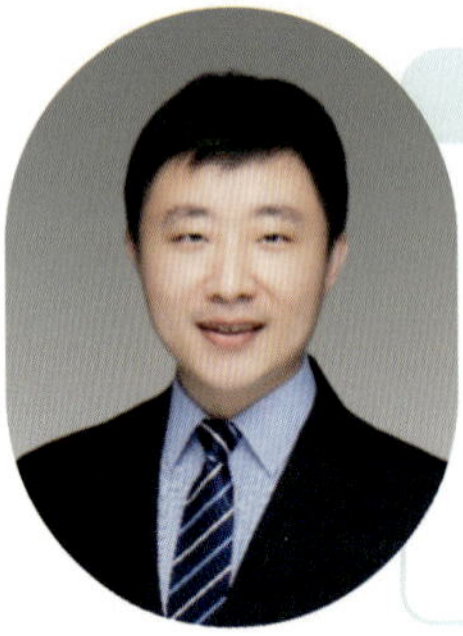

北京大学口腔医院口腔预防科主任医师、副教授、新体制副研究员，博士研究生导师，博士后合作导师。
特色工作：牙体牙髓病诊治，显微根管治疗；口腔疾病的综合管理、个性化口腔卫生指导和健康教育。

张珊珊

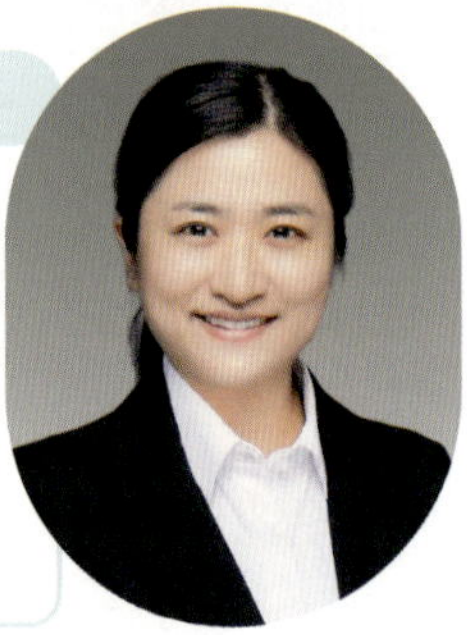

北京大学口腔医院预防科副主任医师，副教授，中国牙病防治基金会健康口腔金牌大使，北京预防医学会口腔保健专委会常务委员。
特色工作：成人牙体疾病防治，儿童龋病综合防治，口腔疾病负担、人工智能口腔科普研究。